U0949139

健康，如此简单

—— 第二辑 ——

《报刊文摘》编辑部◎编

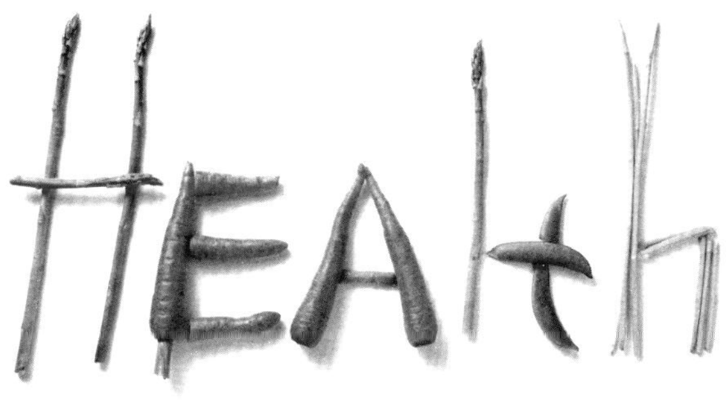

SO EASY

上海三联书店

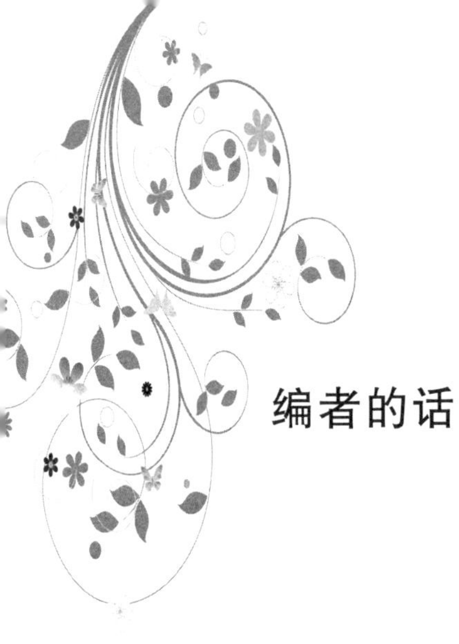

编者的话

自1996年开始,《报刊文摘》第三版辟出了“健康与养生”小专栏,每期刊登两三篇小文章,至今已连续刊登了二十多年。专栏传播健康的知识和理念,引导大众追求健康的生活方式,使读者在很短的篇幅里获得有用的信息,在读者中享有很高的知名度。应读者要求,我们曾将相关内容汇编成《健康与养生》系列丛书,一直广受欢迎。

2014年,作为《健康与养生》系列丛书的续编,我们又为广大读者精心编辑了家庭健康实用手册《健康,如此简单》。该书出版后,受到广大读者青睐,一版再版。

2015年1月,《报刊文摘》增设了《健康》专版,精选健康养生内容。时隔两年,应读者要求,我们推出《健康,如此简单》(第二辑)。

《健康,如此简单》(第二辑)分为六部分:巧治百病、服药禁忌、健康饮食、运动健身、健康生活ABC、名家与养生。内容针对老人、女性、儿童等各种人群,综合了关于养生、饮食、心理、运动、医药等各方面的健康知识。本书着眼于生活实际,没有高深的病理、药理知识,对健康的呵护无微不至。但愿此书,能够让你收获养生知识的惊喜，伴你从此踏上健康的征途！

这里需要说明的是，书中所选的验方文章，大部分是个人养生治病的经验、体会，不一定适合每个人，仅供读者们参考选用。

谨以此书作为礼物，献给支持、热爱、关心《报刊文摘》的广大读者。

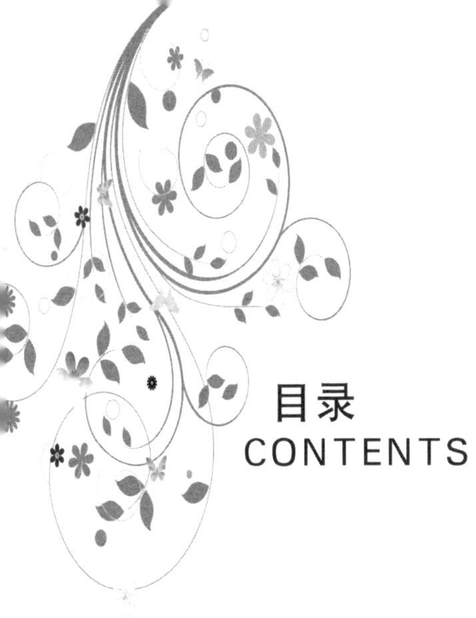

目录
CONTENTS

巧治百病

心脏病　血管病　血液病防治

癌症防治

老年痴呆症防治

高血压　脑中风　高血脂　高胆固醇防治

糖尿病防治

肠、胃、消化疾病防治

甲状腺 甲亢内分泌疾病防治

肾 肝胆 肺病防治

腰病、关节炎、骨质疏松、骨刺、痛风及风湿病、肩周炎、静脉曲张防治

前列腺　尿道　尿频　尿失禁疾病防治

皮肤疾病　带状疱疹　冻疮　脚气　过敏等防治

眼科疾病防治

牙周炎　牙痛　口腔溃疡防治

耳聋　耳鸣防治

鼻炎及鼻子疾病防治

咽喉疾病　哮喘及感冒咳嗽发烧防治

妇科疾病防治

失眠防治

神经系统疾病 抑郁症防治

怕冷上火 口干防治

减肥

脱发　白发防治

服药禁忌

健康饮食

运动健身

健康生活 ABC

名家与养生

其他

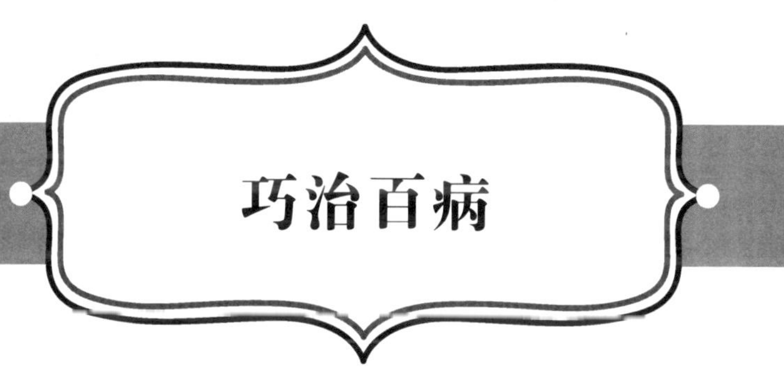

巧治百病

心脏病　血管病　血液病防治

◈ “三个半分钟”降低心脑血管猝死几率

著名心血管病专家洪昭光教授介绍，患者起床上厕所太快，小小一个起床快节奏动作也会导致灾难性后果：或因体位性低血压、脑缺血而眩晕跌倒，致颅骨骨折、心跳骤停；或因前列腺肥大、便秘、大小便太使劲，而致昏厥或脑血管意外，甚至猝死，连抢救都来不及。

医学专家对此开出了“三个半分钟”的药方：早晨醒后在床上平躺半分钟；起身后在床上坐半分钟；接着，再在床沿垂腿坐半分钟，然后再站起身活动。做到这“三个半分钟”，可大大减少因脑缺血、心肌梗死或脑中风而猝死的几率，足以呵护一个人的生命。

颈肩腰腿痛也应避免“猛起”

从骨科的角度看，“三个半分钟”同样具有重要的保健作用，特别是颈肩腰腿痛患者更适用这一原则。

通常情况下，颈椎病患者经过一夜休息，颈椎间隙及颈肌均较松弛，若起床时猛抬头，勉强支起沉重的头颅，会使颈肌突然收缩，颈椎间隙压力骤升，伤及颈肌或增加椎间盘压力，导致颈神经根受压，会加重病情。

正确的起床姿势应为先改体位为侧卧位，以一侧上肢支起身躯，同时头颈肌肉缓缓绷紧，稳定头颅，再起身站立，慢慢伸直头颈。如颈部本来就很痛或刚落枕，晨起时应改俯卧位，依仗颈后肌的强力收缩抬起头颅，可减轻颈椎负荷及颈椎间盘压力，然后慢慢起立。

起床前先“热热身”

为确保安全，起床前最好“热热身”。醒后平躺，先伸展胳膊，向前伸屈肩肘关节，并外展上肢几十下；起坐床上或床沿后，再后伸、上举胳膊数十下，同时扩扩胸，使僵硬、粘连或稍有疼痛的肩、肘关节松解、活动开。这样做可以在利用上肢支起沉重身躯的同时，不致因力不从心而造成肩、肘疼痛与新的损伤。当然，下肢也可配合进行相应的热身活动。

六个鲜为人知的心脏病诱因

对于心脏病的风险因素，人们已经达成了共识。比如，肥胖、糖尿病和高血压会导致人们患上心脏病的风险增加；抽烟行为和惯于久坐的生活方式也是引发心脏病的危险因素。然而，一些鲜为人知的危险因素也会增加人们患上心脏病的可能性。下面是美国《赫芬顿邮报》近日介绍的六个鲜为人知的心脏病诱因。

一、突然间强烈爆发的愤怒感

澳大利亚悉尼大学的研究者近期对313例心脏病患者进行调查后发现：他们在强烈的愤怒感爆发后两个小时内心脏病发作的可能性会高出8.5倍。为了避免强烈的愤怒情绪引发心脏病，研究者建议吸烟者、血压或胆固醇升高者采取合理的策略来控制住自己的情绪。

二、急性焦虑

在同一项研究中，研究者还发现急性焦虑发作与两小时后心脏病发作风险增加9.5倍之间存在着相关性。强烈的愤怒感和急性焦虑之所以会导致心脏病发作的风险增加，可能是由于心率和血压上升、血管紧缩和血栓增加，它们都是心脏病的引发因素。

三、不同寻常的体力活动

每年冬天都会有成千上万的人在铲雪过程中受伤，其中最严重的损伤就是心脏。对于心脏功能虚弱的人来说，寒冷的空气、血管收缩和剧烈的体力活动形成了致命的组合杀手。研究人员发现：之前曾患有心脏病的人，患有高血压和高胆固醇的人，吸烟者和惯于久坐生活方式的人，在扫雪时心脏病发作的可能性更高。因此，劳动的同时要频繁休息。

四、性生活

强度较大的性生活也会引发高危人群患上心脏病。一项宏分析对四项相关研究进行综合分析后发现：五六十岁的中年男性进行性生活会让他们心脏病发作的相对风险升高。幸运的是，由于性生活引发的心脏病其绝对数量微不足道，发病率小于1%。其部分原因在于：性生活的持续时间较短，而且性高潮只有10—15秒钟。性活动是身心健康的重要组成部分，它对大部分人还是有益无害的。

五、药物滥用或酒精

滥用药物或酒精也会引起心脏病。尽管红葡萄酒对心脏的保护作用经常被吹捧，但美国心脏病协会承认饮酒过度会使得甘油三酯和血压水平上升，还会导致人们吃得太多。这些风险因素会导致心脏病和心脏性猝死。

六、饮食太油腻

美国退伍军人事务部的研究者在2 000年发现：存在心脏病风险因素的人在大吃一顿后的两个小时里，心脏病发作的可能性会高出四倍。油腻的饮食会从多个方面引发心脏病。进食太多这一简单的行为会增加心率和血压，来自于食物的脂肪酸会进入血液，胰岛素升高会导致冠状动脉收缩。

耳垂长皱纹小心心脏病

如果我们仔细观察某些心脏病患者的耳垂，经常可以发现一条斜线或者皱纹。它是从耳屏间切迹，向外伸展到耳垂边缘的一条斜线或皱纹，为“耳褶心征”。

出现耳褶心征的人可能得了冠心病、心肌梗死、高血压、动脉硬化、高血脂症等疾病。耳褶心征能很准确地提示心脏病等疾病的存在。

◈ 走路前动动脚踝可保护心脏

冬天如果在室外站得过久，走路前一定要先活动活动踝关节。对冬季冠心病和中风的突发有一定的预防作用。

日常不妨也抽点时间来锻炼自己的脚踝，转脚踝不仅可以平衡血压，还能治便秘、眩晕、失眠等不良病症。如果有以上不适，平时可以扶着单杠或墙壁，左右脚各旋转、提伸、回勾、踮脚 100 次。坐在办公室或看电视时也可以做。

◈ 心慌时揉大鱼际外侧可缓解

心脏的手诊部位在手掌的大鱼际处，心脏传导系的反射区即大鱼际外侧。经常心慌的人揉按传导系区域时，会出现明显的酸痛点，这些酸痛点就是心慌对应的手部区域敏感点。找到这些敏感点后，先按住不动，然后以敏感点为圆心，先顺时针缓慢、用力地按揉 36 圈，做完后再用同样的方法逆时针按揉 36 圈。每天有空的时候就按揉一下，心慌症状将得到有效缓解。

◈ 憋闷咳嗽提防心衰

老人出现心衰时，其状态与常见的支气管哮喘极其相似。因此，一旦出现持续的憋闷、咳嗽、喘不上气时，脑子里要多一根“可能心脏出问题”的弦，尤其是有明确心脏老毛病的患者，一旦出现“哮喘”症状，应尽早向心脏专业医生求助。

◈ 突然走不动或是心衰

心衰病人的典型症状为呼吸困难、双下肢浮肿等。但在心衰早期，一些不典型症状很容易被人们忽视。比如活动耐力明显下降，原来散步走几千米没有问题，最近走几百米就走不动了，原来上三四层楼没问题，现在上到两层楼就心慌气短了，这可以看作是心衰先兆。还有房颤病人合并心衰时，出现较明显的乏力，稍微一活动就感到很累，时常感到心慌等。如果出现以上症状，应及时去医院检查，确诊是否出现心衰，以免耽误救治。

◈ 胸闷不适扯扯耳朵

两手分别轻捏双耳的耳垂，直至搓摩到发红发热。然后揪住耳垂向下拉，再放手让耳垂弹回，连做 20 下。然后，把食指放入耳窝，注意不是耳洞。可以用手指接触到耳窝的每一部位，按约 5 分钟，至耳窝发热为止。最后，双手掌心搓摩发热后，先按摩耳朵正面 5 次，再将耳朵反折，按摩耳朵背面 5 次。

◈ 心慌点按眉头攒竹穴

攒竹穴在眉头内侧尽头，心慌时用食指或中指指腹用力点按攒竹一至两分钟，可起到减慢心率的作用。

◈ 治窦性心律失常验方

太子参 30 克，川芎 15 克，赤芍 15 克，麦冬 15 克，丹皮 10 克，五味子 10 克。水煎服，每日 1 剂，分早晚 2 次服，4 周为 1 个疗程。治窦性心动过缓：红参 10 克，麦冬 15 克，五味子 10 克，肉桂 3 克，细辛 3 克；水煎服，每日 1 剂，分早晚 2 次服，20 天为 1 个疗程。

◈ 心脏不好，常饮瓜荷姜汁

取荷叶汁 15 毫升，黄瓜汁 30 毫升，生姜汁 3 毫升，一次服下，每日 2—3 次，7 日为一个疗程。

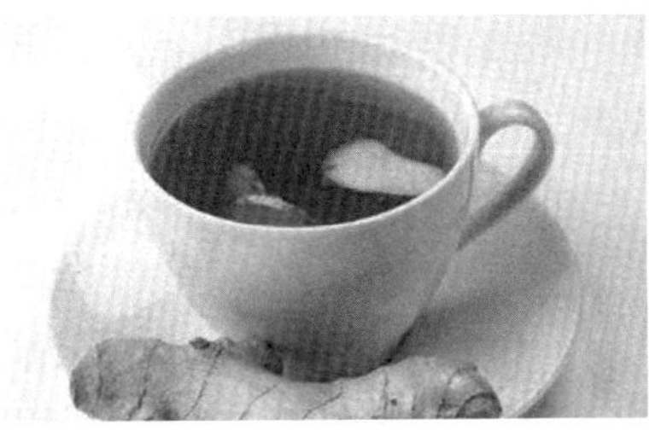

冠心病有一个常见的症状就是胸闷气短，从病理机制来说是由于冠状动脉硬化导致了心肌供血不足。现代研究结果表明，荷叶中的生物碱有降血脂作用，降低了血脂和体重，也相对降低了冠心病的危险因素。生姜汁辛温散寒，可以协助荷叶升散清气，冠心病人往往有寒邪的存在，比如很多人是遇寒加重，生姜的辛温之性正好可以驱除寒邪。本方应该有一定的治疗作用，基本没有副作用，缺点是药力单薄，可能有病重药轻的遗憾。另外，需要提醒的是，食疗方只能是辅助、保养的作用，冠心病还需要去医院就诊，进行适当治疗。

◈ 温暖身体　练弹指功

每天中午用双手拇指扣住中指用力弹出去，反复做 100 遍。当然，次数越多越好，有空就弹弹。中指尖是心包经的起点，而心包经是心脏的保护墙。常弹中指，能够促进血液循环，提高机体的抗寒能力。

◈ 房颤患者慎补维生素 D

美国的一项研究对 13.2 万例受检者血液中的维生素 D 含量进行观察，发现与正常组相比，维生素 D 含量越高，发生房颤的风险越高，尤其是患有房颤的患者，盲目补充维生素 D 会大大增加中风的危险。合并房颤者，不宜服用维 D，可通过多晒太阳，饮食调理，预防体内钙流失。

◈ 化瘀汤疗胸痛

老年朋友感受风寒后，心血管收缩，易导致胸痛及心绞痛发作。

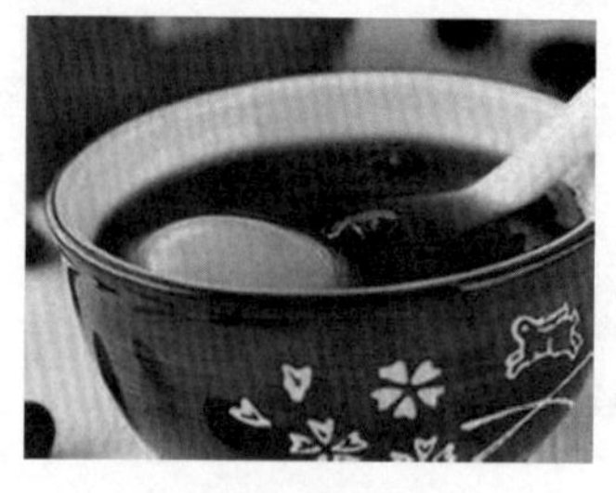

可服用化瘀汤来预防或缓解症状。

取丹参10克，当归、党参各8克，川芎、赤芍各5克，水煎服，每天1剂，分2次服完：睡前温服一半，余者第2天早饭后2小时温服。连服2剂，停药1天。

腕部青筋贴护心膏

丁香、半夏各30克，肉桂10克，一同研成细末，加入冰片10克，用橄榄油调成膏状，装密封瓶备用。每次取适量，摊成1角硬币大小及厚度的两块，贴敷在两侧手腕内关穴（腕横纹上2寸），每日换药1次，7日为1疗程。此法能扩张外周血管、解除痉挛、控制血压，以改善心功能，对腕部有青筋，伴有心悸、胸闷者效果尤佳。

心脏搭桥术前做做呼吸训练

做心脏搭桥手术前，可适当做一些呼吸功能锻炼，这样在手术后咳嗽的时候可以减轻痛苦。可以用医用的呼吸功能训练器，也可以平时吹吹气球，或是多练练腹式呼吸。同时，还要注意预防感冒，吸烟的病人应务必戒烟。

中风了？原来房颤是“真凶”

39岁的阿华是一家外企的骨干，最近他为了做一个项目连续加了三天班。昨天早上9时，虽然前晚只睡了4个多小时，但阿华还是准时坐在了办公室，他刚打开电脑，突然发现自己的眼睛和手不听使唤，一阵头晕目眩后栽倒在地，幸亏同事们及时将他送到医院才得以抢救过来。

医生给阿华做了心电图后表示阿华患有房颤，而此次晕倒也是因为房颤导致的“中风”。阿华很疑惑:“我之前并没有感觉到不适啊,怎么会有房颤?怎么会中风呢?”“房颤其实就是心律失常,是导致中风的一个重要因素。”暨南大学附属第一医院神经内科主任医师黄立安表示。

六个中风患者中一个是房颤

“我接诊过不少40岁左右的中风患者,主要症状是言语不清、头晕、身体无力,进一步追究才找到病根,是房颤在作祟。”黄立安介绍:“很多病人完全不知道自己有房颤,是在中风后,才被诊断为房颤的。”

中风是脑卒中的俗称,指因各种脑血管病变而导致的急性脑功能受损的总称。目前,脑卒中是我国第一位致死病因,城市高于农村,更重要的是,脑卒中呈年轻化趋势,近半中风患者是中年人。

据调查,每6个卒中患者就有1个是房颤患者。

房颤引发的中风更可怕

房颤怎么会引发中风呢?黄立安医生解释说:“正常情况下,心脏收缩和舒张是协调一致的。但心房颤动时,心房收缩功能大幅下降,心房中的血液因此淤滞形成血栓。一旦血栓脱落,就可能随着血液进入脑部血管,堵塞在血管狭窄处,阻断供血,造成中风。所以说房颤是因,中风是果,血栓形成是罪魁祸首。”

脑中风,包括缺血性脑中风和出血性脑中风。绝大多数中风是缺血性的,其中有近两成缺血性中风是由心房颤动而引致。

黄立安强调:“房颤患者其卒中及全身性栓塞事件发生风险大大增加,因此卒中预防是房颤治疗的首要目标。与脑动脉粥样硬化所致卒中不同,预防和减少房颤所致卒中的有效手段是抗凝治疗。”在规范抗凝治疗的基础上,改变生活方式对于房颤患者远离中风也会有帮助。如戒烟、戒酒，避免饮用有咖啡因的饮料，经常监测自己的血压和胆固醇水平，遵从低盐和低脂的饮食习惯等，合理膳食，加强体育锻炼，杜绝不良生活方式。

◈ 自制防心绞痛药膜

具体方法是：将细辛1克，檀香、丹参各10克，冰片5克，研成细末。每次取药粉5克，用食醋或者米酒调成膏状，放置在6厘米见方的塑料薄膜中央，将药糊铺成4厘米见方、厚约0.4厘米的药膏。把做好的贴膜外敷于胸部心脏位置，再用热水袋外敷贴药部位20分钟。热敷之后，将药膏保留12小时，然后更换。每天1次，5天为1个疗程，每个疗程之间要间隔2天。

◈ 四个时刻胸痛要重视

无锡市人民医院心脏中心副主任医师陈茂华介绍说，相比一些硬撑的心脏不适患者，有一些患者由于重视四个时刻的胸痛而逃过一劫。这四个时刻分别是活动后、劳累后、饱餐后、激动后，这些时刻的胸痛胸闷要警惕。一名现年40岁的民警，近一年来多次在这几个时刻发生胸闷，连续三次做了心电图，但是由于胸闷呈一过性，到医院就诊时做了心电图却尚未显示为冠心病。但细心的他保存好每次的心电图报告，医生综合每次就诊情况，终于在第三次检查后确诊为冠心病。经过进一步造影检查，证实了这一诊断结果，使他及时接受了正规的药物治疗。“如果患者没有这么重视，很可能下一次发作就是心梗。”

无胸痛心梗偶有发生　高危人群要定期检查

多数心梗会有胸痛胸闷症状，但是也有例外。陈茂华说，有一名男子吃汤圆后出现不舒服，消化科医生考虑是消化道疾病，给他服用了相关药物症状减轻了，但是第二天却因心梗失去了抢救机会。如今，消化科的医生总是免不了要让此类患者做个心电图，以免造成难以挽回的遗憾。

陈茂华说，少数心梗患者胸闷、胸痛、心悸的症状不明显，甚至几乎没有这些症状，仅表现为呕吐、拉肚子、胃里难受等类似急性胃肠炎的症状。由于这些症状极容易给医生的判断带来困扰，因此也容易延误心梗病情的诊治。对于有糖尿病、高血压、高脂血症等基础疾病或有家族史的人群，由于他们是冠心病的高危人群，因此突发心梗的可能性也高，平时就要定期做好心脏检查，如果出现了呕吐等胃肠不适症状，即使没有出现胸痛，也要警惕是否为心梗。

◈ 夏防心梗需三少

少用力　用力是诱发心梗的常见原因，比如搬动重物时弯腰屏气、便秘时用力等，都会增加腹压，心脏的血流骤然减少，诱发心梗。

少焦虑　冠心病患者一定要保持平稳的心态，心绪平静了，血压、心率、代谢、体温也趋于平稳。

少贪凉　老人在夏季不要贪凉，少吃冷饮，少喝冰镇啤酒，少吹空调，饮食应多吃一些汤汤水水。

◈ 胸闷、出冷汗、乏力是中暑还是心梗?

“芒种忙，麦上场”，芒种意味着天气逐渐闷热、蚊虫渐多。上海远大心胸医院张雅君教授提醒，人体在夏季出汗较多，血液黏稠度上升，血小板聚集，极易诱发心肌梗死，这一事实往往被人忽视。

张雅君教授说，部分急性心肌梗死表现与中暑的先兆症状有些相似，人们应注意区别，谨防发生混淆，耽误救治时机。中暑病人早期会出现头痛、头晕、气短、多汗等症状；急性心肌梗死的主要症状是胸前部疼痛，同时伴有全身不适，如冷汗、面色苍白、乏力、恐惧、恶心呕吐、濒死感等。先兆中暑和轻症中暑病人迅速转移到阴凉通风的地方休息后，再配合其他消暑措施，病人病情会很快好转；而急性心肌梗死的症状一般会持续不缓解或反复发作，这时就必须到医院诊治。

有调查显示，心梗猝死病人与天气等外因有一定关联。天气闷热使人容易感到疲劳，特别是青壮年，长期处于紧张的工作和竞争的压力下，生活、饮食不规律，睡眠时间相对不足，一部分人看起来身强力壮，其实已经处在亚健康状态，一旦出现过度劳累等情况，就容易诱发心脏意外事件。再者，闷热的天气常使人心情烦躁、焦躁不安、心火旺盛，加上昼长夜短，如果睡眠质量不好，工作劳累却缺乏休息，都会成为心肌梗死的诱因。而对于本身就有心血管疾病的人来说，在潮湿闷热的环境下，尤其要警惕心梗的发生。一旦发生心梗，首先要镇静，就地坐下休息，并含服硝酸甘油，如果家中备有氧气袋，应立即给患者吸氧。同时家属应立刻拨打急救电话。

◈ 心梗患者该怎么吃药？

急性心肌梗死的发生，90％是冠状动脉内粥样硬化病变处，或其附近有血栓形成而发生的冠状动脉阻塞。很多患者的认识有误区，认为夏季气温升高，血管扩张，不容易形成血栓并发生堵塞，可以减少所服用药的药量。这种误区常使有些患者因减药或不规律用药诱发心肌梗死发作，酿成悲剧。

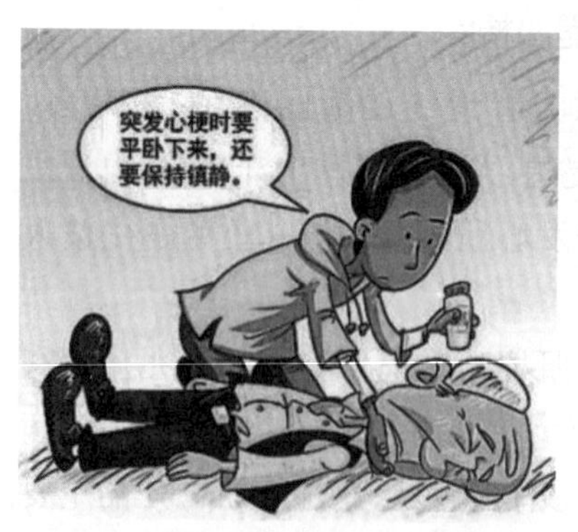

心梗患者应该严格按照医嘱用药，并应定期复查，调

整用药。对患有高血脂伴有动脉硬化的病人，要长期服用降脂和抗血小板凝集的药物，定期复查血脂。对患有糖尿病的病人，应坚持服用降糖药或注射胰岛素，维持好基础血糖。而对于有高血压的病人，也应随时监测血压，并服用降压药，将血压维持在标准水平。只有把血压、血糖、血脂、体重控制好了，才能维持心脏和血管的健康，也才能把心梗的发生率降到最低。

◈ 治心绞痛方

山楂干品50克，先将山楂放入砂锅中煎汁去渣，再将50克粳米放入山楂汁内按常法煮粥，待粥煮好时加入30克红糖拌匀即成。早、晚分次温服一小碗。此方对心绞痛、高脂血症有一定的预防和治疗效果。

◈ 心绞痛不一定会痛　当心错失急救良机

心绞痛是冠心病最常见的症状，大众常会望文生义，认为心绞痛一定有痛感，而且疼痛部位一定在心脏附近。其实这都是误区，临床上，很多心绞痛因为这些误区而未得到及时诊治。

误区一：心绞痛一定会痛　临床上，相当一部分患者心肌缺血发作时，并不会产生明显痛感。他们往往用“火辣辣的烧灼感”、“胸口压了块石头”或“胸口捆了绷带”的压迫感、紧缩感等感觉描述胸部的不适感。

误区二：症状一定在心前区　如果认定心绞痛只会发生在心脏所在的部位，就大错特错了。心绞痛发作时，可以通过身体的内脏神经系统放射到其他部位。这种“放射痛”很容易被误诊：向两侧放射到肩臂和手，常被误诊为肩周炎和颈椎病；向后放射到后背，可能误诊为胸椎、脊背部肌肉疾病；向上放射到颈、咽、下颌、面颊部和牙齿，易被误诊为咽炎、三叉神经痛、牙病和下颌关节疾病；向下放射到上腹部，可被误诊为胃病、肝胆疾病。

误区三：胸痛一定是心绞痛　胸痛不光源于心脏，也可由其他组织病变引起，如带状疱疹、颈椎病、肩周炎等；呼吸系统疾病，如慢性阻塞性肺病、支气管炎、肺炎和肺栓塞等；消化系统疾病，如反流性食管炎、食管痉挛、胆囊炎等；其他循环系统病变，如急性心肌梗死、心包炎等；神经或心理方面疾病，如抑郁症、焦虑等。

误区四：含硝酸甘油有效一定是心绞痛　真正的心绞痛，含化硝酸甘油缓解疼痛一般在1—5分钟之间。如果超过10分钟才能缓解，有两种可能，要么是不稳定性心绞痛或心肌梗死，要么根本不是心肌缺血。例如，有些食道疾病，比如食管痉挛也表现胸痛，服用硝酸甘油可缓解。但食管疼痛较心绞痛更常放射到背部，所以一定要找心内科以及相关专业的医生确诊才能治疗。

误区五：心电图正常就能排除心绞痛　超过一半的心绞痛患者，不发病时心电图是正常的；部分冠心病患者即使在心绞痛发作时，心电图也是正常的。因此，即使心电图检查结果正常，如果有典型的心绞痛发作症状，也应进一步检查，例如做冠状动脉造影明确诊断，以免延误治疗时机。

◈ 网上热传疗法不靠谱　家中心梗自救要规范

医生陈茂华说，她手机里收到近来网上热传的《心肌梗塞十秒自救法》，称“独自一人时若突发心肌梗塞，不停用力咳嗽可以自救”，因为“深呼吸可以把氧气吸进肺部，咳嗽可以挤心脏、促进血液循环、回复正常脉搏”。作为专业医生，陈茂华觉得此微信会误导很多人，因为深呼吸和咳嗽会明显增加体力消耗，造成耗氧增加，加重心肌缺血和坏死，增加心跳骤停的风险。她指出，深咳嗽进行自我心肺复苏技术主要用于在心导管室内、心电监护条件下的清醒患者，当患者发生心脏骤停时，在医生指导下进行深吸气、用力咳嗽。在出现胸痛、放射性疼痛、出大汗等急性心肌缺血症状时，这种方法无任何救治意义。对于普通百姓，一旦出现心梗、患者要半卧位，家人第一时间拨打“120”，有条件的在家中先给患者吸氧，嚼服阿司匹林。有些患者身边会常备一些硝酸甘油，对此，陈茂华不建议，因为有的患者如果血压不高的话，服用硝酸甘油会加剧休克，可备一些速效救心丸或丹参滴丸。

当心“无名火”背后的健康隐患

老刘退休一段时间后，一向和善的他性情大变，像个一点就着的火药桶。看着他在家一天到晚“无理取闹”，老伴以为他是无所事事闲出了毛病，便劝他去外出兼职，不为赚钱，就当散心。谁知老伴的体贴却被老刘会错了意，以为老伴嫌弃他，想赶他出门，便跟老伴大吵大闹。之后，类似这样的争吵上演了几次。时间长了，老伴便打电话向女儿小慧寻求“外援”。

在外地工作的小慧赶忙回家“救火”。谁料老刘面对小慧的规劝和开导，不但油盐不进，还因此迁怒老伴，埋怨她向女儿告他的“状”，说娘俩联合起来对付他。对于老刘老小孩般的任性，老伴和小慧深感无奈。

然而不久后，社区组织老年人体检，老爸被查出得了脑动脉硬化性精神病。小慧很吃惊，老爸除了脾气不好，“作”一点外，平常身体还算可以，怎么说病倒就病倒了，而且还得了这种病呢？

医生告诉小慧：“你爸得病前是有症状的，就是你们没有在意，比如他性情突变，在家无理取闹，你们将原因都归咎到退休后生活方式和心理因素的改变等刺激因素，并未从身体异常方面考虑。其实，脑动脉硬化早期有情绪易波动、好发怒、头痛、头昏、失眠等症状，严重的容易引发脑动脉硬化性精神病。你爸起初的情绪变化就是脑动脉硬化的前兆，可遗憾的是，你们忽略和拖延了，所以才造成严重的后果。”

在生活中，老刘的病例不是个案。对此现象，专家指出，要警惕老年人“作”的背后的健康隐患。有的时候，老年人脾气变坏并不单纯是个性和性格的原因，有一些是由潜在的疾患造成的。比如抑郁症患者，发病前就有情绪波动征兆。抑郁症患者大脑中的儿茶酚胺和五羟色胺等神经递质的动态失衡，容易造成情绪异常。肠胃功能紊乱患者情绪也会有波动，因为老年人的身体循环和代谢功能减弱，肠胃功能最易受影响。肠胃吸收不好，会造成人的身体机能失衡，人就会感到疲惫、精神不振、焦躁，稍有外力刺激就会发无名火，对老年人的危害更大。有资料显示，当气温高于35℃时会明显影响人体下丘脑的情绪调节中枢，人体生理功能发生紊乱，易出现情绪烦躁、乱发脾气、行为失控等症状。

如今，都市生活节奏快，很多老年人不跟儿女们住在一起，健康有了隐患，很容易被忽略。作为儿女，要多给老年人一点关爱，常回家看看，及时发现老年人好发"无名火"背后的问题，早发现早治疗，防患于未然。

◈ 治血小板减少症验方

枸杞子、党参各15克，红枣10枚，鸡蛋2只。将枸杞子、党参、红枣洗净；鸡蛋洗干净。同时入锅中，加适量水，先大火煮沸，后改用小火煮5分钟；取出鸡蛋剥除蛋壳，再煮30分钟。佐餐食用，吃蛋饮汤。每日或隔日1次，连服7日。

◈ 敷金黄散治静脉炎

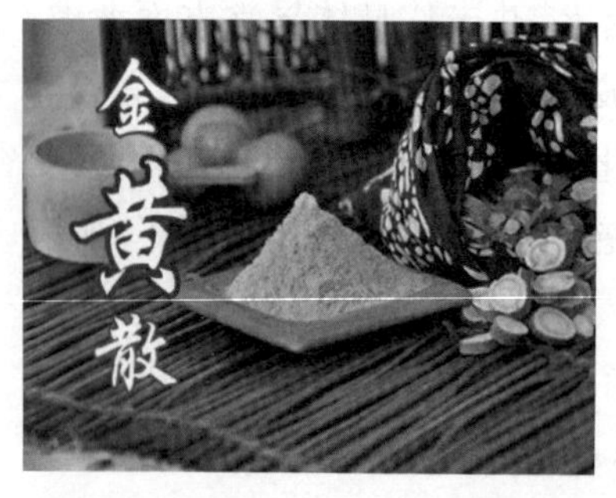

取金黄散粉末（药店有售）5—10克，加少许清茶水调成药糊敷于患处，外用纱布包好，每次6—8小时，每天换药1次，换药时用生理盐水棉签清洁病灶，连续敷3—7天，有预防、治疗双重效果。

注意，预防静脉炎要在输液后当天应用；治疗静脉炎要连续外敷3—7天，穿刺点有破损、皮疹者禁用。

◈ 治脑动脉硬化验方

炒决明子25克，甘菊、夏枯草、橘饼、首乌、五味子各3克，麦冬、枸杞子、桂圆肉各6克，桑葚12克。共研为粗末，用开水冲泡，代茶饮，每日3—5次。功效：滋补肝肾，平肝清热。主治脑动脉硬化症、神经衰弱、高血压病、冠心病等属肝肾阴虚者。

◈ 心血管病服用阿司匹林有讲究

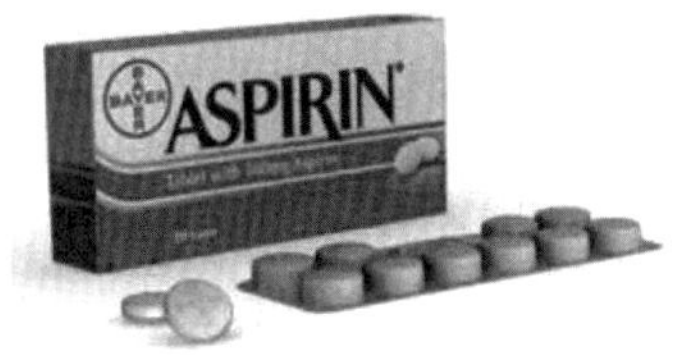

并非所有糖尿病患者都需要预防性服用阿司匹林。只有心血管疾病风险高（无既往心血管病史），而且出血危险不高的1型或2型糖尿病患者，才需要接受阿司匹林“一级预防”治疗。

必须服用他汀的患者，也应该服用阿司匹林。阿司匹林限制血小板的凝结能力，有助于防止血栓变大堵塞血管导致心脏病或卒中的发生。

用错阿司匹林会有危险。即使每天服用小剂量的阿司匹林也可能会使脑出血和胃肠道（食管、胃、肠道及肛门）出血的危险增加2—4倍。

◈ 常伸舌头防血管硬化

首先闭目调息，全身放松。充分将舌头前伸，然后回缩，重复交替30次；舌尖向左右口角来回摆动30次；舌尖抵住上腭，然后伸平，重复交替30次；舌尖连同舌体，先顺时针，然后逆时针，在口内搅拌，各重复5次。运动之后，可快速从1数到100。锻炼最好在早晚进行。

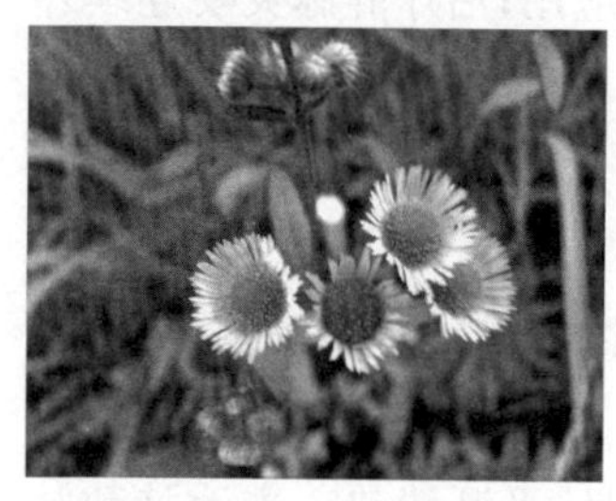

◈ 灯盏花防血栓

喝灯盏花茶能有效预防血栓性疾病。方法：每日取干灯盏花 3 克泡水当茶饮用，喝完续水，至味淡，每日 1 剂。

◈ 握握拳头　自测血管健康

握拳头可测血管健康。如果紧握的手松开后，3—5 秒内手掌白白的颜色马上消失，说明心脏血管弹性很好。但如果 5 秒以上才能恢复的话，说明血管弹性可能不好，应该当心是不是有动脉硬化以及心脏泵血功能的问题，如果时间长、手指发凉还应怀疑血压是否正常。

◈ 脑供血不足别倒退走

倒退走路可以缓解颈部、腰部的紧张状态，刺激腰部、上肢、下肢不经常活动的肌肉，锻炼小脑，增强平衡能力。但脑供血不足的老人血管储备能力低，倒退着走会加重心脑血管负担，颈部来回转动也容易使颈动脉受压迫，管腔变窄、血流减少，加重大脑缺氧，甚至发生转颈时突然晕倒。

◈ 老年冠心病患者腹泻慎用止泻药

专家介绍，一般轻度腹泻无需特别的药物治疗，症状不会超过 48 小时。而不当服用止泻药物，会导致细菌、毒素滞留体内，使人体对细菌、毒素的吸收增加，对冠心病患者来说，增加了感染的可能性，继而诱发心绞痛甚至急性心肌梗塞。所以，一旦出现腹泻、腹痛等情况，要在注意补充水分的同时，尽快去医院诊治。

山楂治脑动脉硬化

取山楂、核桃肉各30克，蜂蜜30毫升。将核桃肉加水适量浸泡30分钟，研磨成浆备用。山楂加水煮熟，去渣取汁，倒入锅中，加入蜂蜜搅拌，再缓缓倒入核桃浆，煮开即成，每日服1剂。孕妇及消化性溃疡患者不宜多食。

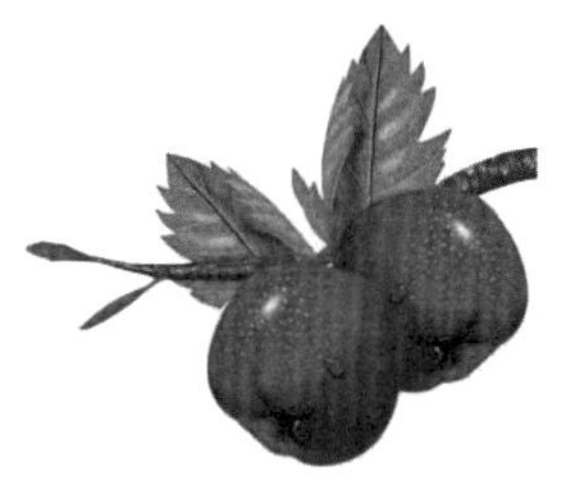

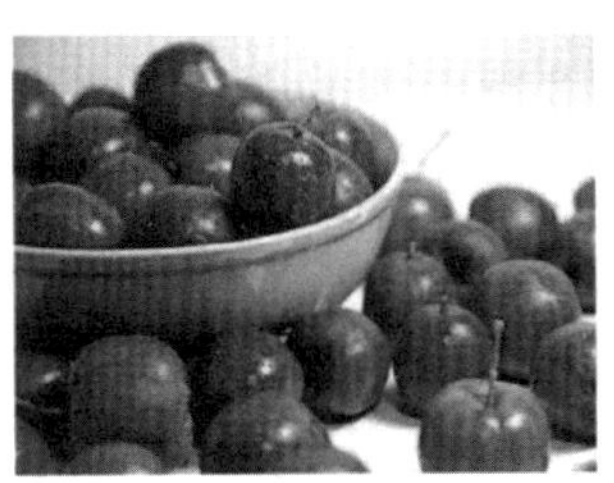

老人经常流鼻血　查查血管和血压

中老年人一旦出现经常性的反复鼻出血，应该检查是否有高血压和血管硬化。老年人鼻腔内血管柔软度不足，当血压升高而脑血管未发生破裂之前，鼻腔的某条血管会破裂而发生鼻出血的。

补血推荐三大健康食疗搭配

西红柿＋酸奶　把西红柿和酸奶搭配在一起榨出的西红柿酸奶汁是提高体内铁元素吸收的良好来源。

西芹＋牛奶　把西芹捣碎后，加入适量牛奶，最后再加些蜂蜜调味，这样制成饮品补血的同时，还能消除西芹的特殊味道。

西梅干＋白酒　把西梅干半斤和900 ml(差不多3—4杯)白酒以及适量冰糖放入瓶子中，放在阴凉处泡2个月就能饮用了。

小儿贫血　两款食疗解忧

陈女士带着女儿婷婷去找中医问诊，中医一看婷婷面黄肌瘦，诊脉后说，婷婷不是肚子里面有蛔虫或者疳积，而是患上了小儿贫血，从而导致面黄肌瘦。

针对婷婷偏食、好甜食的特点，中医给陈女士介绍了两款食疗：(1) 红枣花生粥（红枣、花生仁各 50 克，大米 150 克。将红枣稍微拍开，与花生仁、大米一同放入锅内，加水适量煲煮 1 个小时后，加入红糖适量调味即可服用）；(2) 黑芝麻糊（黑芝麻 30 克，大米 60 克。将黑芝麻和大米分别用水泡 1.5 个小时，等芝麻和大米变得松软后，共放入石磨中，将黑芝麻和大米磨烂。在锅中加入适量清水，将磨烂的黑芝麻和大米倒进锅内煮熟，加入冰糖适量，待温度适宜时即可服用），并叮嘱陈女士在近期每天多给婷婷煮这两款食疗吃，以后即便婷婷贫血状况有所改善，也可以继续让婷婷吃。不到一个月的时间，婷婷不但脸颊红润了，而且贫血也得到了明显的改善。

桃汁牛奶防治贫血

饮桃汁牛奶能有效治疗缺铁性贫血。取鲜桃 250 克，去皮、核，榨汁，与 200 毫升牛奶混匀，晚饭后 1 小时饮用，长期坚持收效甚好。

带皮吃黑豆改善贫血

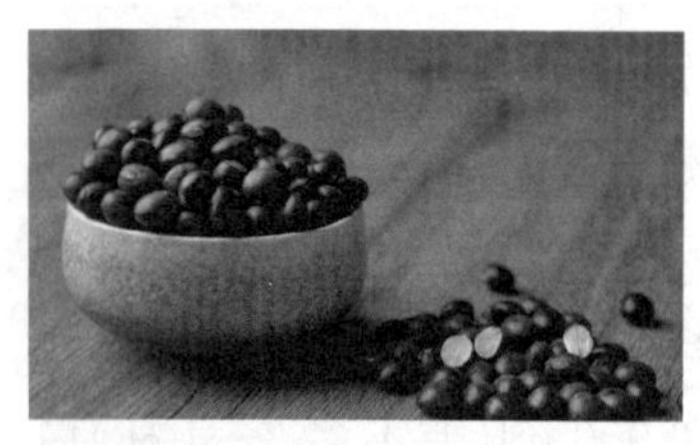

我国科学家的一项研究发现，黑豆皮提取物能够提高机体对铁元素的吸收，带皮食用黑豆能够改善贫血症状，因此，要改善贫血症状，黑豆要带皮一起吃。

腐乳有助预防贫血

腐乳营养丰富，维生素 B2 含量比豆腐高 6—7 倍；维生素 B12 含量仅次于动物肝脏；青腐乳含的胡萝卜素比豆腐高 4 倍；另外，腐乳含维生素 B1、尼克酸也高于一般食品，具有预防恶性贫血、缺失性贫血和老年性痴呆的作用。

冠心病偏方

元胡、三七、地龙各 3 两，降香 1 两，丹参 4 两，蜂蜜 1.5 斤。先将 5 味中药放在一起研成面。然后将蜂蜜放入锅中烧开，待烧开的蜂蜜凉到适当温度时，将其倒在研好的药面里搅成一团，再制作成 70 丸小药丸。每天早饭前、晚饭后各服 1 丸。

过敏性紫癜患者　服丹参大枣汤

取丹参、大枣各 15 克，茅根 30 克，共放入锅内，加水适量，用大火煮沸后改用小火煎煮成汁，倒出药汁后，将锅中再次加水适量，用大火煮沸后改用小火煎煮成汁，将两次煎好的药汁混合在一起代茶饮。适合过敏性紫癜患者服用。

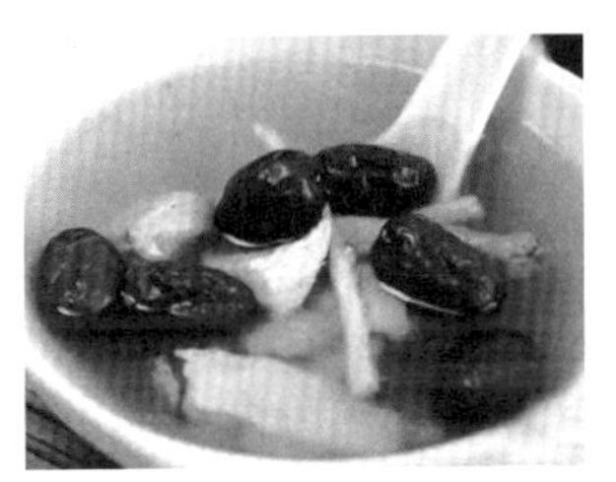

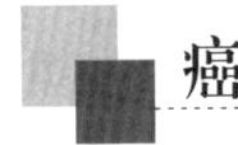

癌症防治

几大癌症早期信号

胃癌的信号：上腹部疼痛，俗称心口疼，服止痛、止酸药物不能缓解，持续消化不好。肺癌信号：刺激性咳嗽，且久咳不愈或血痰。经抗生素、止咳药不能很好缓解，且逐渐加重，偶有血痰和胸痛发生。直肠癌信号：凡是三十岁以上的人出现腹部不适、隐痛、腹胀，大便习惯发生改变，有下坠感且大便带血，继而出现贫血，乏力、腹部摸到肿块，应考虑大肠癌。其中沿结肠部位呈局限性、间歇性隐痛是大肠癌的第一个报警信号。肝癌信号：右肋下痛。肝癌起病隐匿，发展迅速。

"让肿瘤君滚蛋"真的可以

根据已故80后漫画家熊顿漫画《滚蛋吧！肿瘤君》改编的同名电影曾在全国热映。其实有一些癌症恶性程度较小，治愈率较高，大家不要谈癌就色变。

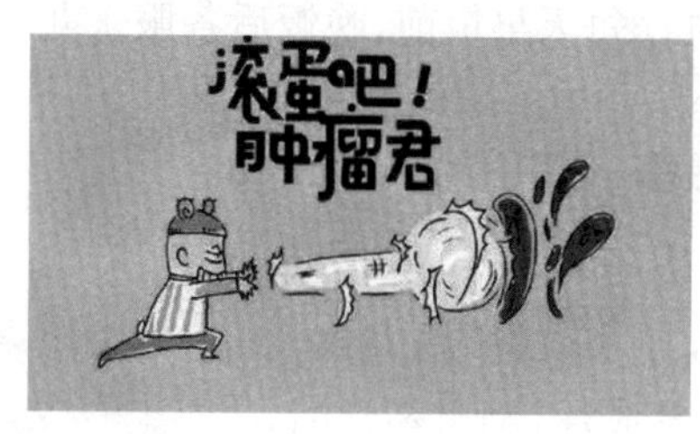

淋巴瘤：一些类型治愈率80%—90%

淋巴瘤分为6期10种类型，和肺癌、消化道肿瘤等相比，治愈率更高，基本治愈率在50%—60%，5年生存率在50%以上。熊顿所患肿瘤为非霍奇金淋巴瘤，是由淋巴细胞恶变造成的血液细胞肿瘤，常发生于中青年患者，常见症状可包括无痛性淋巴结肿大、发烧、盗汗、皮肤瘙痒、体重减轻，以及乏力等。世界卫生组织确定，如果3—5年的生存率超过30%，就可以定义为可治愈的肿瘤。"淋巴瘤是可治愈的肿瘤，有些类型治愈率已经达到80%—90%，甚至更高，比如霍奇金淋巴瘤。"如果淋巴结出现增多、增大、异常时，应及时去医院进行检查。另外，淋巴瘤根据不同的分期还会出现一些全身症状，包括不明原因反复发烧、体重减轻，不明原因的多汗、瘙痒等，出现这些情况应该尽快检查。

乳腺癌："精准治疗"治愈率高

由于乳腺癌的筛查推广效果比较好，目前发现的早期乳腺癌比较多，治疗效果好，相对来讲治愈的可能性比较高。目前用于乳腺癌治疗的方法包括了手术、化疗、放疗、内分泌治疗、靶向治疗等，采取哪种治疗方式的前提是要做好乳腺癌的分期和分子分型，实施个体化精准治疗。如何及早发现乳腺癌？如果自检发现有乳腺肿块、乳头异常血性溢液、乳腺皮肤出现异常改变，或者有异常的乳头内陷等，应该及时去专业医院就诊，做一些相关检查。

甲状腺癌：90%病情发展慢，治愈率高

北京大学肿瘤医院头颈外科副主任医师于文斌介绍，甲状腺癌分为乳头状癌、滤泡状癌、髓样癌和未分化癌，最常见的是前两种癌，占了90%左右，发展都很慢，总体上治疗效果较好。“甲状腺癌的处理只要手术彻底，就比较有保障，也不需要额外的化疗和放疗。甲状腺癌并没那么可怕。”

在临床上来看，甲状腺癌由于长在脖子下方，应用B超，早期甲状腺癌很容易被发现。“临床上看，有40%—50%的人是通过体检发现了早期病情，甲状腺癌直到晚期才被发现的情况并不多，因为它发展比较慢，一般患者都有手术机会。”

◆ 专家揭秘：关于癌症的八个传言

最新数据显示，十年来我国癌症的发病率呈上升趋势。癌症的凶残，让人们尤为关注五花八门的防治方法。其中，有的半对半错，有的纯属谣言，并在网上疯传，引起不少恐慌，记者特邀肿瘤科权威专家、南方医科大学南方医院肿瘤科副主任尤长宣还原真相。

传言一：基因好的人不易得癌症

有些人一辈子抽烟酗酒，大吃大喝不得癌。有些人家里有遗传史，不抽烟不喝酒也患癌了。

真相：遗传因素的确是目前最为确切的癌症危险因素之一，但每种癌症的遗传特质不同，遗传倾向有所差异。抽烟、空气污染、电离辐射、肥胖等因素可能导致某些基因突变，细胞无序生长，像滚雪球一样持续积累，进而形成肿瘤。

传言二：癌症会传染

真相：胃癌高发与幽门螺杆菌感染不无关系，这种细菌的传播途径主要是共餐和口对口喂食；宫颈癌与人乳头状瘤病毒(HPV)感染有关，在某些卫生条件较差的农村和性风俗较为开放的城市高发；鼻咽癌的发病也与病毒感染有关。不过，病毒致癌是一个间接、长期的过程，与癌症患者进行肢体接触、共同进餐，都不可能传染癌症。

传言三：肤色深不易患皮肤癌

真相：肤色浅的人对光比较敏感，更容易晒伤，进而增加患皮肤癌、黑色素瘤等风险。但肤色深的人并非高枕无忧。所以，不管肤色如何，夏季或高原环境下都要注意防晒，白天11点—16点避免暴晒。

传言四："酸性食物"致癌

真相：癌细胞周围的微环境可以呈酸性，这是因为肿瘤组织的代谢途径和正常组织不同。但没有证据表明，饮食可以改变人体酸碱度。

传言五：吃甜食有利于癌细胞生长

真相：糖类又叫碳水化合物，在体内会被分解成葡萄糖，为细胞活动提供能量。由于癌细胞比正常细胞生长更迅速，所以对葡萄糖的需求量更大。但这并不意味着，甜食中的糖会专供癌细胞

“享用”。

传言六:“超级食物”可防癌

蓝莓、西兰花、大蒜、绿茶……这些防癌食物被人们寄予厚望,甚至有人只吃某几种食物,希望远离肿瘤。

真相:有一些研究发现,某些食物或某些营养成分的确与癌症的低发生率有关,但指望吃某种特定的食物防癌没有意义。倒是有确切证据显示:多吃各种植物性食物,如蔬菜、水果、全谷粗粮、豆类,有助于降低多种癌症的风险。

传言七:手机和甜味剂致癌

真相:美国的研究报告指出,没有证据表明甜味剂会引起癌症或造成任何其他健康危险,目前没有确凿证据证实手机辐射的致癌性。但也有研究发现,电离辐射以及染发剂、添加剂中的某些成分达到一定剂量后可能致癌。不过只要按国家规定使用添加剂,就可以放心使用。手机连续使用别太久,睡觉时别放在床头。

传言八:癌症晚期治疗没用

真相:晚期癌症确实难以治愈,但仍有一些晚期癌症通过规范治疗可能治愈,如绒毛膜癌、睾丸生殖细胞肿瘤、恶性淋巴瘤等。

◈ 汗没擦干居然也会诱发癌症

58岁的秦女士是黑龙江人,目前在宁波帮儿子带孩子,20年前的一天,当时她还在老家,突然发现自己的右下腹,靠近会阴的地方,长了个黄豆大小的“疙瘩”,就是一个凸出的小包块,肉眼就能看出来,一摸,不疼不痒。秦女士想过几天就会好了,就没当回事。

几年过去了，这个小“疙瘩”并没像她预期的那样自然痊愈，但也没再长大，依旧没有疼痛感，只是偶尔会被裤子磨得表皮有点破了，过几天又会长好。

就这样不痛不痒地过了20年，最近一段时间，“小疙瘩”突然长大了，有红枣大小，而且表面溃烂后很久都没再长好。这个肿块到底是什么？突然的变化让秦女士心里犯嘀咕，家人就陪她到李惠利医院检查。经过多次检查和会诊，医生告诉她，这不是普通的包块，而是汗腺癌，这种癌症的死亡率不低，但幸运的是，医生还没有发现秦女士的癌细胞有转移的迹象。

秦女士的主治医生介绍，汗腺癌是一种比较少见的皮肤恶性肿瘤，一般40—60岁是高发年龄段，女性患者比男性多。“大部分发生于头皮、面部、腋下、胸壁、阴囊及肛门周围等处，有的单发，有的多发，临床表现多为实性肿块，边界不清，位于表皮下或真皮层，与皮肤常常粘连。”这位医生介绍，汗腺癌的肿块大小不一，小的直径在2 cm左右，大的可能会长到20 cm，病灶大时会溃破，常伴有感染，病程大多数都比较长，发展慢，动辄好多年，但也有少数进展很快，肿块生长迅速，还伴有远处转移。

宁大附属医院皮肤科负责人石磊副主任医师告诉记者，人体汗腺分为大汗腺和小汗腺，因此肿瘤种类也分为大汗腺癌和小汗腺癌。大汗腺癌多分布于外阴、腋下、乳晕等部位，小汗腺遍布全身，因此小汗腺也可能在身体的任何部位，但更多发于头面部和四肢。

石磊介绍，和大多数恶性肿瘤一样，汗腺癌的发生原因也是不明确的，目前可以了解的是反复摩擦刺激、清洁工作不到位导致汗液经常滞留等，都是诱发因素。石磊提醒，不管是哪种汗腺的病变，在皮肤出现肿块后，一定要及时就诊，让医生来判断，有必要时还是做个小手术去除肿块。“平时多多运动出汗是好事，但一定要做好后续的清洁工作，否则好事就有可能变成坏事了。”她强调。

阿司匹林治疗结肠癌

荷兰一项新研究表明，服用小剂量阿司匹林有助于部分结肠癌患者改善生存预期；进一步的分析表明，如果结肠癌患者癌组织中存在一种叫做 HLA-Ⅰ的特殊抗原，那么阿司匹林的辅助治疗“最有效”。

茶水超 70℃患癌风险增 8 倍

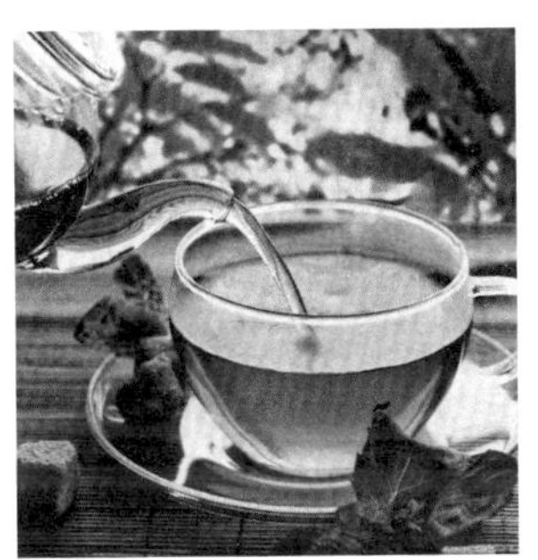

喝茶有益健康，有助于防癌，不过喝茶时如果水温过高，反而适得其反。而且，当茶水水温介于 65℃—69℃时，食道癌发生风险会翻倍；一旦茶水的水温超过 70℃，食道癌发生率会增加 8 倍。若茶水倒出后 2 分钟内就喝完，罹患食道癌的风险会比等 4 分钟后再喝上升 5 倍左右。喝茶时，茶水温度介于 56℃—60℃，对健康较为有利。

辣椒吃太多致癌

一项研究发现，过量摄入辣椒素会增加罹患癌的风险。研究人员给 NK 细胞注入辣椒素，测试其对胃癌细胞的活性度（杀灭癌细胞效果），结果显示，注入 50 微摩尔/升浓度辣椒素的 NK 细胞，对胃癌细胞的活性度由 43%降到 10%，但低浓度辣椒素（10%—20%微摩尔/升）对 NK 细胞功能无明显影响。

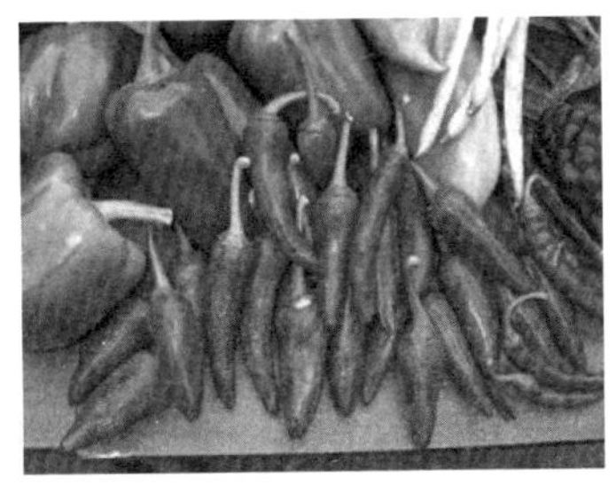

◈ 喝含糖饮料患癌风险高

所有子宫内膜癌种类当中,1 型子宫内膜癌(雌激素依赖型)最为常见。研究发现,饮用含糖饮料最多的更年期女性,患这种癌症几率会增加约 78%,平常喝含糖饮料越多,患此癌风险也就越高。

◈ 吃对零食能抗癌

黑巧克力应选择纯度 65%以上的黑巧克力。研究证实吃水煮毛豆可以预防乳癌,抑制胰腺癌肿瘤的扩散。全麦饼干膳食纤维高,可以降低和荷尔蒙相关的癌症,如乳癌、前列腺癌。蔓越莓干能治愈泌尿道感染,抑制乳癌细胞。

◈ 补叶酸能防乳癌

中国科学院一项最新研究表明,适当补充叶酸,能预防乳癌。

研究人员发现,通过膳食来源的叶酸摄入水平在 153—400 微克/天的女性,乳癌发病风险最低。这提示,过多或过少摄入叶酸均对乳癌的发生存在不良影响。

研究还发现,有饮酒习惯的女性,摄入比普通人高的叶酸能显著降低乳癌风险。建议女性保证叶酸摄入,必要时口服补充剂。

◈ 三对食物"黄金搭档"加倍防癌

西兰花配水萝卜。两者搭配食用可最大程度地发挥西兰花中抗癌成分的作用。

糙米加洋葱和大蒜。在糙米中加入炒熟的洋葱和大蒜,能促进人体对糙米中铁和锌的吸收。

三文鱼加姜黄末。研究表明,两种食物一起吃,抗癌效果更强。

◈ 饭前吃蔬菜　胃癌不会来

餐前先吃些蔬菜可对预防胃癌起到一定作用。色彩艳丽的蔬菜防癌作用极佳。因此，可选择几样爽口又赏心悦目的蔬菜餐前开胃。

老年痴呆症防治

◈ “修女研究”揭开阿尔茨海默病之谜

1986 年，大卫·斯诺登将目光瞄向了美国圣母学校修女会的 678 位修女。这名年轻的流行病学博士，试图从这一特殊人群中寻找有关衰老与疾病的规律。他当时并没有想到，这个“修女研究”最终持续了十年之久，并使他收获了卓越的学术声誉。

人类大脑是有无限潜能的

健康成年女性的大脑一般重 1100—1400 克，而阿尔茨海默病人的脑部一般会变小，萎缩至 1 000 克以下。研究中，斯诺登追踪了一对二战时期从德国逃难来到美国的修女玛利亚与朵瑞。两位修女在二十几岁之前，几乎拥有平行的人生，但从抵达美国的第一年开始，她们的经历就截然地分道扬镳。玛利亚断断续续地在小学工作，但大多时间都是做裁缝；而朵瑞收获了两个硕士学位和一个博士学位，职业生涯从小学老师升到校长，最后成为大学教授。玛利亚于 83 岁时已经患上了严重的阿尔茨海默病，谁都不认识，最终因肺部感染死去；而朵瑞修女在那一年刚刚结束在非洲的工作回来。

很快，斯诺登又了解到，玛利亚修女在来到美国后，由于语言障碍，有长期的抑郁史，晚年生活严重不能自理。相比之下，朵瑞修女一直活在乐观浪漫的情绪中。根据进一步研究，他得出结论：

15％—40％的阿尔茨海默症病人都有抑郁症，抑郁症患者得阿尔茨海默病的风险是一般人的1.8倍。而乐观的正面情绪可以长寿并避免阿尔茨海默病的发生。这暗示着，人类大脑是有无限潜能的。

多念书给你的孩子听，以及走路

“我在1913年5月24日，出生在威斯康星州，奥克莱尔镇，并在圣湛思堂受洗。”“那是在闰年1912年，2月28日到29日之间的午夜前半小时，我成为我原名希达·霍夫曼的母亲与名为奥图·施密特的父亲的第三个孩子，开始了我从出生到死亡的旅程。”这是两名修女自传的第一句话。每名修女在20多岁加入修会后都写过一份或多份自传，保存在教会的档案中。这成了斯诺登绝好的研究材料。斯诺登发现，修女自传中概念密度的水平和晚年的脑力测试水平成正比，患阿尔茨海默病的修女在患病前写下的文字都是低概念密度的。

当1996年斯诺登的这一发现发表在著名的《美国医学会杂志》(JAMA)后，他收到了许多人的来信。父母们问他，是否该放莫扎特的音乐给他们的宝宝听，还是给他们买昂贵的教育玩具；禁止他们看电视，让他们早早接触电脑……他统一回复说：念书给你的孩子听。尽管人类大脑一生中都在不断变化生长，但大部分的成长都发生在生命的最初几年。而提高概念密度的两个关键决定因素——词汇量与阅读理解力的最佳方式，就是从小开始，念书给孩子听。

最后一点便是，规律的运动(最好是走路)，可以保护你的大脑——什么时候开始运动都不迟。

老年痴呆十大警示信号

1. 记忆力下降，影响日常工作和生活。
2. 做先前熟悉的活儿有困难。

3. 语言表达有困难。

4. 失去对时间和空间的认知力。

5. 判断力、警觉性下降。

6. 抽象思维出现问题。

7. 丢三落四，找不回东西。

8. 出现行为异常。

9. 情绪和个性的改变。

10. 退出社交活动。

◈ 痴呆或与滥服药有关

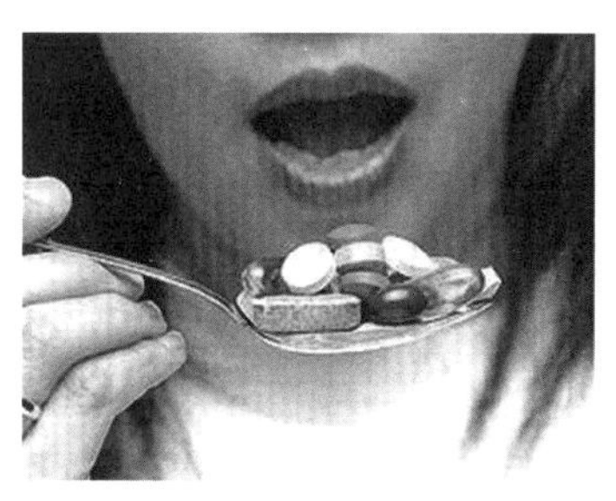

研究发现，如果每天服用抗胆碱能类抗抑郁剂超过 10 毫克，或抗失眠药 4 毫克，或治疗尿失禁药物 5 毫克，服药时间超过 3 年，患痴呆症的风险就会显著增加。

◈ 每天服用维 E 可延缓老年痴呆

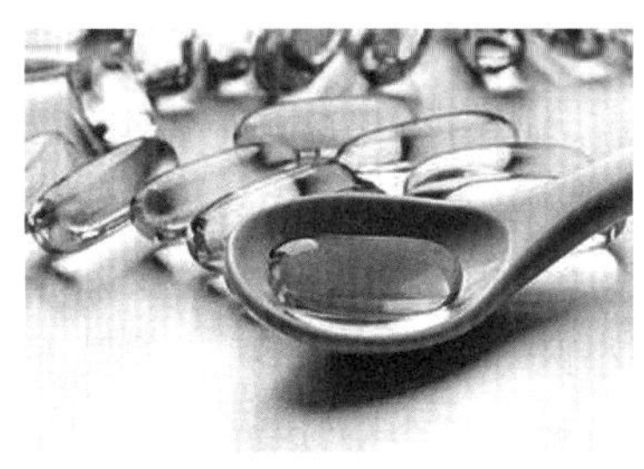

一项新研究显示，服用维生素E 使老年痴呆患者每年的功能衰退速度降低 19%。与服用安慰剂相比，这一治疗效果相当于把患者的病情延缓了 6.2 个月。

◈ 防小脑萎缩　多练记忆操

1. 倒走可锻炼小脑对方向的判断和对人体的协调功能，也可练习单脚独立。2. 左手掌置于脑后，用右手食指、中指和无名指的指腹，先顺时针后逆时针按摩左侧腋窝各 15 次；然后换左手按摩右侧腋窝，每次持续3—5分钟，出现酸、麻、热的感觉即可。

◈ 一个阿尔兹海默病家属的自述：家都乱了

“老杨真的傻了！”这是凌晨1点28分，汤明阳（化名）在马路上找到正翻动垃圾箱的老杨时不得不承认的事实。老杨患的是阿尔兹海默病，它还有个不被人待见的俗名，叫作“老年痴呆”。2015年阿尔茨海默病报告的数据显示，中国患阿尔茨海默病的人数已超过1 000万人，占全球第一。

汤明阳是个癌友，前20年都在奋力跟癌细胞战斗。但那时候，她不害怕，因为有老伴。退休后的老杨负责在家里买菜、做饭，接送孙子孙女上下学，傍晚会跟老伴去紫金山散步。

可如今，老杨不正常了，家里的破烂堆得都快没地方下脚了，但是一扔，老杨就会发脾气。更恐怖的是，老杨开始变得多疑、猜忌。老杨耳朵不太好，只要家人说话他没听清楚就会大吵大闹。从4月开始，老杨又开始白天黑夜乱跑，稍不留神就不见踪影。一家人也就慢慢地总结了一个经验，顺着他，不用正常人的思维来要求他；经常带他做游戏，让他能够继续自己小时候的爱好，要想办法让他高兴。看着病情得到控制，汤明阳一家也渐渐放下心来。然而，很快又有一些新的症状开始出现。

老杨开始出现幻觉，而且越来越严重。老杨有时会半夜4点多起来，说是母亲回来了，就在楼下小区等着来接他，折腾着要下楼。尽管他的母亲早已过世。这个过程总是会持续一整个晚上。老杨还时常说，看见了他小时候老家的房子，他要回“家”住。他记得所有小时候的事，但最近发生的事他都不记得了。汤明阳感到力不从心。

据中国老年心理卫生专业委员会主委、浙江省人民医院副院长于恩彦介绍，汤明阳一家所遇到的困难，几乎每个阿尔茨海默症家庭都会经历。目前在我国，90％的痴呆患者仍旧是居家照料，而且约70%的照料者都是患者年迈的老伴。

乐护服务平台创始人伍东宁介绍，药物治疗、行为治疗、缅怀治疗以及音乐、运动等疗法都能非常有效地帮助患者延缓病情发展，提升老年患者的生活质量。而在居家照料中，不随便更改物品放置的地方、家里不做大的变动，这些细节都能增加患者的居家安全感，避免老人因缺乏安全感而大吵大闹，引起家庭大战。但这些知识，很多家属并不知道，只有当家属接受了现状，并想办法去应对，即便是居家护理，也能变得更轻松。

高血压　脑中风　高血脂　高胆固醇防治

◈ 五仁糊防栓镇静

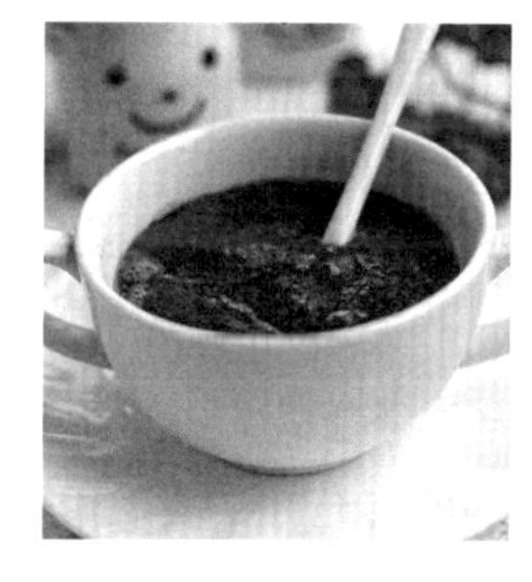

河北读者曹祖兴供方：取桃仁、杏仁各12克，栀子3克，胡椒7粒，糯米14粒。共同捣烂，加入几个鸡蛋清调成糊状，分3份备用。

在每天晚上临睡前，取药膏贴敷于单侧脚心涌泉穴，外边用纱布包扎固定，第二天早晨除去即可。每晚1次，每次贴敷一只脚，两只脚交替贴敷，6次为一个疗程。贴敷处出现青紫色属正常。

点评：中医认为，痰阻、血瘀都能导致头眩和头痛。本方以桃仁、杏仁为药贴之主药，前者活血化瘀，后者理气化痰，两味同用可发挥逐瘀、祛痰之功。故本方更适合于痰瘀互结或络脉滞涩所引起的眩晕、头痛，或兼肠燥便秘的患者。

需要注意的是，这个敷贴涌泉穴的方子可作为一、二期高血压的辅助治疗，三期高血压不宜采用本法替代常规降压药治疗。由于药贴的远期疗效不太明确，也不主张单用敷贴法治疗高血压。

九种含钾大户食物

增加饮食中钾摄入，有利于防控高血压。九种含钾大户食物排名依次是大豆、杏干、鳄梨、三文鱼、土豆、香蕉、番茄、南瓜和菜豆。

多吃菌类降血压

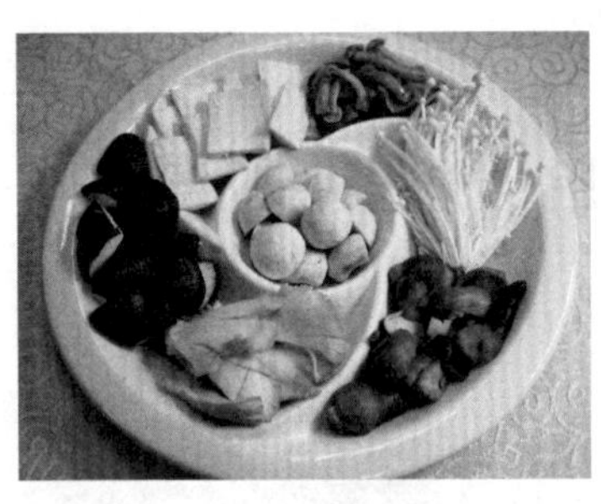

高血压患者应该多吃一些菌类食品。研究表明，蘑菇提取液可降低血糖及血清中胆固醇的含量，有预防动脉硬化的作用。香菇属高钾低钠食品，对稳定、降低血压，保护血管也十分有益。

天冷了　忌下猛药降血压

天热的时候，李大妈血压较正常，但随着天气转凉，血压一直居高不下。在社区卫生机构诊治后，仍然疗效不满意。于是李大妈就自充“医生”下猛药，擅自增加服药品种和加大剂量，结果引起血压过低而脑梗死，落下半身瘫痪的后果。

与李大妈一样，有些老年人认为血压降得越低越好，这种认识不完全正确，对老年高血压患者来说，在能耐受的情况下，应逐步降压以至达标。65 岁及以上的老年人收缩压应控制在 150 毫米汞柱以下，如能耐受还可进一步降压。伴有糖尿病、肾病蛋白尿等，可以将血压降至 130/80 毫米汞柱以下。

血压降得过低，会导致脑子里的终末端血管缺血；另外，血流变缓的情况下也容易生成血栓；再加上病人原本就有的血管狭窄、斑块、血栓等问题，就很容易造成脑供血不足。低血压、低灌注会

 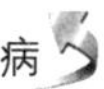

造成腔隙性脑梗死等严重后果。

特别要强调的是，以下三类情况不能把血压降得太低。

1. 单纯性收缩期高血压患者血压降得太低，会使舒张压过低，以致供血不足而发生脑血管意外。

2. 脑梗死患者血压降得太低，容易再次发生脑中风。由于血压有日高夜低的节律性，晚上血压比白天低，血流减慢，再加上脑梗死患者脑动脉硬化，若血压降得过低，第二天起床很容易导致脑中风复发。

3. 发生过心肌梗死的患者，舒张压不能降到低于70毫米汞柱以下，否则冠状动脉供血不足，可能再次诱发心肌梗死。

对于老年人来说，高血压主要有以下几个特点：最明显的特点就是以收缩压增高为主；另一个特点是患者的血压容易波动，季节、气候、情绪变化及体力负荷均可使血压增高，这些因素去除后血压又恢复正常；再一个特点是多合并慢性疾病，如糖尿病、冠心病、肾病等。

根据老年高血压的特点，重要的是保持血压稳定，不宜过低也不宜过高，更忌忽高忽低波动。因此，在天气转冷血压不易控制时，老年人切忌自行下“猛药”，应在医生指导下调整药物剂量或品种。

◈ 血压高，挺胸脯

身体弱，迈大步　散步时要将双臂甩开，迈大步走，速度由慢到快，可以使得全身都活动开。

冠心病，慢点走　患有冠心病的老人，最好慢速行走，多留意心率。

关节差，别背手　关节不好的老人更容易摔跌，尤其要避免背着手散步。

血糖高，选好鞋　糖友切勿穿露脚趾的鞋子，更不要光脚

走路。

血压高喝菊花糯米酒

菊花、枸杞根各1 000克。一起捣碎后加10升水，用文火煮至5升，用此汁再煮糯米饭2.5千克，成了大曲后放到缸里密封，等澄清后取汁，每天服用3次，每次吃一小杯，大约100克。此方对治疗糖尿病和动脉硬化也有效果。

补充叶酸可降低高血压患者脑卒中首发风险

采用降压药物依那普利联合叶酸的复合制剂，与单纯使用依那普利相比，可额外降低21%的高血压患者脑卒中首发风险。最新研究显示，补充叶酸是脑卒中一级预防的重要手段。我国居民叶酸缺乏比例高达20%—60%，我国高血压患者中有60%—70%为高同型半胱氨酸型高血压(H型高血压)，因此补充叶酸对上述患者意义更大。

找准按摩穴位有助降血压

有什么办法可以降压又不花钱？北京中医药大学教授、研究生导师程凯教几种按摩降压的办法。

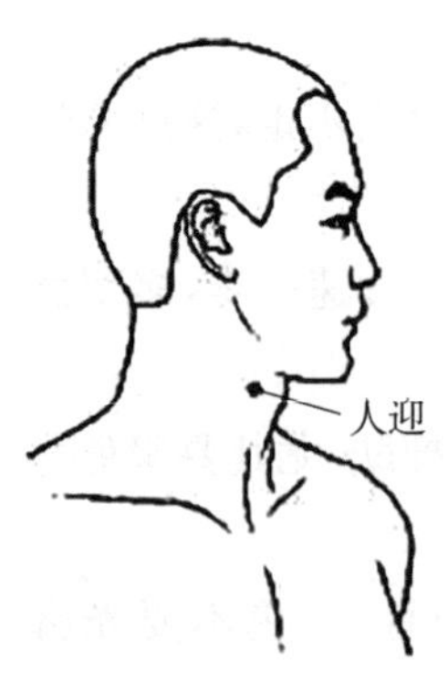

“急性子”的降压药：人迎穴

所谓“急性子”的降压药，是指一个能够快速降压的应急穴——人迎。

人迎穴在颈部，结喉旁开1.5寸，胸锁乳突肌的前缘，颈总动脉搏动处。

按压的方法是将双手食、中两指并拢，用指腹轻轻放在脖颈两侧的人迎穴位置，单侧按压，力量要轻柔缓和，切忌暴力按

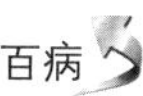

压，先按压一侧，15 秒钟后按压另一侧，如此交替，每侧按压 15 秒钟，持续 5 分钟。

人迎穴属于快速降压的应急穴，适用于血压突然升高时做紧急降压，一般可以使血压下降 10—20 毫米汞柱，但是这种方法降压持续的时间不长，而且只能治标，不能治本。如果想要从根本上降血压，就要求助于另一个“慢性子”的降压药了。

快速取穴：正坐，头微抬，平喉结，在喉结旁 1.5 寸，胸锁乳突肌前缘，颈总动脉搏动处。

主治：咽喉肿痛、咯血、喘息、瘰疬、瘿气、高血压。

“慢性子”的降压药：耳穴

所谓“慢性子”的降压药，它的效果不像人迎穴那么立竿见影，但是长期坚持，效果非常持久稳定。这个降压药就是耳穴，包括耳尖和耳背沟。

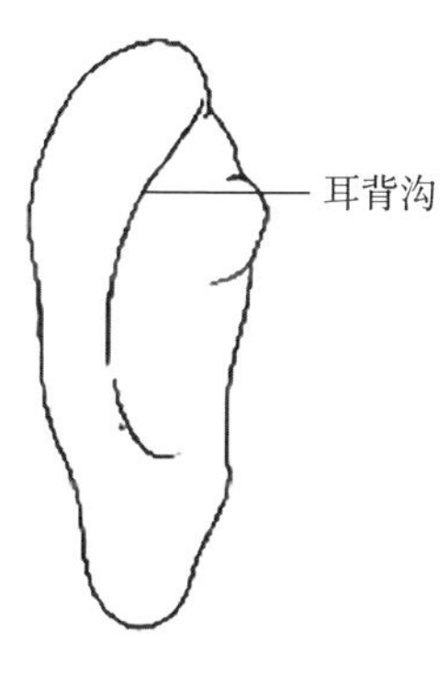

血压升高，不论是因阳亢于上，还是阴亏阳亢，即不论是因实还是因虚，都可以在耳尖刺血而清头面之热，起到降压的作用。这种方法安全快捷，没有副作用，不会导致过度降压。

耳背沟也叫降压沟，位于耳廓背面，由耳廓的内上方斜向外下方行走，用手摸时可以清晰地摸到一条凹沟。按摩此凹沟可以间接地刺激脊神经，对脏腑有一定的调理作用，经常按摩不仅能降压，而且能对人体产生良性刺激。

按摩的方法是：用双手的食指和拇指分别夹住同侧耳朵的上半部分，用拇指分别对准两耳背后的降压沟，依据降压沟的走势，由内上向外下按摩，每次按摩 15 下，每天按摩 2—3 次，以耳部微微发热为度，力量不宜过大。只要长期坚持，就会看到明显的降压效果。

快速取穴：把耳朵翻过来，在耳朵背侧的突起和耳朵的边缘之间，凹陷的沟状部位。

床上晨练降血压

1. 大拇指弯曲，用指节突出的硬位按摩太阳穴 40 下，按摩时圆圈运动。将食指弯曲，用指节突出的硬位去按摩迎香穴 40 下。2. 双手握拳，轻轻敲打胸部、胃部、腹部各 30 下。3. 按摩掌心。中指弯曲，用指关节突出的硬位摩擦手心。左右手掌交替，各摩擦 50 下。大拇指按摩合谷穴各 50 下。4. 先左脚跟与右脚跟互相摩擦 50 下。然后双脚交换，用脚后跟去按摩另一只脚底心各 50 下。

薯枣粥降血压

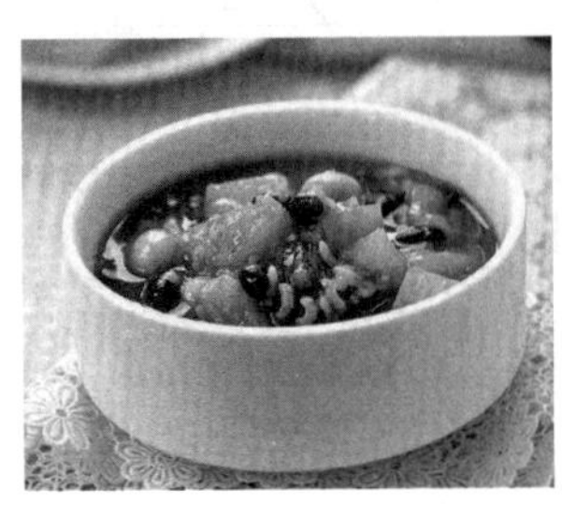

春季气温波动大，高血压患者由于血管收缩引起血压波动，容易导致脑出血等严重并发症。可喝薯枣粥来辅助降压。取中等大小紫薯（去皮、切块）1 个、大枣 3 枚，与粳米 50 克一同熬粥，放温食用。每 3 日 1 次，长期坚持效果好。

高血压频繁换药易中风

不少患有高血压的老年朋友想尽快降压，频繁换药，这极有可能导致中风。

高血压患者如果服用一种或两种药物即能控制血压，说明选对治疗靶点，不需要换药，可以使用一年甚至更长时间。老人要经常监测血压，如果有异常要在医生指导下换药。

◈ 脑中风后的黄金三小时

脑中风有段极其重要的黄金时间，就是中风后的三小时！如果电脑断层确定是血管塞住的“缺血性中风”，及早到达医院，就可能因治疗及时，保存更多的功能；但如果是爆血管造成的出血性中风，脑部出血随时都有生命危险，当然也必须尽快送医。脑中风如果立即行动，是有机会治疗的。

脑中风症状：

1. 对照另外一边，嘴角是不是歪斜？请患者跟着你笑一下，如果脸瘫痪就不能把嘴角自然对称地扬起。

2. 双手平举，是否一边的手无力垂下？

3. 请患者说个稍微有点困难的句子：“老狗玩不出新把戏。”有没有口齿不清的情况？

只要有中风症状，立刻拨打120。

中风病人在到医院、经医师评估前，不应该从嘴巴进食，因为中风病人最怕的就是吞咽障碍后吃东西呛到，造成肺炎。另外，如果要移动病人，一定要小心，防止其摔倒，因为中风造成的肢体无力，会让病人极易跌倒，跌倒时也没有保护自己的能力，如果跌倒骨折的话，病人无力的情况更难康复。

中风后尤其是三天之内，因为血管还处在不稳定的状态，中风的症状可能随时有变化，有可能越来越严重，应该住院密切观察。

脑中风之后，因为血管阻塞，身体为了冲开阻塞的部分，血压自然会升高。所以中风后的一周内，应该遵照医师的指示，不能贸然地吃降血压的药物，血压药的使用须请教医师。

中风的病人中，三分之一的人症状会逐渐改善，三分之一的人维持中风发生时的状态，三分之一的人会因为缺血的范围变大，功能越来越差。

中风刚发生时，住院的最主要目的是稳定病情，等到病情稳定后，失能的部分要恢复，主要靠家属支持、病人的毅力与耐心，这不会是一个容易而短暂的过程，需要持之以恒的努力，或许可以从中风后的60分，进步到80分，维持自理的程度。

辅治脑中风后遗症

茯苓12克，当归、远志、续断各10克，桃仁、石菖蒲、川牛膝各8克，红花、地龙、赤芍各7克，甘草5克，黄芪30克，玄参20克，金银花、伸筋草各15克。水煎，分3次服用，每日1剂，7剂为一个疗程，一般连用2—3个疗程即可收到较好的疗效。

老人走路跌跌撞撞是早期脑梗塞症状

长期患有高血压、糖尿病，血管条件差容易患上脑梗塞，而早期脑梗塞表现症状多为：咬舌头、精细动作差（比如吃饭时总掉筷子）、走路跌跌撞撞等一些不易被人察觉的轻微症状。若未引起患者及家人的注意，治疗不及时就会导致中风。

阿司匹林预防首次中风

对于从未发作过缺血性脑卒中的人来说，目前国际公认的、实验证明有确切效果的药物预防方法有（且只有）一种，就是服用阿司匹林：50岁以上的男性每天一片，50岁以上的女性隔天一片。对曾经有过卒中或心梗的人来说，可选择的预防药物多了许多，应遵医嘱用药。

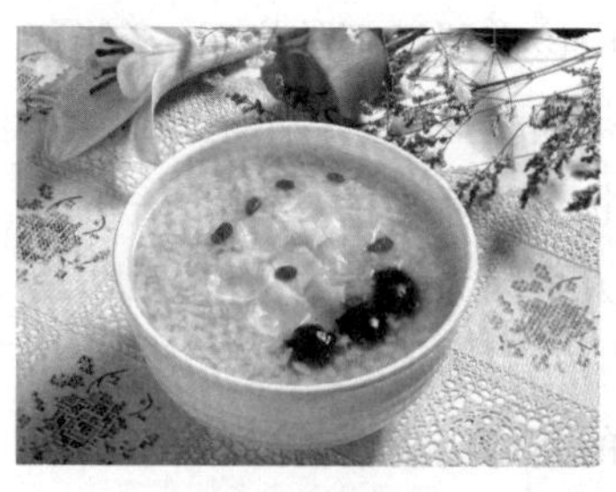

小麦粥治低血压

每天晚上取一小茶碗小麦（洗净），大红枣3—5个（洗净），共放入保温瓶（无水垢）中，倒入开水，盖上盖子，第二天早上把保温瓶里的水倒出来，再把保温瓶里的小麦放入碗里加点红糖当粥空腹喝。倒出来的水要在白天分次喝完（温热后服用），一般连用1周。

◈ 人参酒治疗低血压

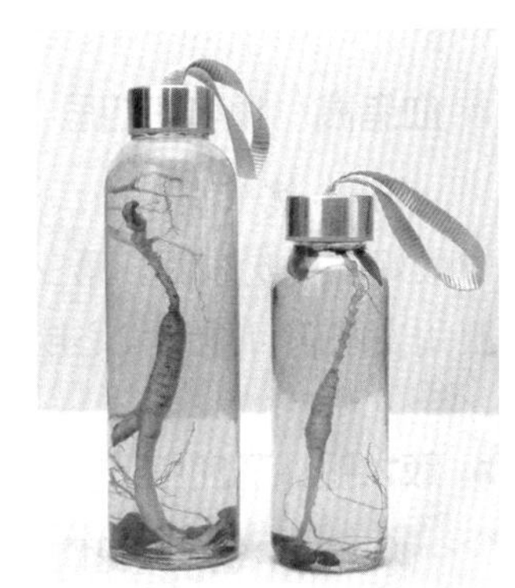

人参片15克，放入500毫升白酒中，浸泡一个月（每天摇一摇）后即可饮用，每次10—15毫升，每日早晚各1次，连续饮用10—20天。饮用人参酒是治疗低血压的有效方法。

◈ 按摩穴位除痰湿有助于降血脂

在中医看来，高脂血症是体内“痰湿”过多引起的。丰隆穴和承山穴是两个能够祛除痰湿的穴位，位于人体小腿的前外侧，外踝尖上8寸处。承山穴位于人体的小腿后面正中，当伸直小腿或足跟上提时，腓肠肌肌腹下出现的尖角凹陷处即是。大家不妨在平时多按压。

◈ 降血脂试试一款药茶

中国中医科学院教授杨力推荐一款药茶：取鲜山楂30克、生槐花5克、嫩荷叶15克，加水适量煎煮到烂熟的时候用勺子压碎，再煮10分钟，取汁当茶饮即可。对降血脂效果较佳，这款药茶具有增强血管弹性、降低血液中胆固醇含量、防治动脉硬化的作用。

杨力提醒，调整饮食是控制血脂的基础。所以，平时人们要控制热量的摄取，减少动物性脂肪的摄入，烹调的时候多采用植物油，如豆油、玉米油等等。

此外，适当多吃一些大豆有好处，因为大豆中的胆固醇有降血脂的作用。另外，人们要将动物蛋白和植物蛋白的摄入比例控制在各50%左右。而多吃粗粮和蔬菜水果，对于降低甘油三酯、促进胆固醇排泄也很有意义。

◈ 血脂高　睡前有四忌

第一，枕头别太高。第二，睡前少进食。血脂高的人睡前2小时最好不要吃东西。第三，不宜盖厚棉。第四，慎服安眠药。睡前服用安眠药可能诱发心脑血管疾病的发生。

◈ 敲大腿调节血脂

取坐位，将一侧腿跷到另一侧腿上，手中拿一根小擀面杖，从跷起来的那侧腿胯部开始，沿着大腿外侧向下敲打至膝盖侧，力度以感觉微痛为宜，持续10分钟，之后同法敲打另一侧，每日2次。可有效刺激胆囊以及胆囊内壁的血脂感受器。

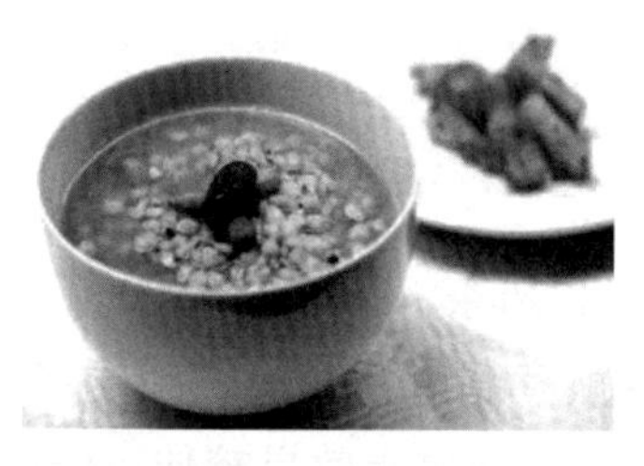

◈ 苏子粥预防血栓

患动脉硬化、高血压、高血脂血症等病症者体内易形成血栓，除了积极治疗原发病外，还可喝苏子粥来防血栓。在中药店购买苏子（紫苏的种子）50克，与粳米50克一同熬粥服食，隔日1次。

糖尿病防治

◈ 糖尿病患者不宜服“双克”类降压药

有的糖尿病患者同时患高血压病，长期服珍菊降压片，血压控制得很稳定，可是血糖却往往控制得不理想，这种现象在门诊中经常碰到。

糖尿病患者血糖控制得不好，原因是多方面的，如果排除了饮食因素、运动因素、降糖药因素和心理因素，很可能与选用降压药不当有关。

瑞典医学家早就报道过，噻嗪类利尿药（我国用的是双氢氯噻嗪，也叫双氢克尿塞，简称“双克”）既能降血压，又能利尿。但此药有不少缺点，缺点之一就是会降低糖耐量。这项研究得到普遍认同。因此，糖尿病患者和糖耐量减低者应忌服。由于“双克”还抑制尿酸排泄，故痛风病人也不应服用。另外，“双克”常被组成为复方降压制剂，诸如珍菊降压片、复方降压片、复方罗布麻片等许多种商品药中都含“双克”。不少患者上药房购药，往往不问复方药物的组成，看到“降压”两字就用来降血压。这种选药不当的情况有一定的普遍性。

糖尿病患者首选的应是血管紧张素转换酶抑制剂（ACEⅠ）如卡托普利、苯那普利，也可选钙拮抗剂如氨氯地平、非洛地平，必要时可选用血管紧张素Ⅱ受体拮抗剂氯沙坦等。

◈ 如何减少降糖药物副作用

1. 为了避免或减少低血糖发生，患者除了定时定量进餐、适时加餐、不要过度节食以外，尽量不要选择强力、长效口服降糖药（如优降糖），而且用药一定要从小剂量开始，逐渐增加。在各类降糖药当中，只有胰岛素促泌剂（主要指磺脲类）才会导致严重的低血糖，其余各类药物在单独使用时很少引起低血糖，对于低血糖风险较大的糖尿病患者（如老年人以及脆性糖尿病患者），应尽量选择较少引起低血糖风险的降糖药物。

2. 双胍类药物最好在餐中或餐后服用，这样可以有效降低患者的消化道反应。另外，二甲双胍肠溶片比普通片消化道反应轻。

3. 对于已经出现肾脏病变的糖尿病患者，最好选择通过胆道而不通过肾脏排泄的药物（如糖适平、诺和龙），这样就不会加重肾脏的负担。当然，对于严重肾功能不全的病人，原则上应禁用一切口服降糖药，改用胰岛素治疗。

4. 肥胖的2型糖尿病患者往往同时存在高血脂、脂肪肝、肝功能异常，对于这类病人，在用药期间要严密监测肝功能，如果转氨酶越来越高，就及时停药，改用胰岛素，必要时可给予保肝治疗。

5. 尽量联合用药。一般说来，药物副作用与用药剂量呈正相关，药物剂量越大，其副作用也相应增加。而采取联合用药，可以在保证疗效的前提下，减少每一种药物的使用剂量，从而大大减少药物的副作用。

6. 循序渐进用药。部分糖尿病人在最初服用糖苷酶抑制剂（如拜糖平）、双胍类（如二甲双胍）等药物时，常常会出现食欲减退、腹胀、腹泻等胃肠道症状，有些病人甚至因此而被迫停药。一般说来，胃肠道对药物的适应和耐受需要一个过程，因此，在使用这类药物时，一定要从小剂量开始，经过1—2周逐渐增加至治疗剂量，倘若一上来就足量给药，病人往往难以耐受。

糖尿病患者如何应对“低血糖”

目前中国糖尿病患病率已由最初的1%快速上升至11.6%。低血糖作为糖尿病最为常见也最为危急的并发症，如果处理不当直接威胁生命。国外专家说：“一次严重的低血糖，或由此诱发的心血管事件，可能会抵消终生维持血糖在正常范围所带来的益处。”

糖尿病患者何时呈现低血糖？

当血糖≤3.9 mmol/L时就属于低血糖范畴了。这时患者会有7种常见表现：

1. 有严重的饥饿感；2. 出现不自主的手抖；3. 全身出虚汗；4. 感觉心慌、心跳过速；5. 感觉焦虑；6. 情绪急躁易怒、不友好；7. 有时还会出现头疼。

还要注意“无症状性低血糖”

如果没有以上 7 种症状会不会就不是低血糖呢？这里提醒大家还有“无症状性低血糖”，主要表现为：血糖≤3.9 mmol/L，但是患者却没有上述任何自我感觉及表现。但是“无症状性低血糖”会诱发低血糖昏迷，昏迷后会产生不可逆转的脑部损害，甚至威胁生命。因此“无症状性低血糖”是一种非常危险的情况。

发生低血糖了怎么处理？

第一步：立即吃含 15 克糖的东西，推荐：①200 ml 橘子汁；②250 ml脱脂牛奶；③150 ml 可口可乐；④2—4 块方糖或者 3—5 颗硬水果糖；⑤4 茶匙白糖或者 4 片葡萄糖片。第二步：等待 15 分钟复测血糖。当血糖>3.9 mmol/L 并且低血糖自我症状好转，患者可以按照正常时间进餐。如果当测量结果≤3.9 mmol/L 而且症状没有改善时，就需要重复两个“15”原则。如果患者出现了神志不清、意识障碍则需要立即通知医生抢救。

纠正低血糖后多久才吃下一顿饭？如果时间大于 1 小时，建议糖尿病患者再进少量食物，避免下次进餐前再次发生低血糖。推荐三种食物：1. 四块苏打饼干；2. 一片普通的切片面包；3. 手掌心大小的一碗燕麦粥。

糖尿病患者如何预防低血糖？

防大于治，防优于治。有三点建议：

首先，养成良好生活习惯，包括规律作息，按时按顿进餐，男性患者限制饮酒，根据自身情况选择合适的运动方式以及运动量；正确地使用胰岛素以及口服降糖药物。

其次，制定合理血糖控制目标。胰岛素强化治疗患者遵循“4、5、6、7、8”口诀，就是空腹血糖控制在4—5.6 mmol/L，餐后不超过7.8 mmol/L；老年人和有严重合并症的患者遵循“7、8、9、10、11”口诀，即空腹血糖不超过7.8 mmol/L，餐后控制在9—10 mmol/L，最好不要超过11.1 mmol/L。

第三，重视血糖监测，尤其睡前血糖监测。当睡前血糖小于5.6 mmol/L，要再进食少量食物，避免夜间低血糖发生，可以喝200 ml脱脂牛奶。

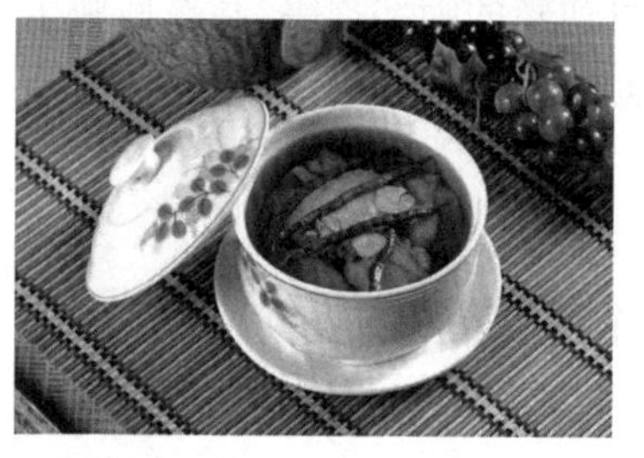

喝石斛葛根茶控血糖

用石斛、葛根、决明子、荷叶、生黄芪、绞股蓝各3克，开水冲泡代茶饮，有助于辅助控制血糖。

疖子好不了要查血糖

疖子患者如果发现伤口感染，不易愈合等症状，一定要及时到内分泌科去验一下血糖，发现高血糖后不能任其发展，导致最后血糖过高不好控制，带来一系列严重后果。

糖尿病患者每周吃两次清蒸鱼有好处

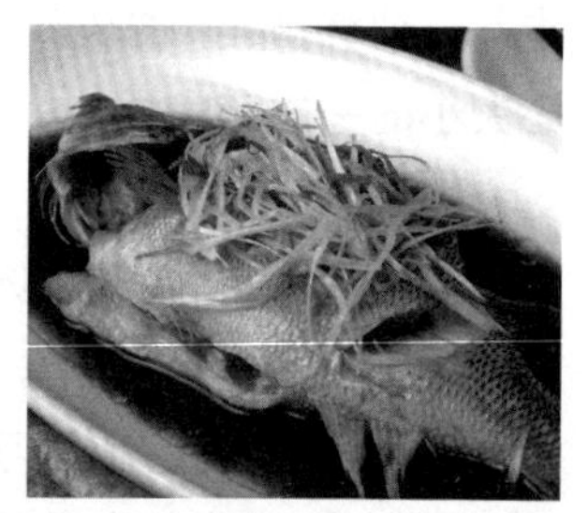

糖尿病患者一周吃两次鱼，有助于预防糖尿病肾病。研究发现，在糖尿病人中，吃鱼频率低于每周一次的，18%有蛋白尿，而频率高于每周一次的，有蛋白尿的比例降到4%。这可能是因为鱼油改善了血脂状况，从而减少了肾病的发生。值得提醒的是，清蒸鱼比煎炸的鱼，对糖友更有益。

◈ 糖尿病患者别跳广场舞

有研究证明，人处在噪声环境中，血脂、血糖水平都会增高。跳广场舞的时候，音乐声很大，有些音乐旋律还很“劲爆”，所以跳广场舞不是糖尿病患者理想的运动方式。适合糖尿病患者的运动要相对温柔些，可选择慢跑、骑自行车、游泳等节奏相对舒缓的运动。

◈ 周末补觉不易患糖尿病

一项研究发现：连续三个晚上睡了10个小时的男性，其胰岛素的敏感性要优于睡了六个小时的男性。研究者提醒，工作压力大和生活繁忙的人可以在周末适当补充睡眠，以避免患上糖尿病，但也不要无节制地补觉。

◈ 常喝酸奶患糖尿病风险低四分之一

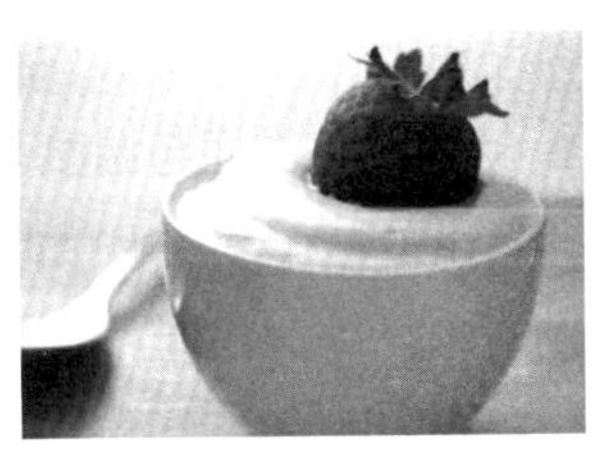

英国一项最新研究发现，常喝酸奶的人患2型糖尿病的风险比其他人低约四分之一，其他低脂发酵乳制品也有类似作用。

◈ 每周4个鸡蛋糖尿病风险降四成

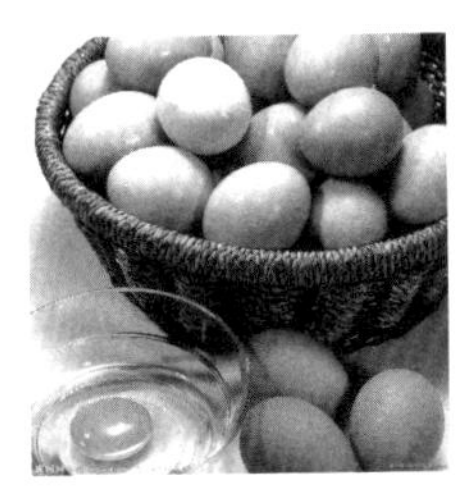

一项新研究发现，每周吃4个鸡蛋可以使罹患2型糖尿病的风险降低近40%。科学家认为，鸡蛋中的多种营养物质有助于改善人体代谢糖的能力，进而降低糖尿病等多种慢性病的发病风险。

香椿水治糖尿病足

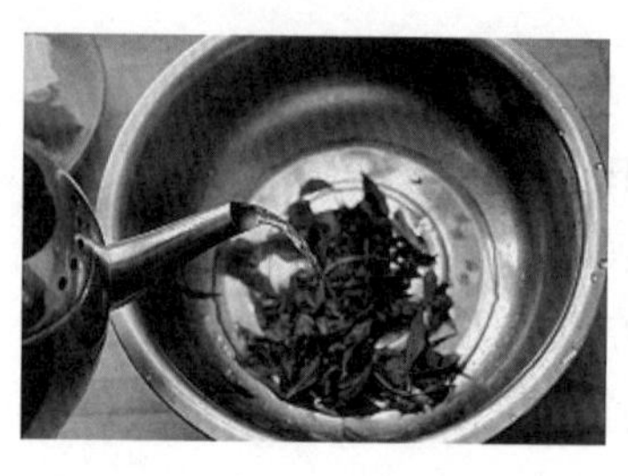

糖尿病足是因糖尿病血管病变、神经病变、感染等因素，导致糖尿病患者足部疼痛、皮肤溃疡，甚至足部脓肿、坏疽的病变。对于轻症糖尿病足，可以用香椿水来辅助治疗。取香椿150克，洗净后放入1 000毫升开水中煮10分钟，去渣取汁，一半饮用，一半清洗患足(用无菌纱布蘸香椿水清洗)，每次10分钟，每日一次。

糖尿病患者不妨改变饮食顺序

首先将约占每顿食量一半的蔬菜和蘑菇、海藻等菜肴吃完，然后吃肉、鱼、大豆、乳制品等含蛋白质的菜肴，最后吃饭、面包、面条、芋薯类、南瓜等碳水化合物，以及部分蔬菜、水果。

糖尿病并发症与温度有关

患有糖尿病的老年朋友都知道，温度的高低会影响血糖的稳定。实际上，生活护理过程中，烹饪的温度、洗浴的温度、睡眠的温度都会影响患者的健康。

烹饪　130℃防心脏病　《美国国家科学院公报》一项研究显示，在最低安全温度，以较短时间烹饪食物，会降低糖尿病患者并发心脏病的危险。这是因为糖、蛋白质和脂肪，在较高温度下长时间加工，可生成一种有毒化合物(晚期糖化终产物)，糖尿病患者对这种化合物异常敏感，中小动脉的损伤加剧，诱发心脏病。要想减少过高烹饪温度带来的危害，最好采取蒸、煮、炖等方法，避免煎、炸、烤。炒肉时切薄肉片，炒鸡蛋时加点水。另外，食物下锅时，油温最好控制在四五成热(100℃—130℃)，即油面平静，有少许气泡，略有沙沙声，无青烟，可最大限度减少有毒化合物产生。

洗浴　37℃防皮肤瘙痒　糖尿病患者全身微血管受到高血糖的影响，皮肤营养供应不足，再加上秋季干燥气候，皮肤容易出现瘙痒。因此，糖尿病患者洗浴时，水的温度不宜过高，控制在37℃左右，用手试一下有温热感即可。另外，泡脚时水温可以稍高一些，不超过40℃即可，浸泡时间不超过20分钟。

睡眠　25℃防中风　好的睡眠对于糖尿病患者来说，可以预防中风(高峰时段)。睡眠温度对于睡眠质量影响很大，英国一项研究发现，人体在睡眠时体温稍微下降，最适宜的睡眠温度是25℃左右，可使血液流动更加顺畅。读书、听听轻松的音乐及深呼吸，也是帮助睡眠的办法。

◈ 血糖高别用豆浆机做粥

现在的家用豆浆机多带有煮粥功能，将五谷杂粮放进去，豆浆机就可先将谷物打碎，然后加热，在短时间内煮出“糊糊”状的粥。做成的“糊糊”中的淀粉会直接在消化酶的作用下分解成葡萄糖，消化吸收的速度会大大加快，而最终的结果会造成血糖快速升高。

◈ 天花粉大米粥治糖尿病口渴

天花粉15克(鲜品加倍)，大米50克，白糖适量。将天花粉择净，放入罐中，加水适量浸泡5—10分钟后，水煎取汁，用此汁液与大米共煮粥，待粥将熟时，加入白糖调味即可服用，每日1剂，连用3—5天。

◈ 注射胰岛素后不宜立即泡澡

泡澡能够加速血液循环，使胰岛素吸收加快，容易导致糖友出现低血糖，建议糖友最好打完胰岛素半小时后再去泡澡，而且水温不要超过40℃，持续时间不宜超过20分钟。同理，不建议打完胰岛素立即运动，运动后，由于活动量明显增加，可以相应加餐或减少胰岛素用量。

◈ 糖友测血糖前要停服维C

研究显示，糖尿病患者测血糖前服用维生素C，会影响化验结果。由于糖尿病人多伴有其他心脑血管疾病，为不影响糖友的正常治疗，在化验血糖、尿糖前2—3天，应停用常规治疗剂量的维生素C。富含维C的蔬菜和水果也不要吃。

◈ 秋葵水降糖太夸张

河北读者常先生咨询：我父亲患糖尿病多年，前些天，我听人说秋葵泡水能帮助降血糖。服用方法是，每晚将两条秋葵切碎，放入开水中(约一碗水)，在第二天早晨喝光，每天坚持，一般两个星期后就能看到血糖降低的效果。请专家点评。

河南省开封市中医院主任医师杨卫星：秋葵可作为糖尿病患者的食疗方，但不能代替药物。最近网上过分宣传了它的功效，说秋葵是糖尿病的“克星”，这是不正确的。秋葵是一种含糖量很低的蔬菜，又富含可溶性膳食纤维，可阻止碳水化合物的消化，延缓糖的吸收。从这方面解释的话，吃秋葵对降糖有好处。1型糖尿病是因为身体不能制造胰岛素，需终身注射胰岛素，不可以随便停用。2型糖尿病一般由自身胰岛素分泌不足和(或)胰岛素抵抗引起，可以口服药物和(或)使用胰岛素控制血糖。秋葵不是胰岛素，也没有证据说它能刺激胰腺分泌更多胰岛素，因此，光靠秋葵不能治疗糖尿病。

肠、胃、消化疾病防治

◈ 胡乱用药，肠道会变懒生病

乱用泻药，肠道过劳。长期用泻药，可能损伤肠壁神经，减弱肠道功能。

常吃“排毒”保健品，肠道生病。长期用保健品易引起积水、电解质紊乱、营养不良等。此外，肠道可能出现结肠黑变病，存在癌变风险。

补钙太多，肠道罢工。吃钙片等补钙的老人，肠道蠕动本身就较慢，钙进入人体后，可能与食物中的草酸等成分结合，形成难溶物质。

此外，法莫替丁、奥美拉唑等胃药，硝苯地平、辛伐他汀等心血管病用药如果长期服用，也可能引起便秘。

◈ 着凉腹痛喝热盐水

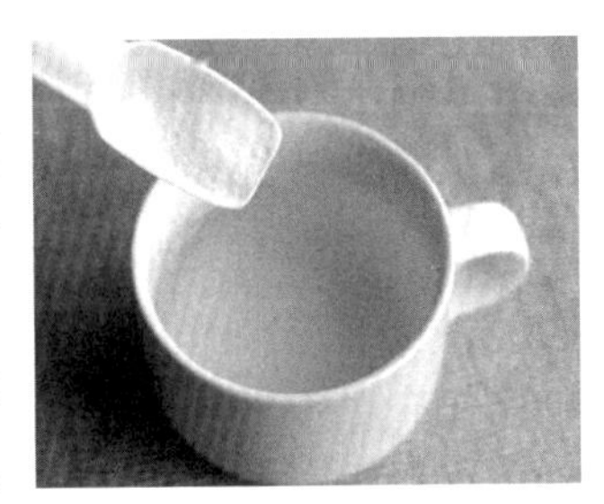

四川读者刘先生咨询：我小时候着凉肚子疼，奶奶就炒点食盐，冲一碗开水给我喝，过一会儿放两个屁，肚子就不疼了。请专家点评。

成都中医药大学中医药情报部副研究员蒲昭和点评：小儿受凉引起的腹痛腹泻比较常见，多与感染无关，而是因腹部受寒导致肠功能紊乱或肠道痉挛所致。

现代研究证明，盐水含钠、氯离子，有调节体液酸碱平衡、促进体内代谢作用，适量喝淡盐水，可以促使胃液分泌，帮助肠胃消化与吸收。加之食盐中含硫酸镁，有解痉、镇静作用，有助缓解痉挛性腹痛。需要提醒的是：1. 本方适用于小儿受凉、伤暑后出现的腹痛。细菌感染或其他不明原因所致的腹痛不宜服用；2. 淡盐水浓度以 0.7%—0.9% 为宜，加盐过多可能导致呕吐；3. 对于受寒引起的腹痛，将盐炒热装入布袋，热敷腹部，效果也不错。

◈ 老人排气难或许是肠梗阻

老年人出现食欲不佳，腹部胀气，有时出现腹部包块，一定要到医院排查肠梗阻。对于早期粪石引起的肠梗阻，患者可通过保守治疗及口服石蜡油治疗，往往能够缓解。

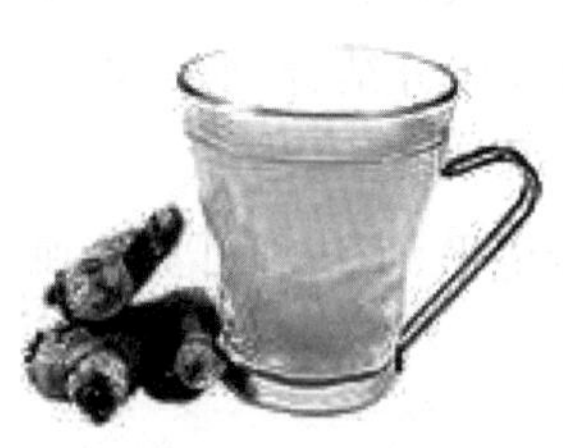

◈ 藿香生姜饮赶走肠胃炎

选藿香 15 克，生姜 10 克，以水 500 毫升，煎取 300 毫升，分早、晚 2 次，空腹服用。每日 1 剂。此法可治疗肠胃炎引起的腹痛、腹泻、反酸等症状。

◈ “振腹法”可缓解消化不良

平躺在床上，操作者将手掌轻放在患者腹部，掌心对准肚脐，中指对准腹部中线，即经络中的任脉，做腕关节微屈微伸的快拍皮球动作。在保持上肢充分放松的前提下，开始振动，频率约为 200—300 次/分，一共做 10 分钟。高血压患者、孕妇及行经期间量多者不宜进行。

◈ 偏方治疝气

麦麸 500 克，醋 1 000 毫升，葱根 3 段。掺和好后放在铁锅里炒，炒热后用干净布包好，让病人躺下，敷在患处，反复多次，直到患者额头上出汗为止。

吃花生有助肠道健康

研究发现,每天吃一把(约 50 克)去掉红衣的花生仁,或花生仁碾成的花生粉,可显著刺激人体内凯氏乳杆菌和鼠李糖乳杆菌等益生菌的生长。进而降低食物中毒的危险。

搓脚促消化

搓脚能调节胃肠的运化功能,帮助消化。晚上先用热水浸泡至双脚发红擦干,用两手掌沿脚心上下搓动两脚至发热。晨起时,可进行“干搓”,脚底发干可加几滴甘油搓脚。脚酸痛、麻木可手蘸少许白酒进行“酒搓”,活血止痛。

吃饭不香刮后背

吃饭不香,我们可以用刮痧板刮拭背部的脾俞穴(第 11 胸椎棘突下,旁开 1.5 寸)、胃俞穴(第 12 胸椎棘突下,旁开 1.5 寸)、三焦俞穴(第 1 腰椎棘突下,旁开 1.5 寸),以此健脾祛湿。刮痧时,先在后背需刮拭处涂上刮痧油,然后以穴位为中心从上向下刮二三十下,每周刮 1 次。

孩子不吃饭　喝石斛枸杞泡水

到药房买等量的麦门冬、枸杞、石斛。每天早晨的时候,每样儿各放上一两克,再放入三片带皮生姜,然后加入开水 50 毫升一起泡,待水温适宜时饮用。

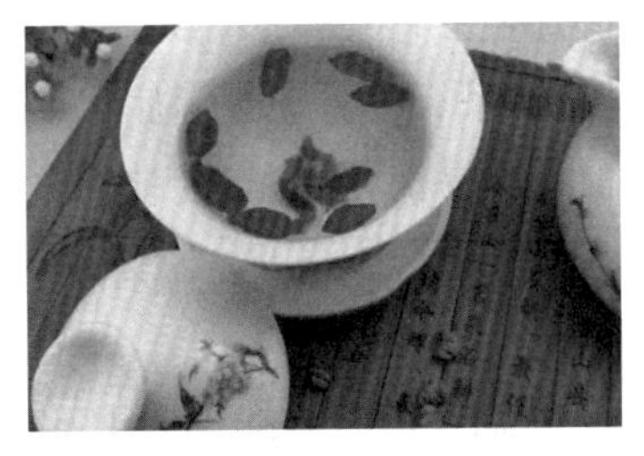

消食方

生萝卜适量,捣汁一杯,分次饮用,可治食豆制品积滞。

茶一包，加生姜两片，沸水泡服，可治伤食后受凉所致的腹泻。一般连服两次即愈。

炒麦芽 20 克，水煎服；或用炒萝卜籽 12 克，捣烂水煎服，可治面食伤食。

锅巴烧焦研末，用温水送服 5 克，每日服 3 次，可治食积腹痛。

以上方药孕妇慎服。

◈ 治疗小儿疳积　鸭梨山楂粥有效

黄女士一岁半的女儿最近老是吃东西胃口不佳，经常喝水，但还是口干，而且日渐消瘦。做医生的外公发现欣欣患上了疳积，加上肠胃不和，胃气老是上逆，从而导致消化不良。外公介绍了鸭梨山楂粥当早餐。吃了大约 1 周后，欣欣食欲大增。具体方法是：鸭梨、山楂各 25 克，大米 100 克，冰糖适量。将鸭梨和山楂切丁、去核，加水适量煮成果酱，待大米煮成稀粥后，加入果酱，再加入冰糖煮至熟烂即可食用。

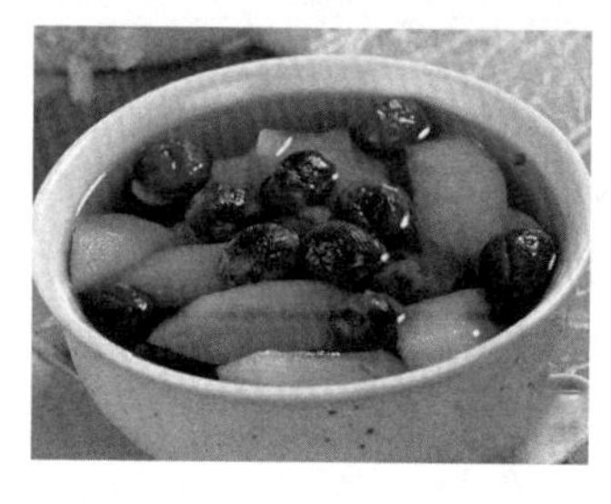

专家点评：疳积是一种由喂养不当、病后失调、慢性腹泻、肠道寄生虫感染等多种原因引起的病症，患儿多数会出现消瘦、羸弱、纳呆、口渴、烦躁等症状。因此，家长应该给患有疳积的孩子多食用容易消化、正气温补的食物，如山药、桂圆、山楂等，既能健脾开胃、促进消化，又能温补中气。

◈ 服扁豆薏仁末能治消化不良

白扁豆 100 克，炒薏苡仁 50 克。共研成细末，晒干后装瓶备用。每次使用时取细末 15 克，温开水冲服，每日早晚各1次，连用3天。具有益气健脾、利湿止泻的功效。

白酒烧鸡蛋治胃寒

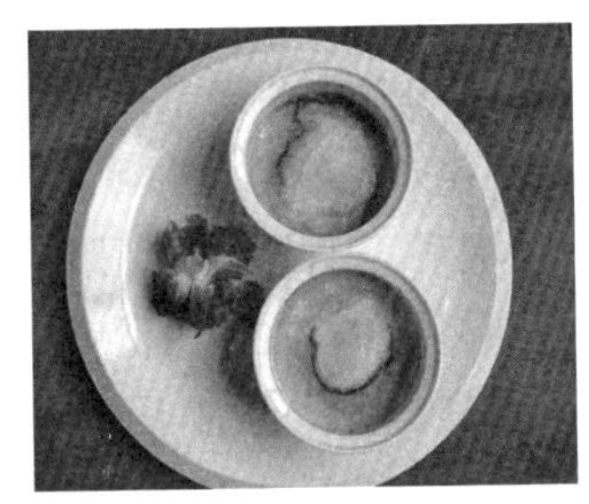

白酒50克，倒在茶盅里，打1个鸡蛋，把酒点燃，酒烧干了鸡蛋也熟了，早晨空腹吃。注意鸡蛋不加任何调料。

胃肠犯病很娇气

好多人都爱用“娇气”来形容自己的肠胃，太凉太热的不能吃。在消化道疾病专家看来也是这样：吃得太糙，伤胃；吃得太好，炎症性肠病、肠癌就跟着来了。

惯出来的奢侈病：炎症性肠炎

“炎症性肠病（IBD）发病的区域性特征太明显了！”广州中山大学附属第六医院医疗总监胡品津教授说，在中国，炎症性肠病高发区集中在珠江三角洲和长江三角洲，作为中国生活水平比较高的地区，这里的居民生活方式西化早，饮食也偏向高脂高糖，因此受炎症性肠病困扰终身的病人很多。

炎症性肠病又被称为绿色癌症，是消化道疾病中治疗最困难的一种良性疾病。虽为良性，但却迁延不愈，“炎症性肠病最大的特点是反反复复。”胡品津教授说，患病十年以上的患者肠道癌变风险也会随之增加，患病20年的患者，患上肠癌的风险比正常人要高三到五倍。

“在美国，20%—25%的炎症性肠病晚期患者再用什么药治疗都没有效果了，只能选择手术。”美国克里夫兰医院沈博教授说，“由于手术要把整个肠道切除，因此要在患者腹壁或者盆腔里造一个储袋，用于存储粪便。”

省出来的节俭病：胃癌

胃癌经常被人称为“穷癌”，“穷”在饮食上的体现就是营养不均衡。中山六院副院长彭俊生说，胃癌的发生和饮食结构有一定相关性，“比如说东北人生活习惯有点像韩国，喜欢吃腌制食品，比如腊肉、泡菜，这种饮食习惯跟胃癌有一定关系。再一个就是饮食粗糙，没那么精细。”在国内胃癌高发地的潮汕地区，也是同样的道理，“潮汕人喜欢吃咸菜、萝卜干，这也属于腌制食品，此外，潮汕人还喜欢喝热粥、热茶，温度过高的食物吃下去，胃粘膜就容易受到损伤。”

中国是胃癌大国，目前世界上每年因胃癌死亡的人数当中，中国占 42%。“中国胃癌早期治疗率只有 19%，相比日韩 60%—70%的胃癌早期治疗率，我们国家的胃癌治疗仍然相对落后。”中山六院大外科主任兼胃肠外科林锋主任建议大家，要在医生的指导下定期做胃镜检查，“因为胃癌是一种症状和疾病严重程度并不平行的疾病，好多早期胃癌是常规体检发现不了的。”

治直肠炎两验方

1. 将鲫鱼 6 条一次清炖，上、下午两次服用(吃肉喝汤)。炖鱼时不放盐，放适量葱花，一星期为一疗程，2—3 个疗程即可痊愈。

2. 炒槐花、地榆炭、五灵脂、黄芩各 20 克，乌贼骨、蒲公英、白及、黄芪各 30 克，三七 5 克。水煎，将药汁浓缩至 60 毫升，药汁温度为 37 度左右。保留灌肠 2 小时以上；每晚 1 次，10 日为 1 个疗程，一般 3 个疗程即可见效。

多咽唾沫对胃好

唾液能分解淀粉，有助消化。增加唾液分泌的方法很简单，可以在每顿饭后将 3 粒干枸杞细细咀嚼 5 分钟后咽下。咀嚼会促进唾液腺分泌，此时吞咽的唾液也随之增多。还可将舌头在口中顺、逆时针各搅动20圈，刺激唾液腺的分泌。此外，牙口不好不适咀嚼的老人，则可以将1枚枣核放入口中含5分钟，也可促进唾液分泌。

水土不服试试白术粥

有些人胃肠道非常敏感，容易水土不服，中医认为是“肠胃不够厚”造成的。可以试试白术粥。具体方法是：炒白术15克，生姜3克，大米250克(用文火炒至米色变黄，注意不要炒糊)，加水适量煲成粥食用。每日1次，坚持1个月即可见效。

云南白药敷脐止胃痛

取云南白药粉剂，用白酒调成稀糊状，填于肚脐处，外用胶布固定，再用热水袋热熨肚脐处，每日二至三次，每次十至十五分钟，连续三至五天，用于寒邪犯胃所致的胃痛效果明显。

服胃药后采取左侧卧位

服用胃黏膜保护剂治疗胃体后侧壁溃疡时，患者应采取左侧卧位，有利于药物覆盖溃疡面，以促进溃疡面的愈合；含服硝酸甘油时应采用半卧位，能使回心血量减少，利于心绞痛较快缓解；服用睡眠诱导期短的安眠药，应立即躺卧，以免发生意外。

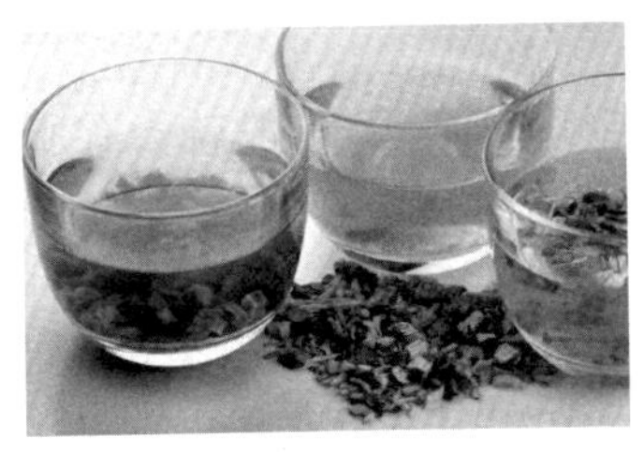

甘草蜂蜜小治慢性胃炎

具体方法是：甘草10克，蜂蜜50毫升。将甘草放入杯中，倒入开水适量，浸泡10分钟后，加入蜂蜜，搅匀，于饭前1小时喝，每天3次。

◈ 突然胃疼捏捏小腿可缓解

当你突然胃疼，可以试着捏捏小腿。揉捏时，可先找到小腿肚的腓肠肌内侧，然后用拇指对准该处按揉，也可将拇指和其他四指相对，先自上而下，再自下而上按捏。按揉的程度，根据自己感觉疼痛的程度而定，一般应按揉到出现酸痛感才有效果。每次按揉20下左右，一日2—3次。

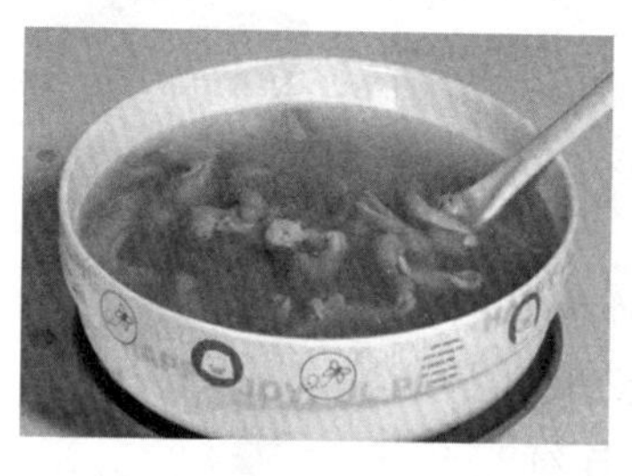

◈ “椒肚汤”治胃痛

浅表性胃炎是老人在冬季的多发病，中医偏方“椒肚汤”治疗本病效果甚佳。

取白胡椒1—3克，新鲜猪肚约100克(洗净，切粗丝)，生姜、大葱适量，一同放进锅内，加适量清水，用中小火煲汤。待猪肚熟透时，酌加各种作料，趁热饮汤、食猪肚，每周食2—3次。

◈ 核桃炒红糖可调胃治胃病

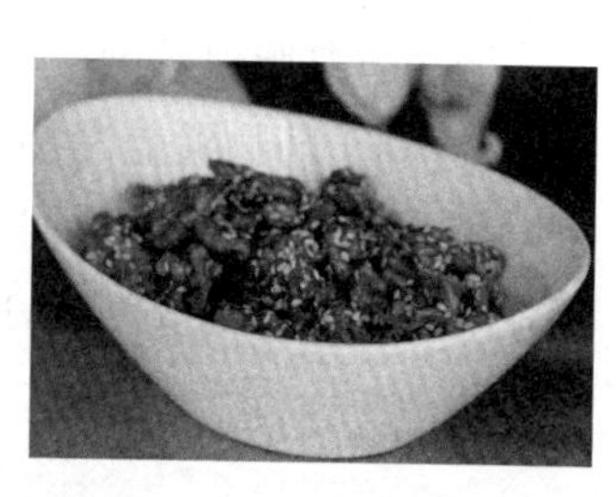

用核桃炒红糖，可治慢性胃炎。具体方法是：取7个核桃，去壳切碎，放到铁锅里，用小火炒到淡黄色时，放入约750克红糖，再炒几下，即可出锅，分成12份。每天早晨空腹吃一份，过半小时后再吃饭、喝水。连续吃12天，一般就会有所好转。

流口水，喝栗子粥

安徽读者朱女士荐方：

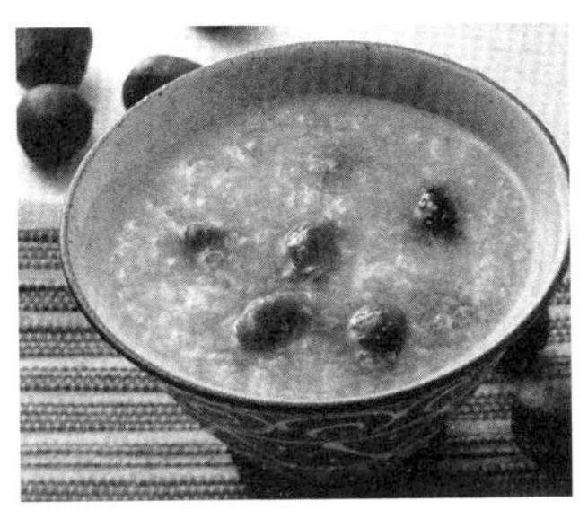

我的孙子今年2岁，老爱流口水，下巴还红红的。有亲戚告诉我一个方子：栗子、大枣各10枚，茯苓15克，大米50克。将茯苓研细，大枣去核，先将大米煮沸后，下大枣、茯苓、栗子等，煮至粥熟服食，每日1剂。服一个星期后见效。

成都中医药大学副研究员蒲昭和点评：

中医临床认为，小儿流涎可因脾胃积热或脾脏虚寒引起，但流涎日不久，以脾虚居多。脾胃虚寒证主要表现有，涎液清稀，多如漏水，下巴湿烂作痒，面白唇淡，四肢不温，啼声低弱，大便稀溏等，舌淡苔白，脉沉迟，指纹色淡红等。栗子茯苓枣粥是一个较佳的补脾食疗方，此方更适用于脾胃虚寒所致的流涎症。

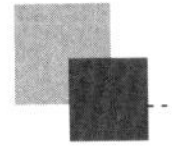

甲状腺、甲亢内分泌疾病防治

甲状腺肿大用齿蒲液敷洗

马齿苋、蒲公英各20克，加水1000毫升煎煮，取汁300毫升，不烫时用无菌纱布蘸湿，敷洗脖颈甲状腺处，每次15分钟，每日2次(1剂药可用2次)，连续1个月。研究发现，马齿苋和蒲公英都含有一种叫SL3脂肪酸的物质，可有效防治甲状腺肥大。

黄药子酒治甲状腺肿大

临床上以黄药子250克，水煎两次，滤液混合，再加白酒400

毫升（不加亦有效），饭后口服，每次 5 毫升，每日两次即可。此法对治疗甲状腺肿、甲状腺腺瘤，都有比较确切的效果。

吃芋头可消淋巴结

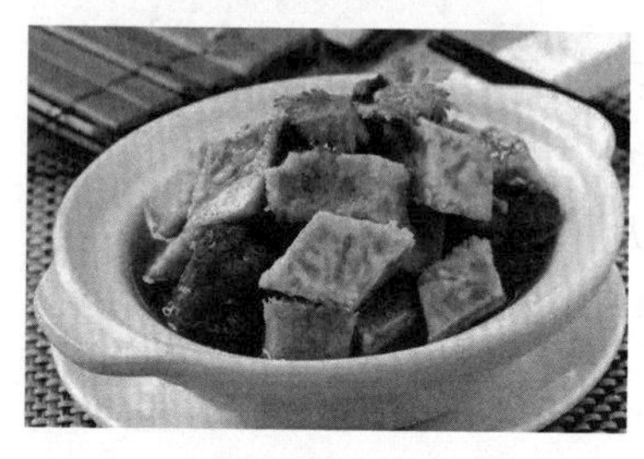

吃芋头可消除肿大的淋巴结，每天取几个，煮熟后剥皮食用，连吃一个月淋巴结会渐渐缩小。

芋头对人体的痈肿毒痈包括癌毒有抑制消解作用，可作为防治癌瘤的常用药膳主食。因芋头富含糖分，糖尿病患者忌食。

改善“甲减”验方

取制附子 3 克，党参、熟地各 8 克，黄芪、茯苓各 10 克，白术 6 克，甘草 3 克，淫羊藿、丹参各 5 克（阳虚甚加肉桂、鹿角胶；阳虚水泛加泽泻、薏苡仁；气虚甚加太子参、五味子；瘀血甚加桃仁、红花）。每日 1 剂，水煎服，7 天为 1 疗程。主治甲状腺功能减退症。

肾　肝胆　肺病防治

防肾病，高度重视“六大信号”

据上海中医药大学附属龙华医院肾病科主任中医师邓跃毅教授介绍，肾病的早期预防非常重要，而预防重点在于阻止肾病恶化成肾衰，甚至尿毒症。专家提醒，要预防肾病，应该高度重视以下常见信号：

没劲儿、胃口差　肾功能不好时，很多废物难以从尿里排泄出去，会出现精神不振、疲劳、乏力等没劲儿的感觉。有些患者会以

为是过于劳累，或是其他原因，而忽视肾脏问题。另外，肾病患者常常会出现多种消化道症状，尤其是因为胃肠道水肿，常有不思饮食、腹胀等消化功能紊乱的症状。

恶心、呕吐　当糖尿病患者发生肾功能衰竭时，血中尿素氮增高，肠道中细菌的尿素酶会将尿素分解为氨，氨能刺激胃肠道黏膜，引起恶心、呕吐。加之此时的肾脏对尿的浓缩功能减退，就会增加患者的夜尿量，而人体水分在夜间会大量丢失、血液浓缩，晨起血尿素氮水平相对升高。所以，晨起时容易恶心、呕吐加重。

小便有泡沫、排尿位置不正常　尿里有泡沫的原因有很多，肾病也会引发这一现象。如果蛋白质从肾脏漏到了尿里，尿就会起许多泡沫。另外，尿量也很有讲究。健康的人每天排尿次数大约为 4—6 次，尿量约 800—2 000 毫升，如果排尿次数和尿量过多或过少，就要注意了。

尿蛋白、尿潜血和尿路感染　尿里有蛋白或者潜血，是肾脏有病的重要指征，尿常规就可以查出。但有时非肾病专业的医生会忽视这一点，患者就诊最好找肾病专业医师。此外，经常尿路感染的人，时间长了，也有可能造成肾功能不全。

贫血　患者经常会去血液科就诊。其实，肾脏除了有排泄废物等功能外，还有分泌造血激素的功能，出现贫血也是肾功能损害的一大信号。

高血压、痛风和高尿酸血症　高血压可以引起高血压肾病，也叫高血压肾损害，所以有高血压病的人要多加注意。当然，肾脏病也会导致高血压。另外，痛风、高尿酸血症都是血液中尿酸过多造成的，血液尿酸高的人，尿酸会沉积在肾脏里，也会使肾功能受损。邓跃毅教授同时建议，体检时如果出现以上症状，应及时确诊，以期早发现肾脏疾病，接受早期治疗。

偏方治好表弟的肾炎

读者荐方：20多年前，我表弟得了肾炎，当时邻居弄来了一个治疗肾炎的偏方给表弟试用。没想到表弟只服了7剂，相关的检验指标就从“＋＋＋”减为“＋＋”，症状也减轻了很多。具体为：“每次取鲜芦根、灯芯草、油茶根各30克，栀子10克，猪瘦肉50克，水煎服，每日1剂，喝完7剂后复查一次，待‘＋’消失后再服5剂，以巩固疗效。”后来，表弟又继续喝了7剂，相关检验指标再次减少了一个“＋”。

广西医科大学附属医院主任医师周一海点评：肾炎与中医学中的“淋症”相关，而淋证多由肾虚、膀胱湿热等所致，并以小便频急、尿道涩痛等为主要临床表现。其中，芦根能清热利尿，可用于治疗热淋涩痛、小便短赤等症；灯芯草能清心火、利小便，常用于治疗小便不利等症；油茶根能清热解毒、理气止痛；栀子能清热泻火、凉血，常用于治疗湿热下注所致的疼痛和尿血等症。对于“热淋”患者来说，此偏方具有一定的疗效。值得注意的是，慢性肾炎患者多久病体虚，此方药性寒凉，所以并不适合所有的肾炎患者长期服用，如脾胃虚弱者要服用此方，应加白术、茯苓各15克；而水肿症状严重的患者，应加车前草15克，一同煎服。

肾炎喝黄芪茯苓汤

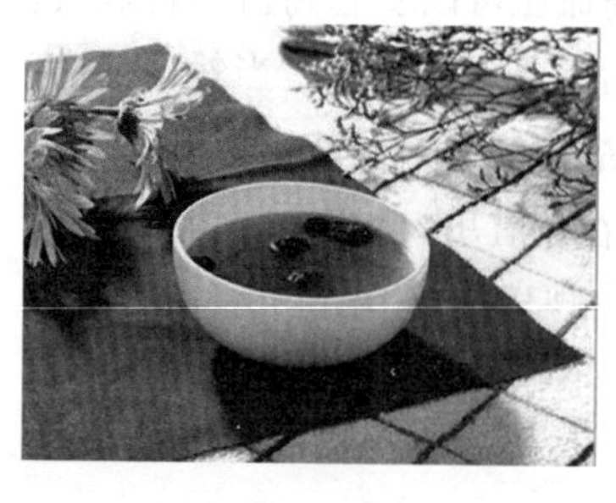

宁夏读者张先生问：我常腰疼，早上起床眼皮肿，晚上睡觉脱袜子发现脚踝也肿。去医院查了是慢性肾炎，邻居推荐给我一个偏方：生黄芪15克，党参15克，炒白术10克，陈皮6克，泽泻10克，猪苓10克，茯苓10克，干姜3

克，厚朴6克，用水1000毫升，煎取300毫升，分早晚2次，空腹服用。每日1剂。请专家点评。

黑龙江省名中医于景献教授点评： 黄芪、茯苓汤可以尝试，该方剂具有健脾益气、温阳利水的作用，对于治疗面浮足肿、胃寒、食欲差、易疲劳等症状，有一定作用。饮食调养在肾脏病的防治中非常重要，甚至直接关系肾脏病的疗效和预后。建议首先掌握好蛋白质摄入量，一般成人每日每公斤体重0.8克左右，避免食用动物内脏、无鳞鱼；其次宜选用富含维生素的食物，如蔬菜、瓜果类等。

◈ 巧用白术消水肿

河南读者董女士咨询： 不知是什么原因，有时睡一宿醒来就发现手脚肿了。有人介绍了一个方子，具体方法是用白术三两，每服半两用口嚼碎，加大枣三枚，煎服，一天服三四次就能消水肿。这个方子靠谱吗？

北京中医药大学东方医院副主任医师曹建春点评： 水肿，以下肢、会阴部为重，伴有口苦口干，不欲饮食，腹部胀满，大便干结的患者，可以用生白术30克，煎汤内服，以利水通便，每天一次，连用7天，根据疗效决定是否继续应用。以眼睑、颜面部为重的，可以用麸炒白术10克，研粉内服，有健肿的作用，7天为一疗程。以腹部为重，伴有腹部振水音，大便溏泄的，宜用灶心土炒白术20克，研粉吞服，可以起到温胃化湿，健脾止泻的作用，10天为一疗程。水肿弥漫性发作，伴有畏寒肢冷，面色苍白，气短乏力的，选用焦白术15克左右，文火久煎，温服，有助于温中祛湿，消肿益气，14天为一疗程。以单下肢为重，往往是下肢静脉、淋巴管疾病等所致，可用生白术、炒白术各10克，煎汤内服，14天为一疗程。

常咽津 养肾气

“肾为先天之本”，也是全身的气根，更有“气归于肾”之说。

专家支招：常吃板栗排骨汤，具有补肾益气的作用，特别适合气短自汗、面色发白、小便频多、倦怠无力等肾气虚者食用。

治肾炎血尿的食疗方

薏米竹叶荠菜粥，加入薏苡仁 30g，竹叶 15g，鲜荠菜 50g，粳米 50g，加水小火熬煮即可。此方主要适用于肾炎血尿或蛋白尿，伴小便频急不适患者。

黄芪鲤鱼汤则比较适用于肾病综合征的患者。烹制本方时，不能放盐。主要食材有：鲤鱼 250 克(一尾)，生黄芪 30g，莲子肉 30g，赤小豆 30g，冬瓜皮 30g，砂仁 10g。

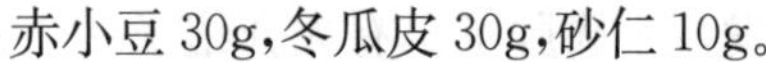

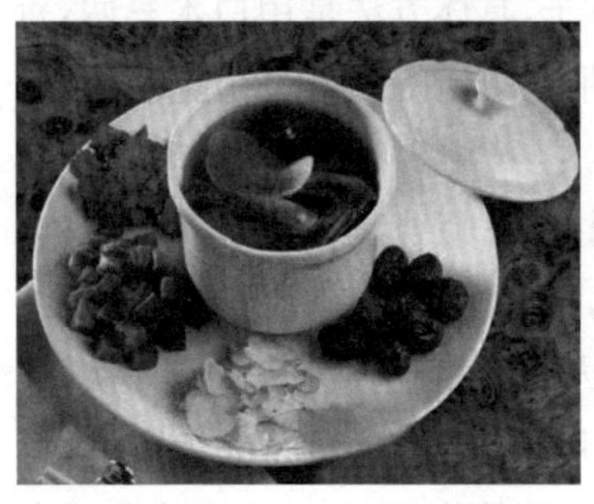

手脚冰冷，喝当归四逆汤

具体方法：取当归 12 克，桂枝、芍药各 9 克，细辛 1 克，通草、炙甘草各 6 克，大枣 8 枚，3 碗水煎成 1 碗水即可。

小便三症状预示肾脏病

小便的异常改变就是肾病的早期预兆。

1. 小便泡沫多，长久不消失，说明尿液中排泄的蛋白质较多。

2. 尿变色，呈浓茶色、洗肉水样、酱油色或浑浊如淘米水，说明里面可能有红细胞或者白细胞。

3. 尿量过多或过少。此外，早晨起床后眼皮或脸部水肿，严重水肿可出现在双脚踝内侧、双下肢等；无明确原因的腰背酸痛；胃口和睡眠不好等，也预示肾脏功能的衰退，需要及时就医。

抚腹吹气可强肾

口形：撮口，两嘴角向后咧，舌尖微向上翘。动作，微屈膝下蹲，两手松开，内旋外翻手心向外缓缓展开。起身，两手外旋内翻缓缓收回，轻抚腹部。两掌绕腰腹一周。微屈膝下蹲，两手向下沿腰骶、双腿外侧下滑后顺势前摆。两手从腰部开始下滑即配合口吐“吹”字诀（先呼后吸，呼气时读“吹”字）。如此反复练习 6 次。最后一次做完，两手前摆收回至腹前，微屈膝下蹲，两掌缓缓展开。起身，两掌外旋内翻缓缓收回，两手虎口交叉相握轻覆肚脐，静养 2—3 个呼吸。

夏季如何强“肾”健体

每天自我按摩腰部。具体方法是两手掌对搓至手心热后，分别放至腰部两侧，上下按摩腰部约 200 下，至有热感为止。

肾虚者少吃寒性食物（苦瓜、番茄、豆豉），即便食用也要加热煮熟后食用，同时少吃甜食和凉拌菜。山药枸杞芡实粥、白术枸杞山药粥、莲子芡实粥等都是适合夏季补肾的食物。

黑木耳虾皮防肾结石

肾结石患者中 90％为草酸钙结石，常吃黑木耳虾皮有助于防治。将 40 克虾皮泡水去盐分后，与 20 克干黑木耳做成汤，每天分 2 次食用，长期坚持效果好。

连翘的妙用

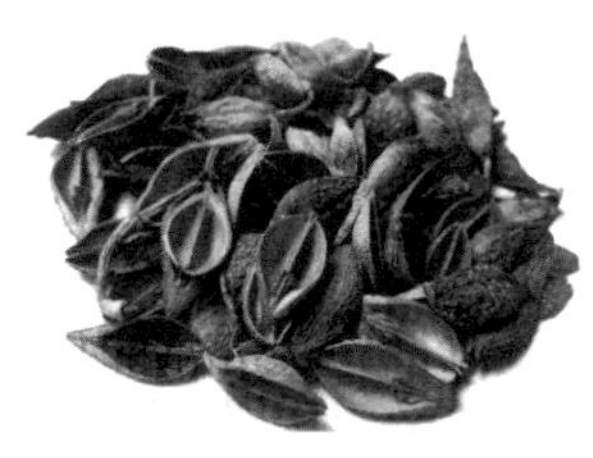

治急性肾炎：取连翘 18 克，加水适量用文火煎至 150 毫升，分 3 次饭前服用，视病情需要连用 5—10 天，忌辛辣食物及盐。

治紫癜：取连翘18克，加水适量用文火煎至150毫升，分3次饭前服用，一般连用2—10天即可见效，忌辛辣食物。

注：脾胃虚弱者、气虚发热者、痈疽已溃者、脓稀色淡者忌用。

肝脏受损五大典型征兆

征兆：1. 容易喝醉；2. 粉刺增多；3. 伤口容易化脓感染；4. 鼻头发红；5. 脸色发黑。当出现上述5个征兆时，一定要警惕是否肝受损了，并要及时护肝。

用中药给肝减减肥

1. 肝郁脾虚型　取白芍、生山楂、香附、决明子各15克，当归12克，柴胡、白术、云苓各10克，枳壳8克，甘草6克，水煎温服。每天2次，连用5—7天。2. 痰瘀阻络型　取泽兰、白术、片姜黄各12克，当归、赤芍、炮山甲各10克，胆星、枳壳、乌药各6克，甘草3克，水煎温服，每天1次，连用5天。3. 气血瘀滞型　取香附12克，柴胡、蒲黄、当归、赤芍、川芎、枳壳、元胡、桃仁各10克，炮山甲、甘草各6克，水煎温服，每天1次，连用3—5天。

自制护肝茶

水飞蓟、姜黄和蒲公英都被认为有助于清洁和保护肝脏。可以尝试每天服用45毫克的姜黄、400毫克的蒲公英提取物或400毫克的水飞蓟。也可以把新鲜的蒲公英根泡在开水中代茶饮，但要确保其没有受到化学杀虫剂的污染。

鳖甲红枣汤治肝硬化

具体方法是：鳖甲20克，红枣10枚，米醋2匙，冰糖适量。将鳖甲炒黄，倒入米醋，迅速翻炒，然后将鳖甲碾碎，放入砂锅内，加入红枣和1 500毫升水，烧开后用文火炖1小时左右，加入冰糖，

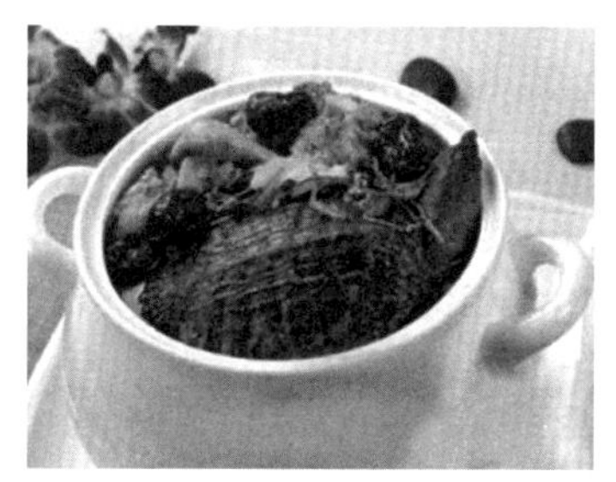

待红枣熟烂后，弃鳖甲，吃枣喝汤。此方对肝硬化有效。对肝硬化比较严重并已出现腹水者，可在上汤中加入赤小豆、薏苡仁等。如果服用此汤时出现腹胀、腹痛等症状，应立即停服。对无腹胀、腹痛者，一般以 1 个月为 1 个疗程，用完 1 个疗程后休息 10 天继续服用。

◈ 治肝炎验方

取茵陈 15 克，夏枯草 10 克，大枣 5 枚，先煎前两味药，剥开大枣待药液煮沸时放入，取汁 200—300 毫升口服，每天 1 次，5 天为 1 疗程。夏枯草可散郁结、清肝火，与茵陈配伍除了能增强其效果外，还能促进肝细胞再生，并纠正异常蛋白代谢及抗纤维化，有良好的保肝作用。

◈ 治肝硬化验方

取党参、黄芪各 25 克，薏苡仁、山药、白扁豆、虎杖、白花蛇舌草各 30 克，丹参、当归尾、白术各 20 克，焦神曲、焦麦芽、焦山楂、生甘草各 10 克。

加减：若肝区疼痛者，加柴胡、延胡索、地龙各 10 克；若肝硬有结节者，加蜈蚣、鳖甲、穿山甲各 10 克；若腹胀者，加广木香、沉香各 6 克；若出血者，加仙鹤草、白茅根各 20 克。水煎 3 次后合并药液，分 2—3 次服用，每日 1 剂。1 月为 1 个疗程。一般服药2—5 个疗程可获显效。

◈ 热敷吴茱萸消腹水

广东读者王先生：我前年查出肝硬化，没多久就发展成肝腹

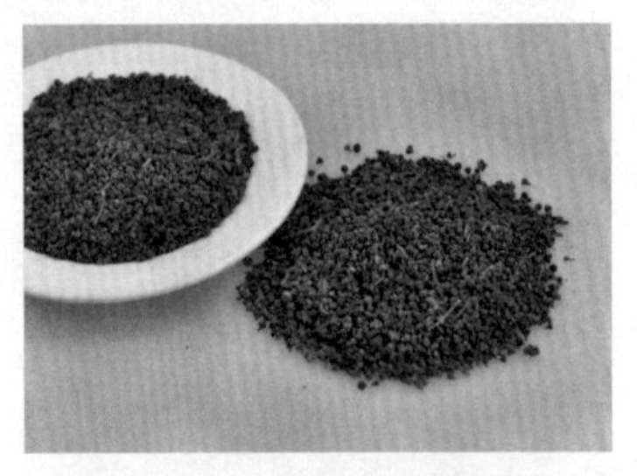

水，现在常有腹胀，大量腹水使腹部膨隆，腹壁绷紧发亮，行走不便。后来得到一个民间验方，具体如下：吴茱萸 30 克，食盐 15 克，炒 5 分钟，纱布包裹后外敷脐部，每日 2 次，每次 15 分钟，1 周为 1 疗程。轻者 1 疗程后即腹胀减轻，尿量增加，腹水减少或消失，重者可以多用几个疗程。请专家点评。

天津中医药大学第二附属医院心内科副主任医师江海涛点评：许多疾病如原发性肝痛、肝硬化、重型肝炎、结核性腹膜炎等会出现腹水，用此方法辅助治疗，疗效较为满意。吴茱萸既能温阳散寒，又善于下行，因此能够排水下出。但腹水的原因很多，病机也有寒热虚实的不同，不可能凭借一个方子来通治。本方只能是适合病性属寒的情况。如果病人恶寒怕冷，手足不温，口淡不渴，食欲不佳，舌质淡红，脉象沉迟等，这时由于机体的阳气不能振奋，使得水气不化而在体内堆积，不适用此方。

◈ 黑木耳辅助治胆结石

黑木耳有促进消化系统中各种腺体分泌的特性，可润滑肝内、外胆管，促进胆石排出。初发结石病患者，每天坚持吃 1—2 次黑木耳，疼痛、恶心、呕吐等症状可在短期内缓解，对慢性坚固的结石，若长期坚持食用黑木耳，也可使结石变小。

◈ 脂肪肝春季这样养

春天，是护肝好时节。对于脂肪肝患者，可饮用一些常用中医保健方，如山楂 20 克、陈皮 15 克、乌梅 12 克、决明子 15 克、菊花 12 克、甘草 10 克，以水代茶饮。在大脚趾和二脚趾缝上有个穴位为“行间穴”，可泻肝火、保健肝脏，睡前按一按。

山楂黄瓜护胆囊

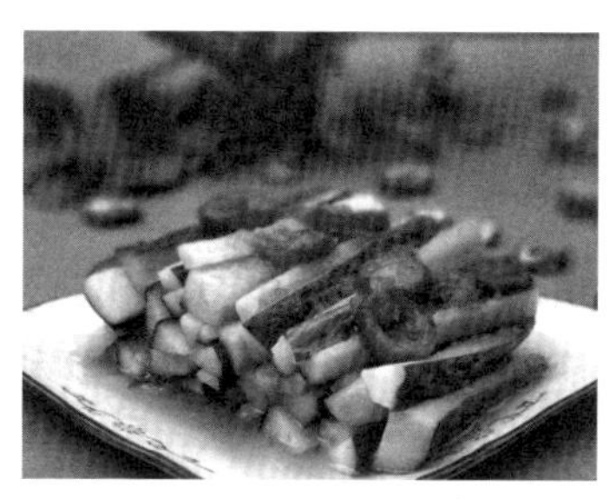

吃山楂黄瓜可预防胆囊炎。1 根中等大小的黄瓜榨汁，与 200 毫升山楂水（山楂 6 克，加水煎煮 15 分钟，放凉）混匀饮用，每 3 日 1 次。

慢阻肺试试“二仁方”

江西崔先生： 我儿子常年在室外活动，最近常常胸闷气短，咳嗽还伴随咳喘，吃药打针也不见好，医生说这属于慢性阻塞性肺病。家里寻来一个验方：杏仁 30 克，薏苡仁 60 克，鲜鸡蛋 3 只，鱼腥草 50 克，红枣和蜂蜜各适量。薏苡仁、杏仁洗净打烂，红枣去核，放入砂锅，加水 1 升，猛火煮沸后，改小火煮 1 小时，鱼腥草放入另一锅煮 30 分钟，取汁冲入鸡蛋和蜂蜜，与薏苡仁、杏仁、红枣汤混合，搅匀即可。每天喝 1—3 次，每次 150—200 毫升。

中国中医科学院医学实验中心博士代金刚点评： 慢性阻塞性肺病是西医学的病名，此病属中医学的咳嗽、喘证、肺胀范畴。本验方中杏仁，苦，微温，有止咳平喘之功。薏苡仁，甘，淡，凉，归脾胃肺经，能清肺热，祛肠胃的湿气。鱼腥草，辛，微寒，寒能泄降，辛以散结，主人肺经，以清肺见长。鸡蛋，甘，平，无毒。大枣，甘，温，药性平和，入脾胃补中益气。

蜂蜜，甘，平，能益气补中，止痛解毒，除众药，和百药。慢阻肺属难治病，应到医院就诊。上述方子可作为辅助方法。患者应避免在人群聚集、空气流通不佳处逗留，减少呼吸道感染机会。

胆囊炎患者不宜长期吃素

慢性胆囊炎的急性发作，常与摄入脂肪餐有关，但如果胆囊炎患者长期只吃素菜，则易加速胆结石的形成。使胆囊炎患者病情加重。

因此，胆囊炎患者在急性发作期应避免进食油腻食物，而在病情稳定时，可以少量多次进食一些荤菜，不仅可以保证营养的供应，而且有利于胆汁的分泌和排泄，防止胆结石形成。

◈ 这些饮食习惯易长胆结石

1. 长期高能量饮食；2. 饱和脂肪酸摄入过多；3. 高胆固醇饮食；4. 摄入糖类食物过多；5. 长期素食；6. 减肥过快；7. 饮食习惯不合理；8. 喜食过酸的食物；9. 食后即躺；10. 长期烟酒及食用辛辣刺激调味品。

◈ 隔空吹蜡烛能健肺

在呼吸时，嘴形做吹口哨状，胸前倾，腹内收，将气体从口中徐徐呼出，呼气力度以能将 15—20 厘米远的蜡烛火焰吹倾斜，但不会熄灭为准。吸气时，闭上嘴巴，用鼻吸气，并尽量挺腹。建议呼气与吸气的时间比为 2∶1 或是 3∶1。每日锻炼 2 次，每次 6—15 分钟为宜。

◈ 银耳冰糖羹治肺结核

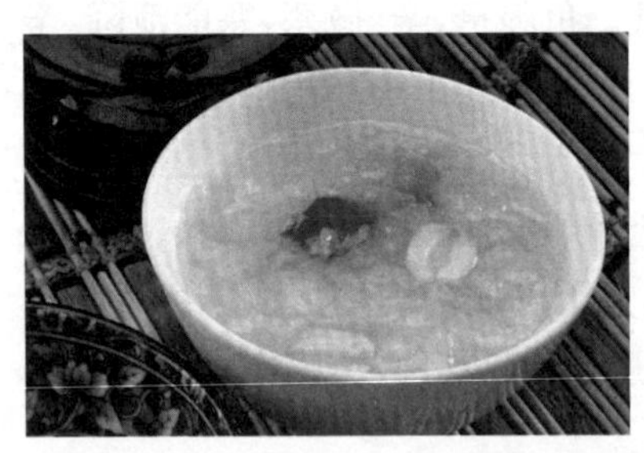

取银耳 10 克，冰糖 20 克。先将银耳洗净，用冷开水浸泡至胀大变软。将银耳、冰糖放入砂锅中，加水适量，用文火炖煮 90 分钟，至银耳松烂、汤汁稠时即成。当夜间点心食用，每晚 1 次。

冬季护肺喝“四宝茶”

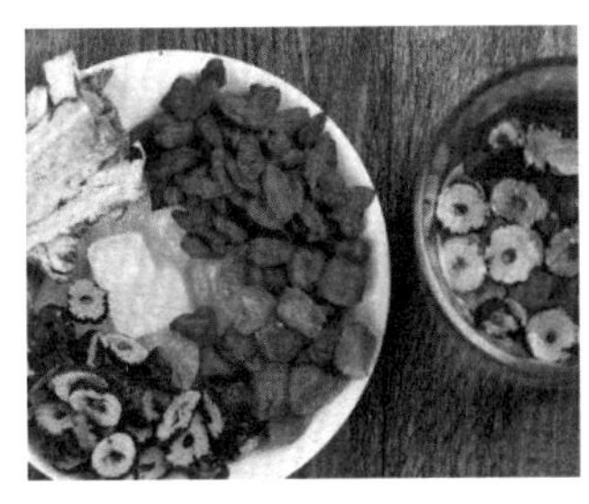

麦冬10克、桔梗6克、金银花10克、木蝴蝶3克泡水，能清肺润喉，生津利咽。这类茶性质较为平和，没有明显副作用，在人群上没有绝对的禁忌。但如果发现明显过敏症状，应及时停用。

腰病、关节炎、骨质疏松、骨刺、痛风及风湿病、肩周炎、静脉曲张防治

痛风患者有“8怕”

怕血脂偏高：血脂高会影响尿酸的代谢。

怕过量饮酒：酒中含有的乙醇能使血液中的乳酸浓度升高，而乳酸会抑制尿酸的排泄。

怕高嘌呤食物：嘌呤在体内分解后会形成尿酸，体内尿酸过多，会导致痛风发作。

怕寒冷刺激：寒冷刺激会引起血管收缩，导致尿酸排泄障碍，引发痛风。

怕饮水不足：痛风患者应适当增加饮水量，以稀释尿酸，加速尿酸排泄。此外，还怕剧烈运动、怕酸性食物。

怕不合理用药：长期服用阿司匹林、双氢克尿噻等药物可使体内尿酸增加。

怕鞋子过紧：痛风结石多发生在双足跖趾关节，如果穿的鞋子过紧会加重病情。

怕不定期体检：痛风患者要定期做体检，监测体内尿酸水平，

以利于治疗。

◈ 关于痛风的几点常识

最近一篇名为《我在美国治痛风》的文章在手机上疯传，原文大意是这样的："作者因痛风在国内就诊，被告之该病不能治愈、终身需忌海鲜，于是度过了几年远离美食，而症状仍频繁发作的痛苦生活。直到五年前邂逅一位美国医生，一番教导后，接受别嘌呤醇阶梯治疗，啤酒海鲜都不再忌口，而痛风也再没发作过。"一位内分泌科的医生张征阅读后在观察者网上撰文，讲述其对痛风的一些看法。

关于痛风饮食

我们知道，痛风源于高尿酸，而尿酸是嘌呤的代谢终产物，由此很容易推导出这样的结论：痛风患者要禁忌高嘌呤饮食。

这句话部分正确，但是不够全面。对于痛风的发生，内源性代谢紊乱才是主要原因，外源性高嘌呤食物只是次要原因。因此，痛风患者要避免食用的，不仅包括超高嘌呤食物，如动物内脏、浓肉汤；还包括会引起内源性尿酸产生增加的食物，如高果糖和高热卡饮料，它们本身虽不含嘌呤，却会导致体内 ATP 加速分解，使尿酸水平迅速增加。而对于猪牛羊肉、沙丁鱼、贝类等高嘌呤食物，痛风患者原则上限制食用。在尿酸控制正常、非痛风发作阶段，尚可少量进食；但如果尿酸控制不佳，或痛风急性发作，则有必要从菜单中去除这些食物。总之，并不是要对所有富含嘌呤的食物一概"忌口"。

关于别嘌呤醇治疗

别嘌呤醇是一种经典、常用的痛风治疗药物，能够阻止体内尿酸的合成，从而降低尿酸浓度，预防痛风发作。

原文中的美国医生让作者"每天吃 400 毫克别嘌呤醇片"，然后再减量、维持用药，取得了很好的疗效。这让作者诧异并感叹于"中国大陆的医生都说一天只能吃 100 毫克"。在这个例子里，那位美国医生的做法过于大胆，是危险而欠妥的。别嘌呤醇有一个诱发严重超敏反应综合征(AHS)的药物副作用,常见表现是剥脱性皮炎,可能导致全身大疱性皮肤剥脱,一旦发生,死亡率很高。但是,有一个奇怪的现象,在美国人群中,这种副反应发生的概率很低,不到千分之一,而且大部分症状表现也不太严重。别嘌呤醇的 AHS 副作用发生与否,与一种叫做 HLA-B*5801 的基因密切相关。调查显示:白种人携带这种基因的阳性率仅为 2%,但在中国汉族、泰国等亚裔人群中,该基因的阳性率高达 6—8%。

有鉴于此,美国早已发布痛风治疗指南,建议在使用别嘌呤醇前,对三类高危人群进行 HLA-B*5801 基因筛查,包括:汉人、泰国人、慢性肾脏疾病三期以上的韩国人。

◈ 痛风,服百合车前汤

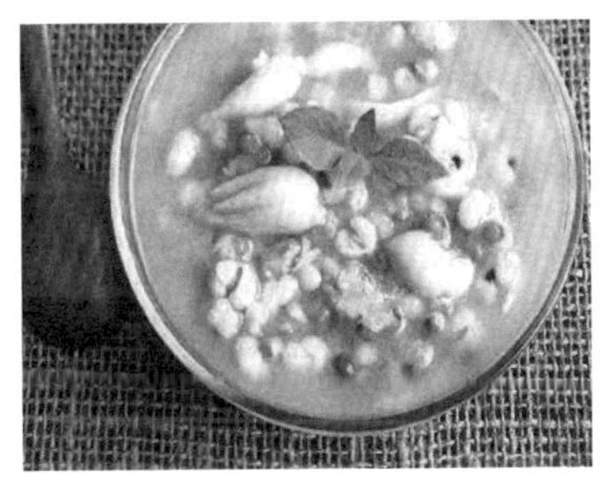

四川德阳读者张先生: 三年前我急性痛风发作,足掌关节及拇趾红肿疼痛,无法平踏,行走穿鞋都疼痛。后来,一位朋友向我介绍一偏方:百合 30 克,车前草 60 克,加水煎煮后取药汁 600 毫升,每日 1 剂,分 3 次服完。我连服 3 剂后,疼痛减轻,服 7 剂后,疼痛、红肿消失。后来我痛风发作 2 次,服用本方仍有效。请专家分析本方的治病机理。

成都中医药大学中医药情报部副研究员蒲昭和点评: 痛风是一种因嘌呤代谢障碍、尿酸累积而引起的疾病。一般发作部位是大拇指关节、踝关节、膝关节等。急性痛风发作部位常出现红、肿、热、剧烈疼痛。药理研究发现,百合中含有秋水仙碱成分,而秋水仙碱是治疗痛风的常用的有效药,它能减少由尿酸形成的尿酸盐沉积,起到迅速减轻炎症,有效止痛的效果。车前草性味甘寒，无毒，主要有利水通淋作用，车前草在利水的同时，还能增强对尿素、氯化钠及尿酸的排泄，进而纠正嘌呤代谢紊乱，对缓解关节红肿、疼痛有非常明显的效果。因此，百合与车前草同用，能增强消炎止痛并缓解痛风症状，本方可作为痛风病的辅助治疗方。

◈ 喝点丝瓜茶汤缓解痛风

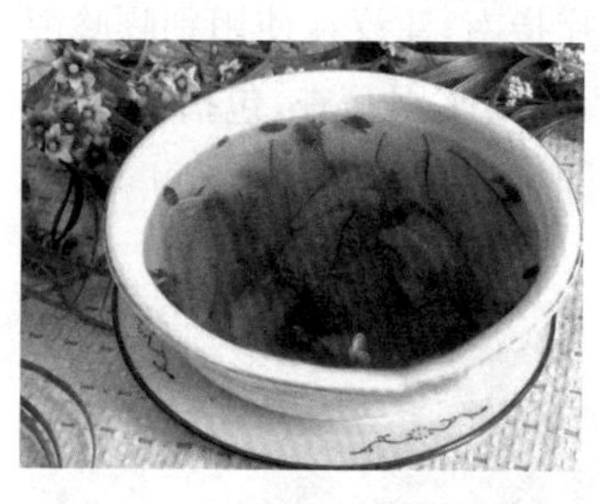

准备丝瓜150克、绿茶5克或茶包、葱1根、盐适量。丝瓜去皮，切成1厘米厚的薄片；葱洗净，切段备用；锅中放入适量水，先放入丝瓜、葱及盐，待丝瓜煮软后，放入绿茶浸泡入味即可。贫血患者及经期女性慎饮。

◈ 治闪腰岔气

白芥子6克，小茴香12克，土元18克。共研成细末，每次使用时取药末3克，分早晚2次用温黄酒或米酒冲服。

◈ 屈膝站立防腰疼

需要注意的是，人在站立位时，腰部的生理前凸加深，加重腰椎关节和椎间盘的压力，时间一长就会诱发腰痛。如果能在站立的过程中，使两侧膝关节轮流保持轻度屈曲位，可大大减少腰椎前凸的程度，避免腰痛发生。因此，老人在坐车出行或者排队等候时，不要站得太直，可将两侧膝关节轮流屈曲。

◈ 做弯腰操防腰椎间盘钙化

站立，足尖踮起，一侧手举过头顶，另一侧手叉腰，身体向叉腰的一侧弯曲，保持3秒钟；之后换另一侧操作，反复做5分钟，每日2次。通过锻炼，可增加腰椎间盘的弹性，防止腰椎间盘钙化。

◈ 腰下垫枕好处多

方法：仰卧位，将一个高约10厘米的软枕置于腰骶部或腰下疼痛的部位，必须同时匹配硬板床或较硬的床垫，至少垫枕一个月，才能见效。待到腰腿疼痛明显减轻或消失后，再撤去软枕，而硬板床则最好坚持睡。

◈ 丝瓜藤能否治腰间盘突出

甘肃李先生：我由于长期开车，现在腰椎间盘突出症十分严重，每次痛起来要人命。前几天老家一亲戚告诉我丝瓜藤可以治疗这种病，方法就是取1截连根的丝瓜藤，在火上焙干后，研成末。每天2次，每次3克，用黄酒送服。想请专家解析一下。

成都中医药大学中医药情报室副研究员蒲昭和点评：丝瓜藤为葫芦科植物丝瓜的茎或根。药理研究表明，丝瓜藤有止咳、抗菌等作用。

黄酒又称米酒，其味甘性热，具有活血化瘀，温通经络，散风除湿等作用。黄酒是常用引药，能起增强药效、引药直达病处的作用。故此方对气滞血瘀、风寒湿邪引起的慢性腰痛，当有一定疗效，这类患者可以试用。

不过，丝瓜藤治腰椎间盘突出未见相关报道，其治病机理不详，加之本病属疑难症，药物治疗效果有限。所以，腰椎间盘突出症患者对此方不要寄过高期望。

◈ “突围”腰突症的四大误区

目前，我国腰椎间盘突出症患者已达4 000万，发病率仅次于感冒，但公众关于腰突症防治的认识尚有很多误区。近日，复旦大学附属中山医院骨科主任董健接受记者采访，总结了有关腰突症最常见的四种误区。

误区一：腰痛等于腰突症

最常见的误区之一就是把腰痛和腰突症画上等号。其实，腰痛虽然是大多数腰突症患者最先出现的症状，却不是唯一症状。约有10%的患者会仅仅表现为腿痛，而没有腰痛，还有患者会感到不同程度的坐骨神经痛，甚至颈部不适、下腹不适等。那些只有腿疼而没有腰痛症状的患者，最容易被误诊，腿痛只医腿，往往会耽误了正确的治疗。

误区二：年轻人不会得腰突症

董健主任告诉记者，老年人和年轻人成了腰突症患者中最常见的两类人。老年患者大多是由于腰椎自然退化而引起病变，有些病人还会合并有其他腰椎疾病，而年轻患者则大多是“坐”出的腰突症。董健主任解释说，如果说人站立时腰椎间盘的受力是100%，那挺胸坐着时腰椎承受的重量就是140%，而保持过度前倾的姿势坐着，比如趴着写字时，腰椎受力就会达到200%。这就是为什么年轻人尤其是学生族会早早“坐”出腰突症的主要原因。董健主任的建议是，首先要有一把好的椅子。好椅子的标准是：扶手加腰托，尤其是一个合适的腰托，能帮助腰部维持正常的生理前曲状态，减轻受力。当然，椅子再好，也不能忘了每45分钟左右起来活动一下腰部。

误区三：只有手术才能根治

目前，过度治疗在腰突症领域是较为普遍的现象。其实，约85%的腰突症以及腰椎管狭窄症患者都可以经过正规的保守治疗，得到缓解和治愈。只有15%左右的病人经过保守治疗无效，或是症状极为严重才需要手术治疗。

在医学上，腰突症的手术治疗有以下适应症：经正规保守治疗 6 个月无效者；反复发作症状严重者；突发性腰椎间盘突出症导致根性痛剧烈无法缓解，并持续加剧者；腰椎间盘突出合并神经根功能丧失或马尾神经功能障碍者；同时合并有腰椎管狭窄症、腰椎滑脱症的疾病需要手术治疗的腰突症患者。

误区四：听信“祖传秘方”

有关保守治疗最常见的误区，就是盲目听信一些不正规的所谓的特效疗法或者祖传秘方，特别是有些老年患者容易轻信商业广告。事实上，那些所谓的“祖传秘方”，虽然可能在短期内改善部分症状或暂时起到止痛的作用，但多是治标不治本，并且对症状较重的患者很难奏效。董健主任特别提醒，对于市场上各种推拿按摩也要慎之又慎，腰突症患者推得不好可能会引发失禁甚至瘫痪。

鸡血藤蹄筋汤祛风湿

黑龙江哈尔滨读者魏女士问：我是一名 70 多岁的老人，患有风湿病多年，邻居给了我一个祛风湿的偏方，鸡血藤 50 克，水煎取汁，再加入大枣 10 枚和泡发洗净的牛蹄筋 80 克，大火煮沸后转小火，煎煮至蹄筋酥烂，加少许食盐调味食之，能活血通络，祛风除湿。

黑龙江省名中医于景献教授点评：此方对风湿有一定效果。鸡血藤主治风湿痹痛，手足麻木，肢体瘫痪，月经不调，经行不畅，痛经，经闭，白细胞减少症。治疗风湿所致的腰膝关节疼痛、风湿痹痛、肢体麻木，常与红花、桃仁、赤芍、地龙、黄芪、当归、丹参等配伍。牛蹄筋能补肝强筋，可以用于肝虚所导致的筋酸软无力，身体疲劳，或者筋损伤食疗。

姜汁浸衣可治风湿

《老老恒言》云：内衣洗完后，用生姜汁浸泡，晾干后穿着，可以治疗风湿、受寒咳嗽等多种疾病。这是中医传统外治法的一种，在民间广为应用。

青风藤祛风湿通经络

青风藤具有祛风湿、通经络、利小便的功效，可用于治疗风湿痹痛、关节肿胀、麻痹瘙痒等症。

常用验方如下：1. 治风湿痹痛：青风藤 90 克，防己 30 克，入酒 500 毫升，煮饮；2. 治风湿性关节炎：青风藤、红藤各 15 克，水煎，加酒适量冲服；3. 治骨节风气痛（外用）：取青风藤 60 克，煎水常洗痛处。

风湿发作　用五花药浴

五花药浴是蒙医用来祛风湿的好办法，用小白蒿 30 克，水柏枝、麻黄各 20 克，刺柏、杜鹃叶各 10 克，按比例配好后，取适量煎煮，将煮好的药汁放进干净的盆中温浴即可。药水的温度保持在 38 至 40 摄氏度，利用水的温度和药物刺激皮肤，可以改善血液循环，排出皮肤、肌肉、关节腔内的积毒。此法建议每天 2 次，每次 20 分钟到 1 小时。

药气熏蒸治类风湿

取伸筋草、五加皮、透骨草、海桐皮 4 味中药各 20 克，用纱布包裹，放入锅中加水煎煮。煎煮时，先用大火煮沸，再用中火煎煮 15 分钟离火，趁热用药气熏蒸患处。药液不烫时，用两块纱布浸药汁交替热敷患处；药液变凉时，可加热再用。每日熏洗 1—2 次，每次 20—30 分钟，一般来说，冬季每次所煎的药汁可连续使用 2—3 日。

适合早期类风湿性关节炎患者。有皮肤过敏、开放性创伤者禁用。

治风湿病　试试刺山柑泡酒

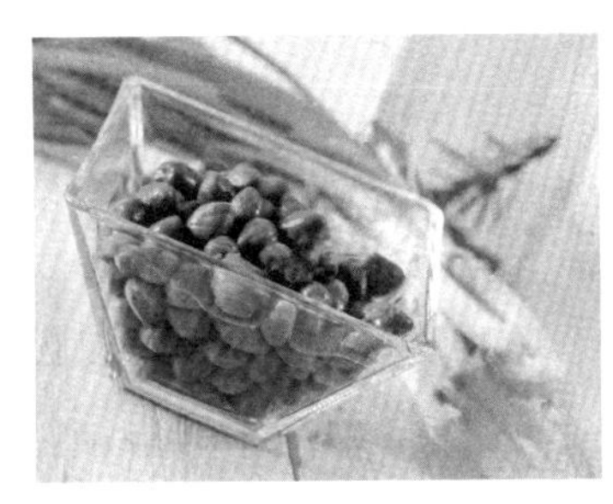

具体方法是：取刺山柑一至二个，刺山柑，又名“老鼠瓜”、“野西瓜”，用52度以上的白酒250毫升浸泡（夏天泡15至20天，冬天泡一个月左右），每天早上起床时和晚上睡觉前各涂一次。

网球肘不疼多练平举

患者取端坐位，将手臂平放在桌面，肘部下垫一软垫，缓缓抬腕、屈腕，平举一个500—1 000克的重物（哑铃、水杯等），保持手臂贴着桌面，重复8—12次，换另一只手进行同样练习；然后翻转，手掌朝下，重复以上运动。上述动作为一组，每天练习3—5组。需要注意的是，练习后如果疼痛加重，或者感觉肿胀，应该进行1—2次冰敷，同时减少练习次数。

耳穴压豆治疗肩周炎

取穴：肩、肩关节、肘、神门、皮质下、肾。耳廓用酒精消毒后，将王不留行籽置于0.5厘米×0.5厘米胶布中央，依次贴敷于以上耳穴上面，按压刺激，每周治疗1次，每次贴一侧耳穴，两耳交替，每日按压不少于3次，每次半分钟至1分钟，3周为一疗程。

自制炒盐防治肩周炎

食用细盐500克，放锅内炒热，再加葱须、生姜各10克，一起用棉布包好，趁热敷患处至盐凉，一日一次，连用一星期。另外，也可加入有祛湿作用的茯苓、薏苡仁等（20克左右），效果更明显。

小动作治肩周炎

向前滑动：患者仰卧，用双侧肘关节支撑，身体放松，使身体的重量落于双侧肘关节之间，可以使肱骨向前滑动。

向后滑动：患者俯卧，双肘支撑，身体放松，使身体的重量落于双侧肘关节之间，可以使肱骨向后滑动。

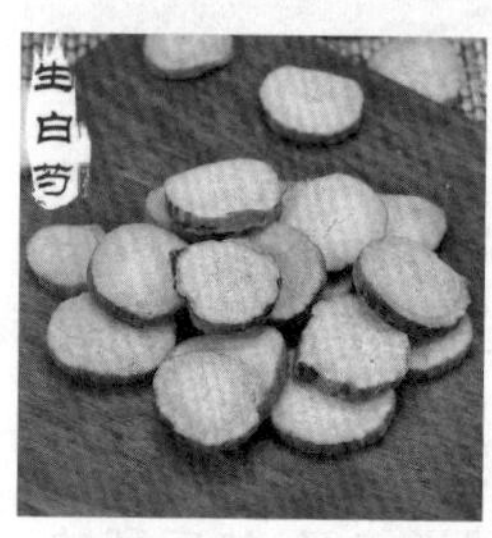

生白芍粉治膝盖退行性病变

生白芍 1 000 克，打成粉，再买一袋高钙奶粉。每天早饭前，晚上睡觉前各服一勺生白芍粉、一勺高钙奶粉，用开水冲服。对老年性膝关节退行性病变有奇效。

治疗足跟痛指压掌根穴

掌根穴位于手掌侧腕横纹中央的掌长肌腱与挠侧肌腱之间，即大陵穴下 1 厘米处。如左脚跟痛按压右掌根穴，反之亦然。按压时，让患者先深吸一口气，并轻加掐揉，使局部出现酸麻胀痛的感觉，反复操作数次(约 3—5 分钟)，每日早晚各 1 次。

外敷川芎山柰　治骨质增生

具体方法：取川芎 500 克，山柰 100 克，陈醋 1 瓶(约 500 毫升)。将川芎、山柰共打成粉末备用。每次使用时取药粉约 50 克，用醋适量调成面团状(用手抓捏时不干涩、不粘手、不滴水，像做包子的面筋即可)，然后用透气性好的纱布包裹该“面包”做成“药布包”，放在锅里蒸(最好有蒸笼，如无蒸笼，可将“药布包”置于小碗内，再在小碗上盖上一个大一点的碗罩住，如此一起架放于锅里，锅底盛少许水，盖好锅盖，用文火蒸，待水开后约 5—6 分钟，取出，稍晾凉，平摊于纱布上，趁热(以皮肤能耐受为度)敷于患处，绑扎固定，外面可再垫上一层塑料布，以防药水渗出污染衣裤，敷 2—3 个小时后，解开，让患处透气 2—3 个小时。再如上法将“药布包”蒸一次，此次只需 2 分钟即可，再趁热敷上，2 个小时后，解开，透气。依此类推，交替进行，一天 10 敷 10 解(待病情稳定后，晚上可视具体情况敷或不敷)，1 剂药团可连用 2—3 天。本药方所开的药量大约可用 1 个月。

专家点评：方中以川芎为主药，其味辛性温，具有活血行气、祛风止痛之功效。山柰(也叫沙姜)味辛性温，具有温中散寒、行气止痛之功效。陈醋味酸，具有软坚引经、收敛的功效。配合在一起，共奏祛风散寒、活血化淤、软坚消骨、通痹止痛的功效，故对骨质增生有良效。

芍药甘草汤加味　帮助老人去拐杖

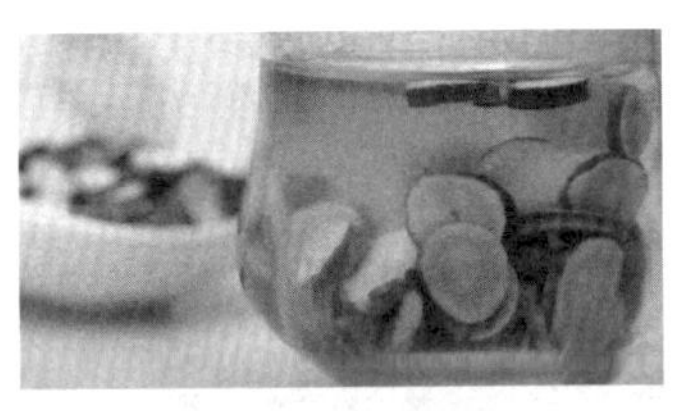

去年冬天，一位六十岁左右的老太太拄着拐杖来到外公诊所看病，老人家的年纪虽然不算大，但走路已经是一步化三步的模样了。原来，最近几年，老人不知为什么腿脚突然行走困难，而且病情越来越严重，最后只得依靠拐杖。老人还说，自己的脾气很大，看什么都不顺眼，经常摔东西、砸碗、不吃饭。外公听了老太太的叙述后，给她开了 6 剂芍药甘草汤加味。6 天后，老太太的儿子来到诊所，说老母亲服药后，不但腿部症状缓解了很多，而且心情也好多了。外公又为老人开了两个月的芍药甘草汤加味。两个月后，老人前来复诊，行走虽然还有点不利索，但已经可以丢掉拐杖了。

具体方法是：白芍、甘草各 20 克，伸筋草、木瓜、炮附子各 10 克，紫苏梗 6 克，水煎服或代茶饮，每天 1 剂。

专家点评：很多老年人到了冬季都会出现腿脚抽筋的现象，

而芍药甘草汤加味对酸痛紧绷、情绪紧张等引起的筋脉拘挛，能起到很好的缓解作用。

芍药甘草汤出自张仲景的《伤寒论》，主要由白芍、甘草各 20 克组成，用水煎服或代茶饮均可。《朱氏集验方》里面将芍药甘草汤称作“去杖汤”，原因是服用此方之后腿部疼痛便可减轻，能够丢掉拐杖。

在芍药甘草汤里面配伍伸筋草和木瓜，能增强舒筋活络、缓急止痛之功效；配伍炮附子，可治疗腿脚受凉；配伍紫苏梗能够在一定程度上缓解老人情绪。

◈ 治疗骨质疏松能延寿

一项研究显示，75 岁以下的女性和 50 岁以下的男性在开始治疗骨质疏松症后，他们的预期寿命至少延长 10—15 年；越早开始治疗，寿命越长。

◈ 关节痛，酒泡松针热敷

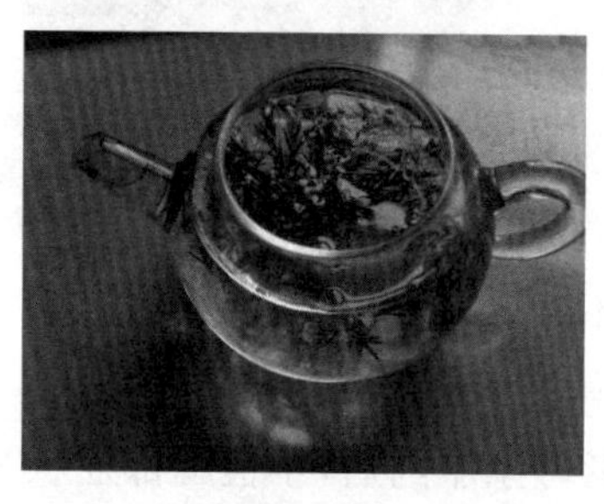

河南读者赵女士问：我爸今年 60 岁，手脚关节痛了十来年。一个朋友给了我一个治疗关节痛的偏方，嫩松针、松节末各 250 克，白酒 500 毫升，浸泡 7 天，药渣热敷，每日 3 次，每次 10 克。这个方子有效吗？

中国中医科学院医学院实验中心博士代金刚点评：《本草纲目》记载，松针可以治满身骨关节疼痛。松节，有祛风燥湿、止痛的功效，用于肌肉疼痛、关节疼痛、脚部疼痛、跌打伤痛等。白酒可以提取出松针、松节中的有效成分，而且可以温通经脉，增强松针和松节的活络止痛作用。该方法可以作为治疗关节痛的偏方使用。

◈ 慢跑更伤关节

研究发现，与慢节奏的跑步相比，跑步速度较快能减轻对膝盖30%的总体压力。因此，当你跑步时，不妨加快速度，它不仅能提高人们的有气体适能，还能保护膝关节免受痛苦。

◈ 腿抽筋多吃点西兰花

研究表明，补充镁可以帮助绝大多数人缓解腿抽筋的情况，特别是晚上。含镁丰富的食物主要有：西兰花、绿色蔬菜、豆类、谷物、坚果、紫菜、香蕉、芝麻、蛋黄等，老年人不妨多进食一些。

◈ 自拟外用方治软组织挫伤

生大黄、白芷、延胡索、土鳖虫、乳香、没药、红花各15克，桃仁5克。

上述药共研细末，用50%白酒调成糊状，外敷患处，2—3天换药1次。眼部及皮肤破溃者忌用。

◈ 手杖画圈可护肩腕

具体方法：右手持杖，手臂上抬，使手杖平直前伸，用手杖前端画圈，圈越小越好。接着将手臂斜向上举，手杖指向斜上方，用手杖前端画小圈；然后放下手臂双手握住手杖，手杖指向前下方画小圈；最后，双臂平伸向前，手杖垂直于地面，双手握住手杖画小圈。每个动作做10次，两手交替进行。

◈ 给磨损的膝盖做个操

通过合适的运动方法，可以锻炼膝盖。坐姿，放松伸直腿，两手拇指呈八字形，按住膝头向下推压片刻，然后由周边8个方向向中心推压，每个方向推压 2—3 秒，力度以膝盖有活动感为宜。早晚各做一次。

◈ 葱白热炒治扭伤

根据扭伤部位的大小，取葱白 200 克至 300 克，用刀切碎之后再捣烂，放在锅中炒热到 50℃左右的时候，取出敷在患处，并用医用纱布盖好。每天操作一次，七天为一个疗程，一般二至三个疗程就可治愈扭伤。

◈ 足跟痛敷乌梅醋

取乌梅适量去核，加入醋少许捣烂，再加入少许盐搅匀，敷在患处，用纱布盖好，再用胶布固定。每天敷 1 次，能有效缓解足跟痛症状，坚持半个月最好。

◈ 苏木汤熏洗治筋骨痛

取苏木 30 克，透骨草 15 克，大黄、土茯苓、乳香、没药各 10 克，水煎取汁 2 000 毫升，先熏，待温度适宜后再擦洗，每次 20 分钟，每天 1 次，5 天为 1 疗程。

◈ 山楂木瓜酒治腿抽筋

取干山楂 50 克，宣木瓜 30 克，加 50 度以上白酒 500 毫升，密封浸泡 2 周（每天摇动一到两次）。之后每日晚餐时饮用 10 毫升，连续 1 个月为一疗程，可长期饮用。

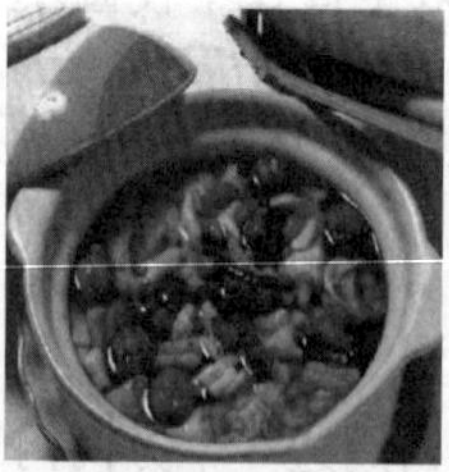

◈ 抽筋可吃冰糖炖鸡肠

具体方法是：取鸡肠子一副，洗净切成段，加少许冰糖装在碗里，放在锅里或蒸笼上炖熟，连肠带汤吃尽，一天一副，连吃 7

天，对因着凉引起的腿抽筋能起到一定缓解作用。

栀子粉治滑膜炎

取栀子500克（此为7天的量），磨成粉末，每次使用时取适量，用度数高一点的白酒调成糊状，敷于膝盖，然后缠纱布，怕渗漏可缠一层保鲜膜。每晚睡觉时敷好，白天取下，连敷7天，也可视病情适当延长时间。

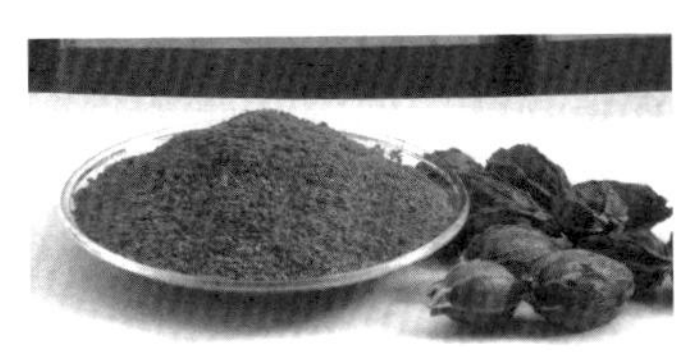

直腿抬高缓解滑膜炎

仰卧平躺在床上，先用最大力量把腿伸直，之后再将腿抬起来，大概抬到脚后跟离床面15厘米左右，坚持3至5秒钟，每天练习10至15分钟。

练习一段时间后，力量提升了，可以改成坐位练习。

春季“老烂脚”中药湿敷效果好

“老烂脚”是一种皮肤病，中医称为“臁疮”，主要表现为腿足部皮肤出现疮口，肉芽组织暗红、渗黄液，可用中药解毒化湿汤湿敷。具体方法是：取黄花10克，半边莲、苦参各30克，大黄叶5克，放入锅内煎水。使用前先用清水洗净患处，然后将浸透药液的纱布拧干，多层湿敷在疮面上，并将纱布固定，每日换1次纱布，7天为1个疗程。

如何应对夜间腿抽筋

夜间腿抽筋如何缓解，专家提醒老年朋友可取如下方法应对：

1. 用拇指或食指的指腹用力按压人中穴，直至穴位有酸胀感。
2. 立刻坐起，把腿伸直，然后双手用力将脚掌往脚背方向掰。

3. 用拇指和食指按压脚后跟两侧，并上下搓动。

4. 发生抽筋后马上下床走动，忍痛用患足前掌向下蹬地。

◈ 自制药贴治腱鞘炎

取花椒、徐长卿各10克，红花3克，研末装瓶备用。用时将麝香壮骨膏剪成约3厘米×3厘米大小（能够包住患处即可），将药末均匀撒于膏药的中间部位，药末厚1—2毫米，然后将药物贴敷患处，每日1次，4天为1个疗程，连用3个疗程可见效。

◈ 中药研粉外敷治疗膝关节炎

夜交藤60克，栀子、防风、桃仁、干姜各25克，威灵仙、牛膝、当归、大黄各30克，赤芍、独活、红花、桂枝各20克。共研成细末，每次取药末适量加水煎煮，加醋调成糊状，置于纱布制成的药袋内，趁热外敷患侧膝关节，每次15分钟，每日1—2次，10天为1个疗程。

◈ 治急性腰扭伤方

生姜雄黄：取鲜生姜一块，将其挖空，把研细的雄黄放入生姜内，上面用生姜片盖紧，放瓦上焙干，待焙成老黄色时，晾凉，研细末，即成“姜黄散”，装入玻璃瓶内备用，使用时把“姜黄散”撒在伤湿止痛膏上，贴患处。

◈ 麦麸陈醋敷治疗腰腿痛

取麦麸1 500克，加入陈醋500毫升拌匀，放入锅内炒热，装入布袋内，系好袋口，热敷患处（注意避免烫伤），凉后再炒热再敷（注：热敷后暂时不要外出，且要注意避风，防止受凉）。

◈ 腰腿疼痛常练爬行

慢性腰腿疼痛的老人可以按照8字路线爬行，每次爬行30—

50 米(或 5 分钟),原地休息 2 分钟,不要突然站立,然后重复以上动作,连续 3 次为一组。每天练习 2 组,每周至少锻炼 3 天,有利于脊柱的稳定和康复。

◈ 秋季腰腿痛"放点血"试试看

腰腿痛是老年人的常见病症,到了秋季腰腿痛的症状就尤为明显。所谓的"放血疗法",就是将淤积在经脉中的废血和杂质通过点刺穴位的方式排出体外,从而使经脉通畅。"放血疗法"主要适用于风、寒、湿等所致的顽固性腰腿痛。一般 7—10 天左右做 1 次。有血液系统疾病、贫血、严重心脏问题等特殊体质者忌用。

◈ 艾叶蟹壳酒治腰疼

山东章先生: 我岳父今年 70 岁,腰痛的毛病已经多年了。朋友给了我一个偏方,按照此方治疗后,不出半月他的腰痛竟然好了。具体做法是:取艾叶 1 两,炒黄的蟹壳 1 两,把它们放入 1 斤白酒中。三日后,用泡好的酒涂抹腰部。一日 2—3 次,7—10 天就有明显效果,最好多坚持使用一段时间。

天津中医药大学中药学院田栓磊教授点评: 艾叶,能散寒湿、理气血,适用于寒湿腰痛;酒,有祛风除湿的功效,而蟹壳能活血、治淤血积滞。三者搭配,尤其适用于寒湿性腰痛或外伤造成的腰痛。但因为方子中有酒精,肾虚导致的腰痛就不适合用了。值得注意的是,过敏或皮肤有破损者最好在使用前先咨询医生,且因为此偏方中含有艾草,孕妇忌用此方。

◈ 抖上肢,缓解肩臂痛

患者取坐位,上肢放松。操作者站立于患者的前外侧,双手握住患者的手腕,微用力做连续小幅度的快速抖动,并使抖动如波浪一般从患者腕部逐步传递到肩部。抖动时幅度宜小,频率宜快(约

200次/分钟)，用力不要过大。动作连续、均匀，先由慢到快，再由快到慢。

足跟痛做个中药鞋垫

甘肃康女士：我母亲60多岁，最近走路时间长了总念叨脚后跟疼。最近，我在网上看到一个偏方据说可以缓解足跟痛，具体方法是：取花椒10克、吴茱萸6克、肉桂10克，烘干碾末混匀备用。用致密的棉布做成鞋垫样，共4片。在其中两片上平铺少许棉花，撒上药末，上面再覆盖准备好的另外两片棉布，然后纵横缝纫，使药物固定即可。将药垫垫于鞋内，14天为1个疗程。请专家点评。

北京中医药大学教授李刘坤点评：花椒、吴茱萸、肉桂均为性热味辛之药，有温通血脉、祛湿散寒、活络止痛等功效，可改善足部血液循环，增加足部的营养供给，促进足部功能恢复，因此，可外用治疗中老年人足跟痛。特别是对于因寒湿凝滞、经络不通导致的足跟痛有一定疗效。除了因寒湿导致的足跟痛外，还常有因肝肾功能不足而导致的足跟痛，患者多伴有全身无力、腰膝酸软等症状。若患者属于这种情况，推荐使用以下方子：杜仲10克，怀牛膝6克，炙龟板15克，生龙骨15克，水煎服，1天两次，每次150—200毫升。

腱鞘炎用桂枝红花熏洗

读者荐方：我患有腱鞘炎，朋友告诉我两个偏方。第一个是：用生栀子10克，生石膏30克，桃仁9克，红花12克，土鳖虫6克，共研为末，用75%的酒精浸湿，1小时后加适量的蓖麻油调成糊状备用。使用时将此药膏涂于纱布敷贴患处，用胶布固定，隔日换药1次，我用了两次感觉好多了。第二个是：用桂枝、紫苏叶各15克，麻黄、红花各88克，伸筋草20克，透骨草、鲜桑枝各30克，水煎两升左右，倒入脸盆中，患部放在盆口上，上面覆盖毛巾熏蒸浸洗，每次30分钟，每日两次，洗后用绷带和瓦形硬纸壳固定，我用后效果也不错(河南周先生)。

郑州大学第二附属医院骨科副主任张明生点评：第一个偏方中，生栀子有凉血解毒及祛痛功效，生石膏能治疗痈疽疮疡，红花则能活血通络、散瘀止痛。所以，这一偏方能在一定程度上减轻腱鞘炎症状，可斟酌使用，但脾胃虚寒及血虚、阴虚发热者忌用。第二个偏方相对更合适一些，因为桂枝活血通络，红花止痛，伸筋草除湿消肿，使用熏蒸浸洗的方法效果也更好。需要注意的是，上述两个偏方，过敏体质者要慎用，在使用前最好先咨询医生。

颈椎　头痛　眩晕病症防治

◈ 偏头痛患者往往是“有故事的人”

偏头痛长期折磨着无数患者，发作起来就头痛欲裂。然而，偏头痛的诱发因素有心理因素、睡眠过多或不足、作息时间的紊乱等。很多偏头痛患者都是“有故事的人”，例如有着痛苦的感情经历。

病例：NBA“闪电侠”偏头痛发作，投篮失准

11 月 4 日，在一场美国职业篮球联盟(NBA)的比赛中，迈阿密热火队的著名球星德维恩·韦德在下半场出现偏头痛的症状，被迫退场接受治疗，后来重新上场，但还是输给了亚特兰大老鹰队。他在接受采访时表示，在比赛中投罚球时一度视线模糊，看人也出现重影。

偏头痛已经困扰了韦德很多年，“靠饮食和作息调节是能够控制一点，早上也要注意光源。”他说，“我家里就会刻意布置得很暗。过去几年每次一犯病，我还能比较快地恢复。”在接受采访时，他还请求记者把闪光灯都关掉。

表现：偏头痛也可以是头的两边都痛

据暨南大学医学院附属脑科医院神经内二科主任医师曾昭龙介绍，我国18—65岁成年人偏头痛的发病率为9.3%。根据字面上的理解，“偏”头痛是头的一边痛，但有40%左右的患者偏头痛并不典型，可以出现在头的两侧、头顶、前额、后脑勺等部位。偏头痛发作呈搏动样疼痛，好像跟血管跳动一样，并伴有恶心、呕吐、怕光、怕声、流泪等症状。

调查发现偏头痛有一定的遗传倾向性，在一些家族中可见到多人患病。虽然目前对偏头痛的发病原因及发病机理并不十分清楚，但医生们发现许多因素如情绪、天气、噪音、气味、光线、某些食物等可诱发偏头痛。例如，国外有科学家研究发现，偏头痛患者怕光可能与视网膜细胞中含有的黑视蛋白有关，这种蛋白可与光（特别是蓝光）发生反应，影响机体的生物钟。曾昭龙称，如果日常生活中发现吃某样东西容易出现偏头痛，如喝酒、吃腊肉、吃味精或酱油等，就应尽量避免。

发病：偏头痛跟精神心理状态密切相关

偏头痛究竟从何而来？美国韦恩州立大学医学院临床医学教授霍华德·舒宾纳博士解释称，大脑控制我们的身体，也可以产生各种疼痛，当身体或者情感受到伤害后，大脑的杏仁核等处就会产生痛的感觉，提示自己有危险。早在儿童时期，不良遭遇就令患者的大脑过敏，容易觉得“有危险”。研究发现，与偏头痛相关的基因表达受到环境因素的影响，例如患者每日受到的精神压力可决定大脑是否会偏头痛发作。因此，舒宾纳建议用开明的心态对待偏头痛的症状，便可能找到慢性疼痛的原因。

治疗：吃药、打针、睡好觉

曾昭龙称，偏头痛很难治“断根”，发作时可以用止痛药缓解疼痛，反复发作的患者需要使用一些调节神经血管功能的药物进行预防性治疗，可连续服用3—6个月，少数患者一停药就复发，则服药时间更长，甚至长期治疗。常规药物治疗无效的顽固性偏头痛患者可以尝试用肉毒素治疗，疗效可维持半年左右。伴有频繁呕吐的偏头痛还需要用些止吐药治疗。他建议患者特别需要保持舒畅的心情，有心理问题者可以配合抗抑郁药物及心理治疗。

美国临床心理学家迈克尔·布鲁斯博士认为，睡眠不足可以诱发偏头痛。一些动物实验发现，剥夺睡眠可影响一些与慢性疼痛有关的蛋白。偏头痛令人睡不着觉，而失眠又令偏头痛恶化，形成一个恶性循环。他认为偏头痛患者应保证充足的睡眠，但有时睡够了还是头痛，就可能是睡得过多了。例如，上班时每天早上6时起床，到了周末就9时才起床，作息不规律也可引发偏头痛。因此，保持规律的作息很重要。

头晕头痛　试试苍耳子红糖水

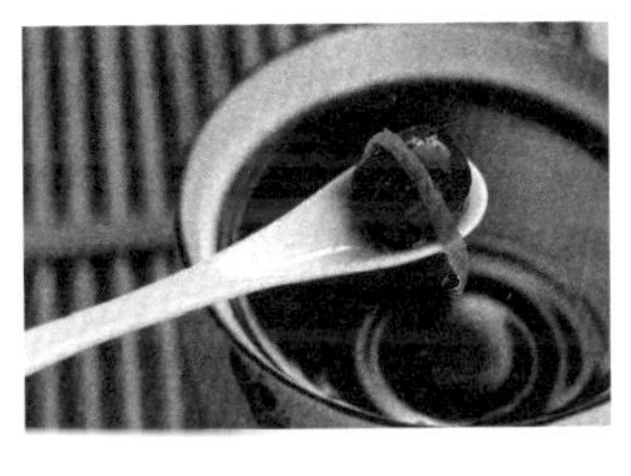

河南游先生：最近雨后气温骤降，我着凉后感觉头晕头痛，有同事给了我一个偏方：苍耳子半两，加红糖1两，煎水喝。我试了试还挺管用。想请专家点评。

天津中医药大学附属第二医院心内科副主任医师江海涛点评：苍耳子味苦辛，性温，有发散风寒、通鼻窍、祛风湿、止痛的作用。治头痛，必须是风寒头痛。但是苍耳子辛温，性燥，并且有毒，不适合大量或长期服用。因此，该方配伍了红糖，以此可以缓解苍耳子的燥烈之性，并且能够避免中毒。头痛头晕原因很多，除了感受风寒，还有感受风热，也可能源于内伤，如肝阳上亢、肾精不足、血虚血淤等，这些原因都不适合用本方来治疗。

血神汤治偏头痛

组方：羌活、白芷、防风、天麻、柴胡、香附、僵蚕、白芍各15

克,白芥子、郁李仁各10克,葛根、川芎、蔓荆子各30克,水煎服。一日3次口服。

◈ 药糊敷脚治风寒头痛

将吴茱萸10克研为细末,生姜30克捣烂,再加适量白酒调成稀糊状,放入微波炉加热,晚上临睡前,用热水泡脚,将药糊敷在两脚心处(一元硬币大小即可),第二天早晨取下。此法治疗头痛效果良好。

◈ 常抖腿会头痛

一项调查显示,百分之三十有抖腿症状的人,都同时伴随没有预兆的偏头疼,而不爱抖腿的人,患偏头痛的人仅为百分之十二点八。研究人员认为,爱抖腿的人会通过抖腿释放多巴胺,进而让自己觉得舒服,多巴胺的分泌需要大量的铁元素,这就容易导致缺铁,而缺铁是诱发偏头痛的一大原因。

◈ 颈性眩晕常练双手托天

取站立位,全身放松,含胸拔背,两脚分开,与肩同宽。两手掌心向上,手指自然分开,中指尖相对,从胸腹前慢慢向上托起,同时头部跟着向上抬起。双手托举到头顶,向上用力慢慢顶10—15次。然后,双手拉住,用力向两侧牵拉数次,头部慢慢向两边旋转,可防止颈性眩晕。

◈ 颈椎病发作自制药酒涂

四川彭州胡佑志荐方:取穿山龙、独活、赤芍、威灵仙、川牛膝、生姜各30克,骨碎补、三七、花椒各20克,川乌10克,放入50—60度的白酒1 000毫升中浸泡7天,每次使用时用棉签蘸取药酒外涂患处,然后贴上保鲜膜,2个小时左右感觉皮肤发热就可以揭掉，每天 1 次。

成都中医药大学副研究员蒲昭和点评：颈椎病是因颈椎长期劳损、骨质增生或椎间盘脱出等导致颈椎脊髓(或神经根)、椎动脉受压，进而引起一系列功能障碍的临床综合征。用祛湿散寒、化瘀通络类中药治疗有助于缓解症状。方中的穿山龙性温味苦，能舒筋活血、祛风止痛；独活辛散苦燥、气香温通，是治疗风湿痹痛的要药，两味配合在一起擅治腰腿疼痛、风湿关节痛、筋骨麻木等症。威灵仙、川乌均有祛风除湿、通络止痛的作用。赤芍能清热凉血、散淤止痛。川牛膝能通逐血、利关节。三七止血活血且能止痛。骨碎补能活血续筋、补肾强骨。故此药酒具有较强的舒筋活络、祛风除湿、活血止痛功效，外用治疗颈椎病具有促进局部血液循环、解除肌肉痉挛的作用，从而达到消炎、止痛的目的。需要注意的是，外涂药酒前，适当捏揉局部，疗效会更好。川乌有毒，引药酒严禁口服。

◈ 药枕治疗颈椎病

取葛根、蒿本、川芎、薄荷、红花、桃仁、伸筋草、透骨草、桂枝各 30—50 克，放入枕头大小的布袋中，睡觉时置于头部及颈后侧。药枕高度以自己的拳头高度为宜，侧卧时枕头高度应与自己的一侧肩宽一致。

◈ 落枕，热韭菜汁搽脖子

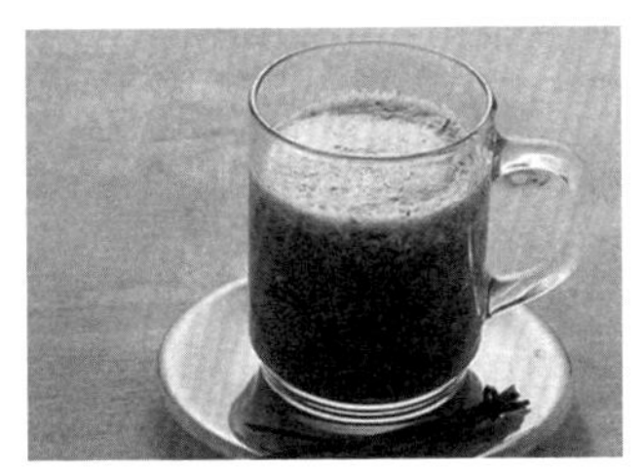

具体做法是：将韭菜切碎，用纱布包裹后将其汁液挤到碗中，然后加热(不烧开)，将温热的韭菜汁均匀涂抹于颈部疼痛处，一般每天 7 次左右，坚持两三天就会有效。

◈ 患强直性脊柱炎，做操防驼背

强直性脊柱炎患者要注意防驼背，可常做以下六节操进行预防。

1. 胸大肌牵拉运动：类似扩胸活动，拉紧至胸前紧绷即可，维持30秒后放下，然后手肘开合张开活动5下，反复上述动作5次，早、晚各一回。

2. 脊柱关节活动：类似伏地挺身，但腹部可着地，双手撑直，维持30秒后放下，然后以屈膝爬行姿势练习脊柱拱起凹下活动5次，反复上述动作5次，早、晚各一回。

3. 腰侧肌群牵拉运动：侧躺于棉被堆上，维持30秒后坐起，身体的对侧再倾斜活动5下，反复上述动作5次，早、晚各一回。

4. 背肌肌力训练：俯卧于床上，将头与上身抬起，缩下颚，维持10秒后休息，反复上述动作15次，早、晚各一回。

5. 良好坐姿练习：双脚踩踏于地面、腰椎挺直、挺胸、双肩后缩移平、缩下颚、眼睛直视前方，维持30秒后休息，反复上述动作5次，早、晚各一回。

6. 良好站姿练习：双脚靠拢、双膝夹紧、接着夹紧臀部、缩紧小腹、挺胸、两肩后缩移平、缩下颚，眼睛直视正前方，维持30秒后休息，反复上述动作5次，早、晚各一回。

◈ 蜂蜜花生红枣改善老人眩晕

取无核红枣200克，连衣花生250克（提前浸泡2个小时），黄豆500克（提前浸泡4个小时），加水适量，用大火煮沸后改用文火慢熬40分钟关火，加入蜂蜜100毫升，搅匀后放凉，装瓶备用，每日早晚各取3匙（大约12克），温开水冲服，连用14天后，间歇两周再服。

腹泻　便秘　痔疮　痢疾等防治

◈ 地瓜糖水缓解便秘

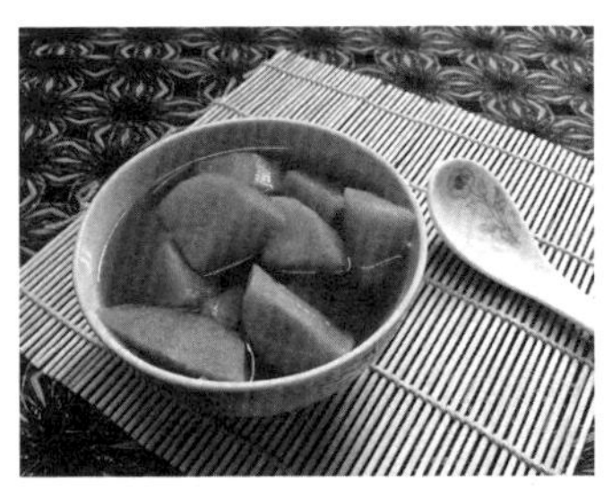

山东省高凤英：老年人肠道蠕动缓慢，经常便秘，特别烦人。偶然得到一治疗便秘的小方：取地瓜500—1000克，削皮切成小块，加适量水煮熟，加生姜3片，红糖适量，再煮片刻即可食用。

河南省开封市中医院主任医师杨卫星点评：地瓜糖水的确可以缓解便秘。中医认为，老年习惯性便秘多由中气不足、气血两虚、肠燥涩滞、传导无力而不能迫便下行，致使便秘。地瓜具有补中和血、益气生津、宽肠胃、通便秘之功效。红糖能缓中、补虚、生津、润燥。两者合用可缓解便秘。但地瓜甘腻敛湿、碍胃滞气，食用过量易引发脘腹胀满、烧心泛酸，乃至胃脘疼痛等，食用时应注意不要过量。老年人便秘还要以预防为主，在保证营养的情况下多食用富含纤维的食物及蔬菜，养成良好的排便习惯，积极锻炼身体，促进胃肠蠕动。

◈ 指压天枢穴治疗便秘

用中指指腹按压两侧天枢穴（位于脐旁2寸处），至有明显的酸胀感时按住不动，坚持1分钟左右，然后屏气，增加腹内压即可排便。也可以用右手按逆时针方向按揉小腹，可在饭后半小时再做。

◈ 豆渣治好我的便秘

我是习惯性便秘患者。一次听邻居说，吃豆渣能治便秘。于是，我每次早餐后，把豆浆机打出来的豆浆和豆渣一同吃下。这一招果然灵验，次日清晨均能毫不费力地排出软便，便秘患者不妨一试。

◈ 韭菜汁能通便

山东青岛读者苗女士：我今年60岁，被便秘困扰将近一年，近日得到一个偏方，韭菜根、叶捣汁1杯，温开水冲，加少许酒，每日服1次。

天津中医药大学附属第二医院心内科副主任医师江海涛点评：从中医的角度来看，大部分慢性便秘有一个共同的特点，即缺乏动力和滋润。对应于人体就是肠道的津液要充足，肠道蠕动得要快。韭菜汁可以同时具备以上两方面的作用。韭菜行气，它独特的辛香味能够刺激肠道，使其蠕动增强，少量白酒也是为了加强刺激肠道。然而韭菜既补液又行气，作用都不太强，如果便秘比较严重的可能难以胜任，还是要辨证施治。

◈ 老年便秘外治法

连须葱白3根，生姜30克，豆豉50粒，食盐8克，共捣成泥状，每次使用时取药膏适量敷于肚脐中，纱布覆盖，胶布固定，如没见效可重复治疗。具有温经散寒、活血通便的功效。

◈ 转转手腕也通便

最简单的方法，放松手臂，左36圈，右36圈，两手同时转。反复几次，直到有便意。一般左右各108次后身体一定会有反应，切记不要着急，不能用力。越慢越能体会手腕转动时细微的变化，如果转动时手腕会响，那更要慢慢转，天天转，把里面舒活开，身体会跟着受益。

◈ 黑木耳红枣糊治小儿便秘

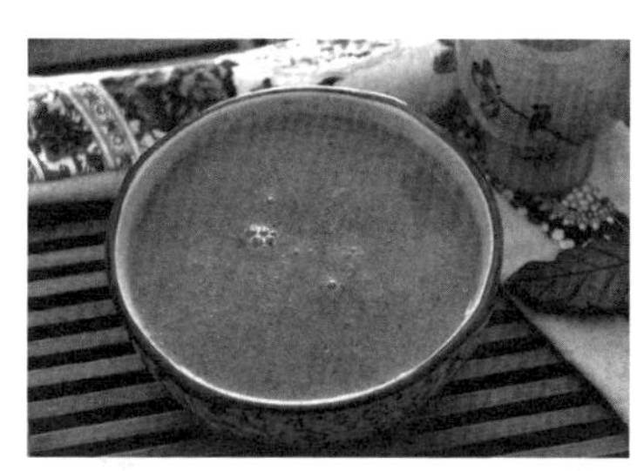

具体方法：取一小把黑木耳（大的6—7片），用温水泡发后洗干净，再取20粒红枣，洗净后去核。将黑木耳和红枣一起放入粉碎机，加一小碗水，打碎成稀糊状，然后再倒入锅中，一边烧一边用勺搅，烧开后就可以了。每天下午宝宝空腹时吃小半碗，三天即可见效。

◈ 防便秘，不妨搓搓尾骨

方法如下：身穿内衣，端坐床上，双手半握拳，以手背从上到下推擦至尾骨五十次；再用双手中指及无名指指腹，在骶骨至尾骨部位上下摩擦三十次左右；最后轻轻用手掌再摩擦二十次，至皮肤略感发热为止。搓尾骨要量力而行，力度不能太大，也不能搓伤皮肤。

◈ 萝卜土豆通便

便秘会给老人带来很多痛苦，除了胃肠道症状外，还有全身不适，如精神不振、烦躁不安、睡眠不宁等，特别对于高血压冠心病患者等很危险。

减轻便秘，推荐给老年朋友两个简单的办法。

萝卜通便：取白萝卜150克、胡萝卜50克，清洗、煮烂后加适量冰糖后服用，4—5小时后，有助大便通畅。马铃薯通便：把新鲜的马铃薯切丝，然后用干净的白纱布包住挤出汁，往这些汁液中加点凉开水和蜂蜜，每天早晨空腹喝半杯，对老年性便秘效果很好。

◈ 银杏果止慢性痢疾

江苏读者刘女士：前些年，我老公每年春秋季节都犯腹泻病，最重的一次患了一个多月，药没少吃，但都无明显效果。后来同事说，银杏可治此病。我去药店买了 42 个银杏，早晚各 7 个，砸开后水煎服，连仁吃掉，连服三天(注：不拉即停)。此方治好了他的老毛病，至今十年，从未犯过。请专家点评这个方子有何科学道理？

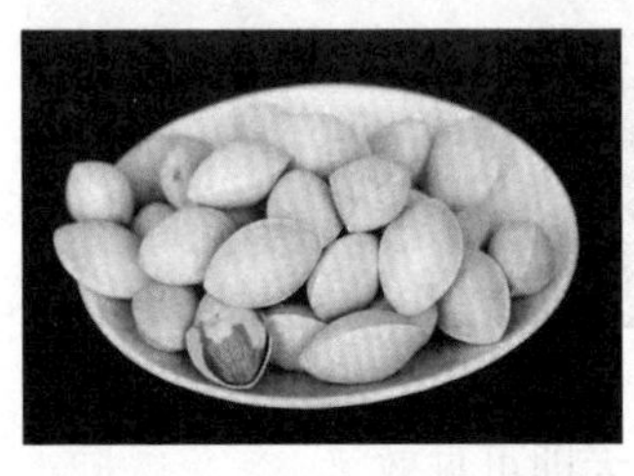

南京市妇幼保健院苏恺中医师点评：慢性痢疾大多是因为急性期治疗不当，或营养不良、佝偻病、肠寄生虫病以及平时不注意饮食卫生等多种原因造成。银杏果仁(即白果)中含有的白果酸、白果酚，经实验证明有抑菌和杀菌作用，白果水浸剂对各种真菌有不同程度的抑制作用。至于止泻的问题，《证治要诀》中曾提到："白果治诸般肠风脏毒，取生银杏四十九个，去壳膜，烂研，入百药煎末，丸如弹子大，每服三丸，空心细嚼饮下。"而"肠风脏毒"就是两种以便脓血为主要症状的疾病，与慢性疟疾症状吻合，但此方剂的制作远比仅用白果煎服复杂得多。因此，建议斟酌后使用，以免延误治疗。此外，慢性痢疾是肠炎的一种，腹泻期要及时补充水分，其中最理想的为补液盐，也可用米汤代替。在饮食上要求高热量、高蛋白、低乳糖、低盐，并注意补充维生素 A 及叶酸。

◈ 马齿苋粥止痢疾

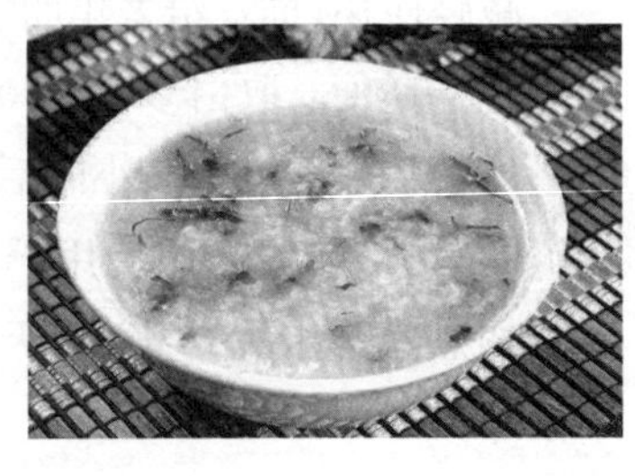

湖南读者张先生问：假期我带着孩子去农村看望家里的老人，吃吃喝喝两天，刚回到城里，孩子就闹起了肚子，便里还夹杂

着红血丝。一个朋友说，孩子是患上了痢疾，推荐了这么一个偏方：鲜马齿苋100克，粳米50克，葱花5克，用葱花将马齿苋炒熟，混入煮好的粳米粥中食用。

哈尔滨医科大学附属第四医院中医科主任于景献点评：马齿苋清热解毒、凉血止痢的功效比较突出，是治疗细菌性痢疾、急性胃肠炎、腹泻的常用药。因此，此方有一定效果。马齿苋粥不必非要鲜马齿苋，冬天时干的也行。

再推荐一个治疗细菌性痢疾的方子：木棉花15克，金银花15克，均取干品，水煎后内服，每日1剂，分3次服，连服7—10天。此偏方有清热、止痢、解毒的功效，可用来治疗细菌性痢疾所致的脓血便、里急后重、腹痛等疾病。要注意的是，用药期间应禁食辛辣、油腻之品。

参苓白术散治慢性腹泻

去心莲子肉、炒薏苡仁、砂仁、桔梗各30克，炒白扁豆45克，茯苓、人参、炙甘草、白术、山药各60克，共研成粗末，每次使用时取药末6克，加入红枣2枚，加水适量煎煮15分钟后，去枣，连药汤带药末一起服下，早晚各1次。

宝宝受凉腹泻喝面糊红糖汤

取面粉少许，加水适量搅成糊状。锅里加水适量烧开，倒入面糊，同时用筷子不断搅动。待面糊汤煮熟后，加入红糖适量，待温度适宜时，让孩子喝下，每天3次。

小儿腹泻调养吃准莲芡豆粥

山药10克，莲子10克，扁豆10克，芡实10克，大米50克，洗净放砂锅加水煲粥给小朋友吃。秋季小儿腹泻，这道粥挺对症。

提捏脐周止腹泻

取仰卧位，双腿微屈，用手指沿脐周 2 寸，环绕提捏脐周的皮肤，初始感到轻微疼痛，之后感到提捏处向内透热为宜。提捏 1—2 分钟即可，每天提捏 3—5 次。提捏后，双手相互摩擦至热，以手掌在小腹部做环形推摩擦法（逆时针）40—50 次。再用手掌近掌跟处按揉胃脘部 50 次（顺逆时针皆可），以有热感透入腹部为佳，此法有助于减轻肠道症状。

苦荞、生藕汁防治痔疮

7 克苦荞茶煮水（500 毫升），与 200 克生藕片榨汁，连同渣一起食用，每天 1 次，连续 2 个月，有助于防治痔疮。

自制蛋黄油治肛裂

取 2—3 个鸡蛋，煮熟后将蛋黄取出。用一口铁锅，加入香油 3—5 克（约一勺），预热后将蛋黄放入油锅碾碎，改小火不断翻炒（不要把蛋黄烧焦）。待熬出蛋黄油后，用干净纱布将蛋黄渣滤除，蛋黄油冷却后用玻璃瓶保存。每天早晚用温水洗净肛门，用棉签蘸取蛋黄油涂到肛裂处即可，连用 10 天。

前列腺　尿道　尿频　尿失禁疾病防治

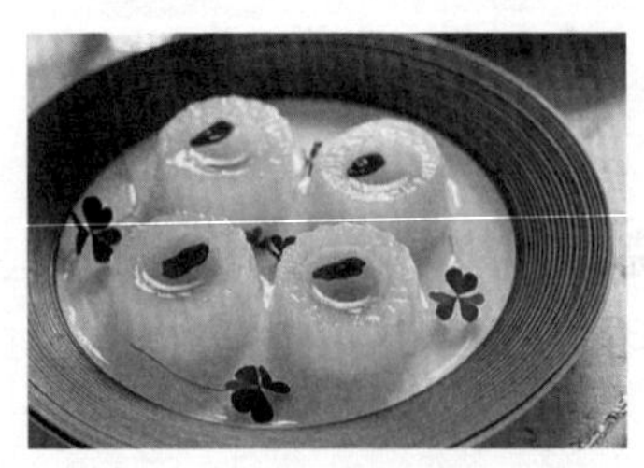

萝卜蜜改善前列腺炎

云南张先生：我患有前列腺炎，一年来出现尿频、尿急痛、尿不尽感，常寒战、发热、疲乏无力，精神紧张，极为痛苦。有个朋友给了我一个偏方：白萝卜 1 公斤，蜂蜜 0.5 公斤，将萝卜洗净，去皮切片，浸泡在蜂蜜中 10 分钟，放在瓦片上焙干，再次浸泡，再次焙干，连续焙 3 次后装瓶备用，每天嚼服 4—5 次，每次数片，连续 2 个月症状可改善。请问这个方子有效吗？

哈尔滨医科大学附属第四医院泌尿外二病房主任高琳教授点评：从中医学的角度来说，前列腺炎多由“下焦湿热”、“肾虚”所致，其发病机理与湿、热、亏、瘀有关。

萝卜浸蜂蜜适用于气滞血瘀型慢性前列腺炎。萝卜有清热解毒、凉血止血的作用，还有较强的杀菌功效。蜂蜜可以调节男性内分泌以及前列腺局部内分泌功能，改善和促进前列腺的新陈代谢。此方中，尤以白萝卜效果为佳，烘焙时不要烤焦，用炉火或电热烘干也可。

前列腺炎患者平时要注意保持良好的生活方式，少吃辣椒等刺激性食物，不要久坐，防止下身着凉，避免局部寒冷刺激、控制房事次数。坚持适当的体育锻炼，平时多饮水，多吃苹果，多排尿。

按摩疗法辅助治疗前列腺炎

按摩腹部　仰卧或坐在床上，以肚脐及脐下丹田为中心，先用右手掌按顺时针方向按摩 1 圈，再用左手掌按逆时针方向按摩 1 圈，两手交替，反复按摩 1 分钟左右。

按摩腰腹　仰卧在床上，两腿分开，两手掌分别按在两侧腰眼，然后用力往肚脐方向推搓，两拇指用力向脐下抹擦（气海穴、关元穴、曲骨穴等），两小指沿两侧腹股沟往下抹擦，两中指直达会阴穴（在肛门与阴囊之间），往下抹擦时呼气，让小腹肌肉慢慢收缩瘪下去，并使全身放松，特别是二阴要放松；两手再按原路返回，同时提升二阴，用鼻吸气至两侧腰眼，让小腹慢慢鼓起来，共做 1 分钟左右。

拍腹捶腰　坐或站，用右手掌拍打腹部一下，同时将左手握拳捶打腰骶部一下，然后交替左右手进行，反复拍腹捶腰1分钟左右。

抹擦前正中线　坐或站，双手掌分别按在左右胸脯上，两拇指用力沿身体前正中线向下抹擦，同时呼气，再向上抹擦至胸脯，同时吸气、提肛，共做1分钟左右。

◈ 中药调糊敷脐治前列腺增生

蒲公英、瞿麦、龙胆草、车前子、菟丝子各30克，王不留行、炒穿山甲各20克，白胡椒10克，升麻6克，麝香1克。共研成细末，装瓶备用。每次使用时取药粉10克，用温开水调成糊状，外涂肚脐处，纱布覆盖，胶布固定，3天换药1次，10次为1个疗程。

◈ 治前列腺增生验方

三七粉、西洋参粉各15克混合备用。每次1克，温开水冲服，每日1次，15天为1疗程。一般治疗2—3个疗程可见疗效。病程较长、小便点滴而出者，可增至每日2克，分2次服。

◈ 治疗阴囊炎验方

药物治疗，急性期以冷敷为主，每次可用约3 000毫升净水，或不加任何药物，或加明矾3克。也可用10%黄柏溶夜或蒲公英30克、野菊花15克煎汤待冷后湿敷。若合并感染，则加1克洗必泰或0.1克高猛酸钾化开入3 000毫升净水，这些方法对阴囊奇痒和渗出效果很好。

◈ 夜尿多，做做凯格尔运动

夜尿症患者平时可以做做凯格尔运动：可采取卧、坐或者站立的姿势。紧闭尿道、阴道及肛门，感觉如同尿急，但是无法上厕所时的闭尿动作。保持 3 秒钟，然后再慢慢放松，重复这个动作，一组锻炼做 10—15 次。一开始每天做 3 组，慢慢增加到每天 10 组。

◈ 练瑜伽改善女性尿失禁

研究人员发现，瑜伽有助于女性改善尿失禁的状况。首先，由于尿失禁与焦虑抑郁有关，患有尿失禁的女性更有可能从瑜伽强调冥想和放松的练习中受益；其次，经常练习瑜伽有助于增强女性盆底肌肉的力量，从而对膀胱起到支持作用。

◈ 揉小腿防尿频

小腿胫骨内侧髁下方凹陷处有阴陵泉穴，按摩此穴可增强膀胱收缩力和固摄力，预防尿频、尿失禁等病症。用一侧手的大拇指点按对侧的阴陵泉穴，每次 60 下，之后换手同法点按另一侧，每日 2 次。

◈ 韭菜籽缓解尿频

将十克左右韭菜籽磨成粉放入半小杯温开水中，摇匀后喝下，中午晚上各一次，饭前饭后均可。可缓解尿频症状。但阴虚火旺者忌服。

◈ 尿急尿频隔盐隔姜灸肚脐

拿一块生姜，切成薄片，先在肚脐上撒一些盐，然后再把姜片贴在上面，将艾条点燃，悬于肚脐之上灸，灸上大约十分钟，肚脐有微微的热感就可以了，这样有助于改善更年期引起的尿急尿频症状。

◈ 常练双腿预防尿频

伸踝　坐在椅子或床沿上，一只脚着地，另一只脚慢慢抬起，将脚踝伸直，呼气时脚尖尽量往下压，吸气时脚尖往上勾，使小腿肌肉和脚踝血管得以伸展，每天两次。

压肌　深呼吸，然后用手快速挤压揉按腿根部盆底周围肌肉组织和穴位，每次10分钟，每天两次。可有效缓解膀胱过度收缩，增加排尿相隔时间、减少排尿次数，减少减轻尿频症状。

◈ 喝小苏打水缓解尿路感染

患尿路感染时可以将1/4药匙小苏打与240毫升白开水搅拌后喝下，小苏打能提高肾脏环境的碱性，帮助抑制细菌，缓解不适。国外有研究显示，多喝酸奶也有助于预防尿路感染。

◈ 小儿遗尿贴敷肚脐

五倍子、何首乌各3克，研成细末，用醋调和敷于脐部，外用油纸、纱布覆盖，胶布固定。每晚1次，连用3—5次。

◈ 夏季泌尿系统结石高发　专家提醒：饮食不慎警惕尿石症

尿石症有什么症状？专家解释，尿石症可以分为上尿路结石和下尿路结石，上尿路结石会有血尿、腰部疼痛等症状，下尿路结石会有尿频尿急尿痛、血尿、排尿不畅等。夏季是泌尿系统结石的高发季节。5%—10%的人在其一生中至少发生过1次尿路结石，我国尿路结石的发病率为1%—5%，而南方地区由于地域气候等因素高达5%—10%。

不能只对某种食物“情有独钟”

不同性质结石的形成，与患者长年累月过量摄入某一类食物密切相关。要预防结石的发生，在日常饮食中不能因为某种食物好吃就“情有独钟”，必须合理均衡饮食。此外，若能将排出体外的碎石及时送检，确定结石性质，就能通过少食某类食物来起到预防结石的目的。同时,如果发现自己尿液中有结晶,需引起注意,建议及时做一个尿常规检查,因为一旦有尿结晶,并且一不小心感染的话,就容易导致结石的发生。

高蛋白饮食增加尿石症风险

研究证实,尿石症的形成与蛋白质的摄入有密切的关系,食入过多的动物蛋白,如:猪肉、牛肉等,可导致尿液中钙和尿酸含量增加及枸橼酸盐的减少。尿钙和尿酸是形成尿路结石的物质基础,而枸橼酸盐是一种尿石的抑制物质,其含量减少进一步增加尿结石形成的危险。

饮水少才是尿石症主因

夏天快到了,由于大量出汗、喝水少,尿液浓缩使晶体过饱和,促进晶体沉淀形成,加上夏季暴露于阳光下时间长,紫外线照射皮肤有助于体内维生素 D 和维生素 A 合成增多,维生素 D 和维生素 A 可促进小肠吸收钙离子,尿液中排泄钙增多,尿内结石物质易产生结晶核,使结石的发生率大大增加。

实际结石成因复杂,是多因素综合作用的结果,预防也应从多方面着手:

一、每天喝 2 000—3 000 毫升水,以增加尿量,稀释尿中形成结石物质的浓度,减少晶体沉积,亦有利于结石排出。一般每次 50—100 毫升水,最好养成定时饮水的习惯,不要等口渴才喝水。二、睡前加饮水 1 次,保持夜间尿液稀释状态,可以减少晶体形成。三、饮水主要以纯净水和白开水为主,适当喝柠檬水,少喝矿泉水。四、注意饮食均衡。少吃草酸含量高的食物,如菠菜、豆类、葡萄、可可、茶叶、橘子、番茄、土豆、李子、竹笋等。要少吃高蛋白的食物,多摄入膳食纤维。应该控制进食高嘌呤食物,比如动物肝脏、海鲜、啤酒等。

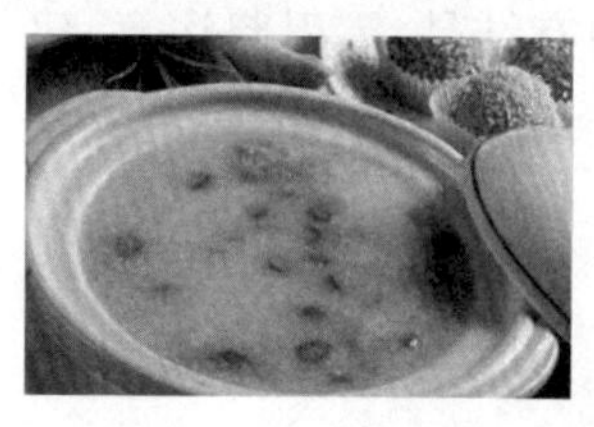

竹叶薄荷粥治膀胱炎

取竹叶及薄荷各3克，加600毫升水先煎10—15分钟，去除药渣，再放入50克粳米煮至米烂即可。早晚服用，连食5天，期间注意运动，避免久坐。可有效减轻膀胱炎症状。

防小便失禁小偏方

龙眼枣仁饮：龙眼肉10克、炒枣仁10克、芡实10克，煮取汁液，代茶饮用。此方可养血安神，益肾缩尿。

“消炎汤”缓解排尿难

天津王女士：我父亲患慢性前列腺炎多年，排尿很痛苦。后来，一位老中医给开了一个叫“消炎汤”的方子：红藤30克、丹参12克、赤芍药12克、红花12克、杜仲12克、延胡索10克、怀牛膝25克、蒲公英30克、桃仁12克，煎汤喝。想请专家点评。

哈尔滨医科大学附属第四医院中医科陈建国教授点评：上述“消炎汤”，主要是用于缓解前列腺炎症，还有益气养阴、清心止遗的功效。方中红藤、蒲公英可以清利湿热；杜仲、怀牛膝有补肾强精、祛湿热的作用；丹参、赤芍药、延胡索、红花、桃仁有活血化瘀的功效。值得注意的是，患者服药期间应忌食生冷、油腻、辛辣食物，多喝水，尽量保持大便通畅。此外，患者还可尝试每晚温水坐浴，以改善前列腺的局部血液循环，缓解炎症。

利尿药　最好早晨服

因大多数利尿药可引起消化道反应，如呕吐、恶心、腹泻、食欲不振等，所以适宜在饭后或进食时服用，且最好早晨服，因为口服利尿药后1—2小时开始发挥疗效，6—12小时达到高峰，持续时间约16—18小时,早晨服药后患者白天尿量增加,方便排泄,而到夜间药效渐渐消失,有利于患者睡眠。

◈ "槐花散"疗内痔出血

河北李先生: 我是一名货车司机,因工作性质,二十多年来常大便时内痔出血。后来听到一偏方,具体如下:炒槐花、秦皮、白芍、炒地榆各10克,侧柏叶、荆芥穗各8克,炒枳壳、防风各6克,甘草4克,便秘者加大黄5克。每日1剂,水煎,分3次服,7日为1个疗程。此方是否真的有效?

中国中医科学院医学实验中心博士代金刚点评: 内痔多以肛门齿线以上发生静脉曲张团块,表面覆以粘膜,常有便血,痔核脱出。槐花味苦微寒,善清大肠湿热,凉血止血;侧柏叶味苦微寒,清热止血,可增强凉血止血之力;荆芥穗辛散疏风,微温不燥;枳壳可行气宽畅,以达气调则血调之目的。秦皮,清热燥湿;白芍养血缓中止痛;地榆清热凉血,炒用可增强止血之功。诸药合用,可用于治疗痔疮、溃疡性结肠炎或其他大便下血属风热或湿热邪毒,损伤脉络者。但药性寒凉,故只可暂用,不宜久服。便血日久属气虚或阴虚者及脾胃素者均不宜使用。

◈ 泽泻粳米粥治小便不利

取泽泻6克,粳米50克,白糖适量。将泽泻水煎取汁,用此汁液与粳米共煮粥,待粥将熟时加入白糖稍煮即成,佐餐食,每日1次,对小便不利、水肿、下焦湿热带下、小便淋涩等均有效。

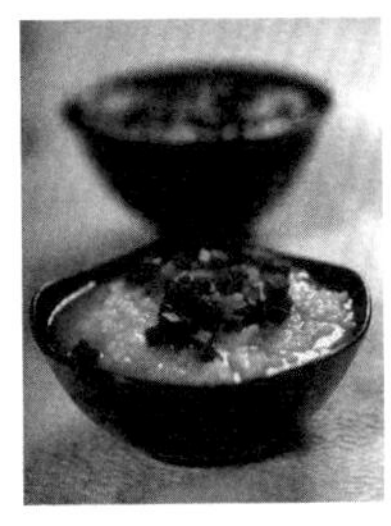

◈ 遗尿,用山茱萸熬粥

取山茱萸15—20克,粳米100克,白糖适量。先将山茱萸洗净,去核,再与粳米一同入砂锅内煮粥，待粥将熟时，加入白糖稍煮即可。每天吃1—2次，3—5天为1个疗程。但需注意的是，发热期间或小便淋涩、尿痛者，不宜食用。

马齿苋辅助治尿道炎

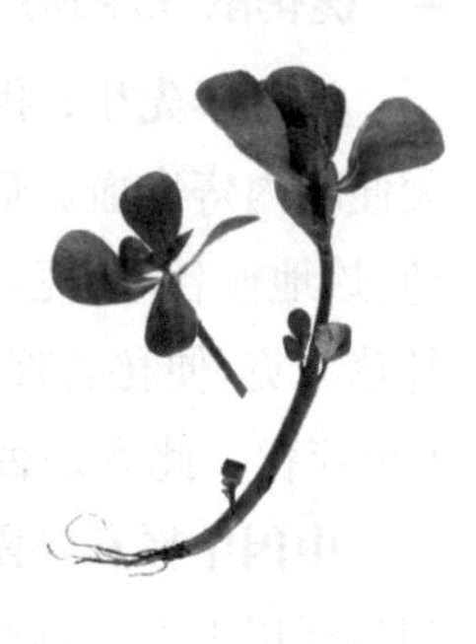

辽宁贺女士： 我患有尿道炎，最近在网上看到一个偏方，具体做法是：将鲜马齿苋200克洗净、切碎，放入砂锅中，水量以高过药面两横指为度，大火煎沸后改小火煎10分钟，去渣取汁。药液待温饮用，每天1剂，分3次饮。请专家点评。

哈尔滨医科大学附属第四医院泌尿外二病房主任高琳点评： 中医认为，马齿苋具有清热利湿、解毒消炎、止渴利尿的作用，对湿热下注型细菌性阴道炎、尿道炎、带下(常见症状为白带黄稠、小便黄)，有良好的辅助治疗作用。具体方法可用鲜马齿苋煎水服用，也可以将马齿苋、白果、鸡蛋清、生姜等一起煮成素汤饮用，每日1次，连用5次即可。尿道炎急性期应多饮水，以增加尿量，缓解炎症。有尿频、尿急及尿痛时，可服用解痉药物。如果患者症状严重，不能一味依赖偏方，建议及时就诊，接受药物治疗。

皮肤疾病　带状疱疹　冻疮　脚气　过敏等防治

韭菜淘米水治疗皮肤瘙痒

江苏无锡李勇贵荐方： 将韭菜、淘米水，按1∶1的比例配好，浸泡两小时后煮开，去韭菜，待温度适宜时，用韭菜淘米水洗患处或洗澡，一般一次即可见效，连洗三日，瘙痒可愈。

国家药典委员会研究员白晓菊点评： 中医认为，皮肤瘙痒多由湿热蕴于肌肤，或血虚肝旺、生风生燥、肌肤失养，或肝胆湿热下注，或病久脾虚、肝肾不足，或冲任不调、湿热内蕴等所致。韭菜具有温中行气、散风解毒的作用；淘米水具有祛除油脂、防治皮肤瘙痒的作用，配合在一起，对血虚风燥所致的全身性皮肤瘙痒有一定的缓解作用。需要注意的是，应先确定引起皮肤瘙痒的具体原因，再配合相应的药物进行系统治疗。

◈ 治皮肤瘙痒方

先将鲜薄荷晾干水分，再和食盐（生盐较好）混合捣烂，用干净的布包好，搽在瘙痒处，每日数次。

◈ 中药洗一洗　润肤又止痒

取鸡血藤 20 克、当归 15 克、乌梅 10 克、生地 20 克、刺蒺藜 20 克，加入约 800 毫升水，煮半小时。药汁熬好后，可以用温开水兑成约半脸盆分量，用以淋洗。此方一周 2—3 次。

◈ 治老年人头皮瘙痒

川芎、藁本各 10 克，苦参、防风各 15 克，白芷、当归各 20 克。加水 2 000 毫升浸泡 2 小时后煎煮 10 多分钟，去渣，用此汁液熏洗头皮瘙痒处，洗后用清水洗净即可，每天 2 次，一般连用 2—3 天即可见效。

◈ 缓解秋季皮肤瘙痒试试“三仙水”

花椒水：用开水 500 毫升冲泡花椒皮 100 克，浸泡 24 小时后，滤去花椒皮，用花椒水涂患处。若在此水中加入适量维生素 C，效果更佳。过敏体质者忌用。淀粉水：在浴缸里加入淀粉适量，把洗澡水调成米汤色即可。每天只需浸泡一次。冬瓜皮水：将晒干的冬瓜皮煎水后沐浴，再将冬瓜皮贴于皮肤瘙痒处。

◈ 治牛皮癣方

湖北荆州李晓明荐方：侧柏叶、苏叶各200克，蒺藜40克，共研成粗末，装入纱布袋内，加水适量用大火煎煮至沸后改用小火煎煮30分钟，弃纱布袋，待温度适宜时，用此汁液涂洗患处，每日3次。

上海中医药大学附属岳阳中西医结合医院皮肤科教授李斌硕士　李苏点评　银屑病俗称牛皮癣，是一种常见的易于复发的慢性炎症性皮肤病，临床上以红色丘疹或斑块上覆有多层银白色鳞屑为主要表现。侧柏叶对链球菌有一定的抑制作用。苏叶味辛、性微温，具有发表散寒、理气和营等功效；苏叶具有镇静的作用。蒺藜常用于治疗风疹瘙痒等症。根据上述分析，此方具有一定的防御作用，但适应症主要是血热证银屑病，不适用于皮损较严重的患者，建议用于银屑病缓解期的预防与治疗。

◈ 日光性皮炎小验方

验方如下：1. 苍耳子30克，苦参15克，王不留宁60克，明矾10克，水煎取液外洗。2. 贯众30克，徐长卿30克，水煎取液凉湿敷。

◈ 防风五味子可治过敏

河北省秦皇岛读者陈女士： 我女儿是过敏性体质，鸡蛋、牛奶、小麦、西红柿等很多食物都不能吃，而且夏天容易长类似脚气似的小水泡。后来有个朋友介绍了一个偏方：防风、乌梅、五味子、银柴胡各10克。砂锅泡30分钟，煮开后再小火熬20分钟，一天3次，每次一小碗。请专家点评。

中国中医科学院医学实验中心代金刚博士点评： 过敏是机体对某些药物或外界刺激感受性不正常增高的现象，简单地说就是对某种物质过度敏感。此方的确对过敏有一定效果。防风能祛风止痒，可以治疗多种皮肤病，又有胜湿之功，对于隐疹瘙痒较为常用；乌梅能润肤止痒，抗过敏，对血虚风燥所致的皮肤瘙痒、隐疹、顽癣等有很好的止痒作用。此方过敏体质者可以一试，但如果效果不明显，需要及时到医院就诊。读者提到的夏天容易长脚气似的小水泡，这种情况应该是汗疱疹，不属于过敏。

薄荷黄连水除淤青

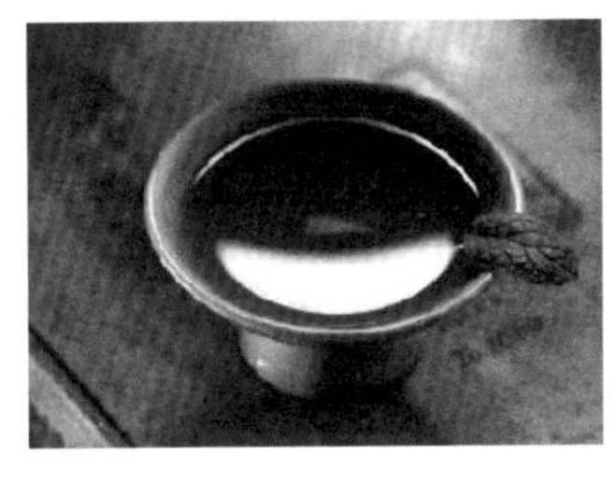

北京徐女士： 我儿子特别调皮，每天不停地跑跑跳跳，磕磕碰碰都是常有的事，身上总是红一块紫一块的，有时要一个月才能完全好。不知道有没有什么方子能缓解这种淤青的问题。

北京中医药大学养生室教授张湖德点评： 身上磕碰到硬物后，有时会出现淤青。这是由于毛细血管破裂，血液从血管漏出，表现在皮肤上就是或青或紫的斑块。为了缓解淤青，家长可以为孩子煮点薄荷黄连水，取薄荷 15 克、黄连 6 克，用水煎服。薄荷含有薄荷醇，该物质具有多种药性，可缓解腹痛、胆囊问题如痉挛，还具有防腐杀菌、利尿、化痰、健胃和助消化等功效。黄连味苦性寒，可以用于湿热痞满、呕吐吞酸、牙痛、痈肿疔疮；外治湿疹、湿疮、耳道流脓。

两个小偏方轻松除脓疱

一次，有位四十多岁的女士来到外公诊所，说自己脸上长期长脓疱，试过很多方法，但效果却不是很好，总是去不了根儿。

外公对她说：“我有两个偏方可以治疗脓疱，你不妨试一下。”外公告诉她，等到某处脓疱将要出来的时候，将适量鱼腥草洗净，用铝箔纸包起来放到小火中加热，待叶子变软后外敷即可（注意避免烫伤），或取牛蒡子 6 克，放在口中嚼碎，然后敷到脓疱上，再用纱布、胶带固定，等到脓疱裂开排脓以后，伤口也就基本痊愈了。两种方法可任选其一，但治疗过程中要禁食辛辣刺激食物，不要随便使用其他药物或化妆品。几个月后，那位女士再次来到外公诊所时，脸上的脓疱已经基本痊愈了。

专家点评：脓疱实际上就是含有脓液的疱疹，是常见的皮肤科疾病，又名痤疮。脓疱还是应当以预防为主。平日里应注意卫生，勤换衣，勤洗澡，修剪指甲等，面对痱子、瘙痒等症要及时治疗，以免引起细菌性感染。如果已经出现了脓疱，应及时治疗，症状较轻者可以通过鱼腥草、牛蒡子来治疗。

鱼腥草素有“代刀草”的称号，实际上就是在反映它的“拔脓”功效。牛蒡子油性比较大，味微苦，入口嚼碎后敷在脓疱上，疗效非常好。需要提醒的是，痈疽已溃、脓水清稀的患者不宜使用该方法。

◈ 治痤疮

取鲜胡萝卜 500 克，面粉 5 克。将鲜胡萝卜洗净、捣碎，加入面粉调成糊状，敷于脸部，十分钟后洗掉，隔日一次。若胡萝卜糊黏性好，涂在皮肤上不易掉，也可以不用面粉。

◈ 被蚊虫叮咬后出现红线要及早就医

蚊虫的口腔中有很多细菌，抓挠易将细菌带入皮肤，有的患者抓挠后，在被咬的皮肤附近会出现一条红线，俗称“穿红线”，这种症状叫淋巴管炎，表示已出现细菌感染。被蚊虫叮咬后一旦出现发热、头痛等症状，要及早到医院就诊。

◈ 治烧烫伤瘢痕验方

五倍子、山豆根各适量，按 1∶1 比例研为细末。每次取 3 克，每日 3 次口服；同时取 30—50 克用蜂蜜调匀后敷于患处，每隔三天换药一次，1个月为1个疗程，用于治疗皮肤烧烫伤愈后皮损部出现的淡红色瘢痕。用药期间忌食辛辣食物。

◈ 麦仁粥防晒斑

夏季紫外线强，很容易晒伤皮肤，生成晒斑。常喝麦仁粥能有效预防。取甜杏仁10克（打碎），燕麦50克，加水1 000毫升一同熬粥服食。每日1次，长期坚持效果更好。

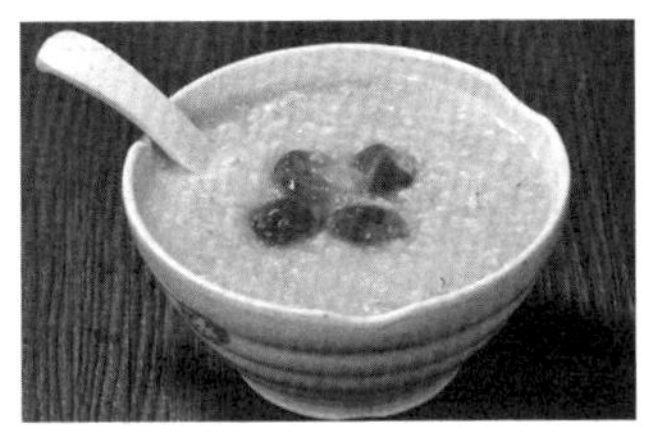

◈ 黄藤水疗肤癣

取10—30克黄藤，水煎取汁，每晚睡前清洗患处，连用5—7天。对由癣菌感染引起的皮肤红肿、脱皮者有良好的治疗效果。也可取黄藤20克，加200毫升水煮沸15分钟，过滤后洗涤伤口，可防止发炎化脓。

◈ 荨麻疹　香菜米酒擦身

浑身出荨麻疹后，将香菜泡在米酒里，然后涂抹全身，能暂时起到缓解瘙痒的作用。

◈ 冷牛奶湿敷治皮炎

取冰箱中冷藏的牛奶一袋，倒入敞口的小盆中，将5—6层纱布置于牛奶中浸透，挤至不滴流，敷于患处。1—2小时换1次即可。如果红肿轻，没有渗液、水疱，也可4—5小时换1次，此方能有效缓解日光性皮炎。

◈ 治褥疮用葱水

具体方法是：取大葱2—3棵（大葱一定要用整棵带葱须的），

洗净放入锅内，加水适量煎煮至沸后约5分钟即可，用消毒纱布或棉球蘸取葱水洗患处(注意避免烫伤)，每天可多洗几次，约4天后患处就会结痂痊愈。

◈ 白癜风患者少补维生素C

维生素C会诱发或加重白癜风患者的病情。因此白癜风患者不要服用，而且对富含维生素C的食物也要尽量少吃或不吃，如青椒、西红柿、菜花、香菜、苦瓜、柑橘、柚子、柠檬、山楂、鲜枣、草莓、杨梅、猕猴桃等，以免加重病情。

◈ 夜交藤治神经性皮炎

夜交藤50克、白鲜皮20克，放入60%乙醇500毫升中，浸泡6日后，滤除药渣贮瓶中，用时以棉签蘸擦患处，每日数次或感痒即擦。

◈ 全蝎、鸡蛋缓解荨麻疹

取全蝎1只，鸡蛋1个，将鸡蛋顶部开一小孔，将洗净的全蝎塞入，破口向上，放容器内蒸熟，弃蝎食蛋。每天2次，5次为1疗程。一般连用3—5个疗程即可痊愈。愈后应继续服半月，以巩固疗效，杜绝复发。

◈ 妙用中成药治冻疮

跌打丸：取跌打丸3—5粒，捣碎，用白酒少许调成稀糊状，外敷患处，纱布覆盖，胶布固定，每日早晚各换药1次，连用3—5天，适用于冻疮未破溃者。伤湿止痛膏：用热水洗净局部，擦干后贴上伤湿止痛膏，每日一次，2—3次即可见效，适用于未溃破的冻疮。

隔姜灸治疗冻疮效果好

材料：新鲜生姜(切片，每片约3—4毫米厚)适量，艾条1根。方法：将姜片放在冻疮上，点燃艾条，对着姜片温灸，每次半小时左右，每天最少两次。在温灸前，将艾叶煮汤熏洗患处10分钟左右，效果会更好。

云南白药治冻疮

取云南白药酊，用药棉沾少许外搽患处，每天3—4次，连续7—14天。对未破溃的冻疮，可取适量云南白药与黄酒敷患处；若已破溃者，可将白药粉撒于破溃处，消毒纱布包扎，次日便可结痂。若冬至后每天取云南白药酊外搽易生冻疮处，可预防冻疮。

冬季防治手足皲裂方

三七粉30克，麻油适量，调成糊状，装瓶密封备用，每次使用时先用热水浸泡患处10—20分钟(角质层过厚者用刀片削去)，然后擦药，每天3—4次，至痊愈止。

煮柚子皮理气止痛

煮柚子皮理气止痛：柚子皮性温，腹部冷痛，出现食滞、疝气时，可以喝煮柚子皮水理气止痛。到了冬天，长冻疮的人还可以用柚子皮水擦拭患处，治疗冻疮。

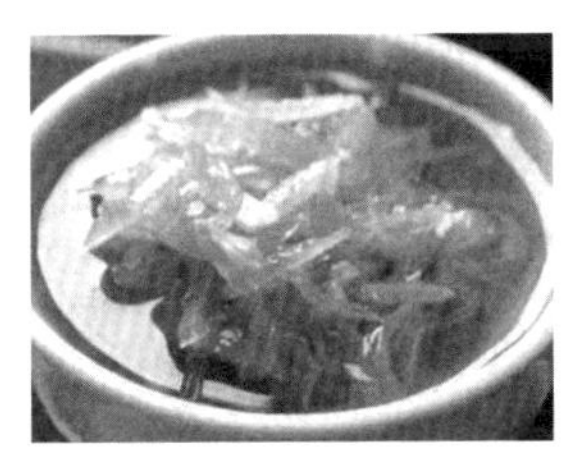

平复伤口用生肌丸

取黄芪20克，甘草100克，生乳香、没药各75克，白芍100克，天花粉150克，丹参75克，将以上药共研成细末，炼蜜为丸，每丸重 5 克,每天服 2—3 次,每次 1 丸,连用 5—7 天。

◈ 除脚上老茧两方

大葱白:每晚用温水洗脚,擦干后将大葱根部剥开,取内部葱片贴在脚垫上,用胶布固定,每晚换一次。

桂枝米醋膏:取桂枝 30 克,研末,米醋调敷患处,如双脚同患此病,应为桂枝 60 克,即每个患处各用 30 克,每晚用药 1 次。

◈ 治疗手掌脱皮验方

取白鲜皮 50 克,加 1 000 毫升水煎至 500—600 毫升,取汁趁热(40—45℃)将手置于盆内浸泡至水冷,每天 1 次,连用 10 天。

◈ 得了扁平疣贴敷蒜片

将蒜瓣切成与疣大小相同的薄片,用胶布将蒜片固定在疣上。每日早晚各更换一次,一般两周左右见效,如果患者体质好的话,四五天就能治好。

◈ 孩子腹痛出疹,查过敏性紫癜

过敏性紫癜容易误诊。很多患儿家长是偶然发现孩子臀部以下,尤以小腿、足踝部出现许多血点,或是孩子出现下肢疼痛、走路跛行时掀开孩子衣服发现出血点才引起怀疑的。医生提醒,若发现孩子有上述症状,除了进行血常规和凝血功能检查排除血小板减少或凝血功能异常,还要进行病原学和免疫功能检查,进行相应治疗,否则易反复难愈。

◈ 过敏性和神经性皮炎验方

取鲜榕树叶 30 个左右,洗净,放入铁锅内,加水适量煮 10 分钟,待温度适宜时,将煮烂后的榕树叶连同消过毒的优质海绵浸上榕树叶水，一同包入一块医用棉纱布内擦患处，一般连用1周为1个疗程。

吃香蕉防花粉过敏

日本学者近日发现，定期食用香蕉能改善过敏症状，特别是花粉过敏。研究人员认为，香蕉中丰富的维生素B6能促进血清素等大脑神经递质的合成，而血清素可有效缓解过敏症状。

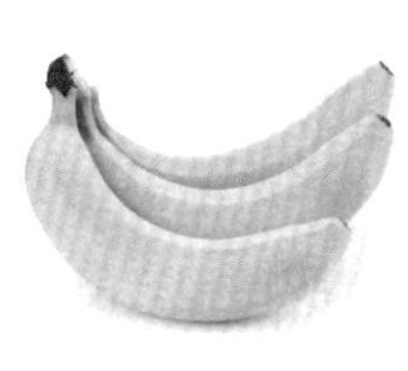

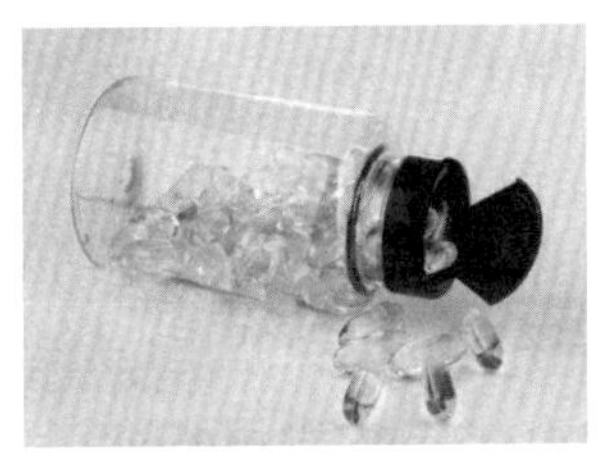

口角发炎抹点鱼肝油

孩子如果出现口角炎、唇炎，家长可选择涂抹含抗菌素的软膏，每天涂抹2—3次。也可外涂鱼肝油、橄榄油用以保湿，同时给孩子多喝水。

治手癣方

取黄柏、土茯苓各30克，水杨酸50克，苯甲酸15克，冰片五克，共研为细末，用凡士林250克调成膏状。使用前用温水泡双手15分钟，去净皮屑后涂药膏，消毒纱布覆盖，胶布固定，三天换药一次，一般用五至七次可愈。

胡萝卜抗过敏

早春肝气旺，皮肤容易出现红肿、瘙痒等过敏症状，可服用胡萝卜炒藕来预防。取1根胡萝卜切片，50克莲藕去皮切小块，将两者先焯片刻，之后爆炒1分钟即可。午餐食用，每周2次。β胡萝卜素是脂溶性维生素，

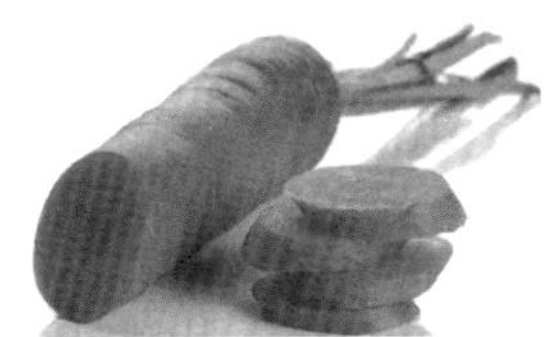

同餐最好吃些肉，以帮助营养成分吸收。

◈ 疖疮及化脓性疾病验方

取鲜马齿苋 300 克，洗净捣烂，加水 1 500 毫升煎煮，稍沸，后晾温洗患处，每日 2—4 次，或将鲜马齿苋捣成糊状敷患处，每日换药 4—6 次。

◈ 灰指甲敷凤仙花白醋

江苏读者王女士：我父亲患灰指甲多年，后来，我儿子竟也染上了灰指甲。孩子的奶奶偶然得到一偏方：取凤仙花（俗称指甲草）数朵，加少许白醋，捣烂成泥状，敷在指甲上，一小时后洗净，经两三次治疗，即可见效。

南京市妇幼保健院皮肤科马小玲主任医师点评：灰指甲即甲癣，是由真菌等微生物感染引起的。民间常用凤仙花染指甲，其鲜花汁对癣菌生长有一定抑制作用。白醋含有柠檬酸、食用醋酸、苯甲酸钠，对癣等多种真菌有一定杀灭能力。首先该验方是有一定科学依据的，但其提到的经两三次治疗即可见效，肯定是夸大的。治疗灰指甲，手指甲一般需用时三个月，脚趾甲需用时四个月。此时必须要有耐心，才能完成疗程。凤仙花与白醋同治针对少数指（趾）甲感染及浅表前缘甲盖感染或许有效，但若多个指（趾）甲感染且感染程度较重时，不推荐使用。

◈ 紫外线对银屑病或有效

研究发现，紫外线可抑制银屑病发病环节中异常的免疫反应和表皮增生，从而发挥其治疗银屑病的功效。

◈ 自制润肤膏治手裂

取白及 5 克，白芷 5 克，白藓皮 5 克，硫磺 10 克，黄蜡 10 克，地骨皮 10 克，冰片 10 克，共研细末。将猪脂（肥肉）半斤煎化后，与药末搅拌均匀，放凉后装瓶备用。用法：患处用温水洗净擦干，以药膏涂擦，用火微烤，每日 1—2 次，一般连用 3—5 天可愈。

◈ 陈香液泡脚除脚臭

茵陈、藿香、枯矾各 30 克。研为粗末，装入布袋内，用水浸泡 30 分钟，后用大火煮沸 7 分钟，温度适宜，泡脚 15—25 分钟，每日 1 次，勤换鞋袜。1 剂药可用 3 天，15 天为一疗程。陈香液浸足有芳香化湿、敛汗除臭的作用。

◈ 小儿黄水疮试试外用方

黄水疮易在秋季发生，好发于 2—6 岁的儿童。取苦仁适量，焙干研成细末，再加等量的枯矾粉混匀，用芝麻油调成糊状，外涂患处，每日 3 次，2 日后可结痂痊愈。

◈ 脚臭用藿香黄精煮水泡脚

韶关马先生：父亲每次运动完，脚都会变得很臭，后来，亲戚向他推荐一个方子——黄豆水泡脚。将 1 000 克清水和 150 克黄豆用武火煮 20 分钟，待水温降至 40 摄氏度左右再用来泡脚。该方法对脚臭很有用，连续泡 4 天左右，症状就能减轻。

广州中医药大学第一附属医院皮肤科主任医师查旭山点评：黄豆有健脾利水、解毒消肿的功效，常用于治疗食积腹胀、疮痈肿毒、脾虚水肿等问题。

但临床上很少用黄豆来治疗脚臭问题，马先生的父亲泡黄豆水之所以能够起效，是因为泡脚会增加清洁双脚的频率，使细菌繁殖减少，从而减轻脚臭。

有脚臭问题的老人，可以用藿香、黄精、苦参、甘草各 30 克煮水泡脚。同时，日常要保持皮肤干燥，多做脚部清洁，做到每天清洗数次，勤换袜子。

平时不宜穿运动鞋、旅游鞋等不透气的鞋子，以免造成脚汗过多，脚臭加剧。

◈ 百里香叶去脚臭

山东读者尹晓云：我听人说了一个治脚臭的方子——将2大勺百里香叶用开水浸泡10分钟。晾温后，取一部分药液兑水洗脚。剩下一些待冷却后，用棉球蘸药液涂在双脚上，自然晾干即可。我亲自试验过，效果很好。

河南省开封市中医院主任医师杨卫星点评：现代研究表明，百里香中所含的挥发油具有很强的抑制细菌及真菌的作用，百里香用开水煮过后，是可以治脚臭的。百里香有较浓郁的香味，也可掩盖住脚臭味。在用开水浸泡百里香时加入肉桂、柠檬草效果会更好。另外，在洗脚水中加入25克茶叶和少量食盐，水量要以刚好没过双脚为宜，浸泡并将双脚互相搓洗5—10分钟，可起到除脚臭的作用。

◈ 治疗皮肤过敏喝山楂荷叶汤

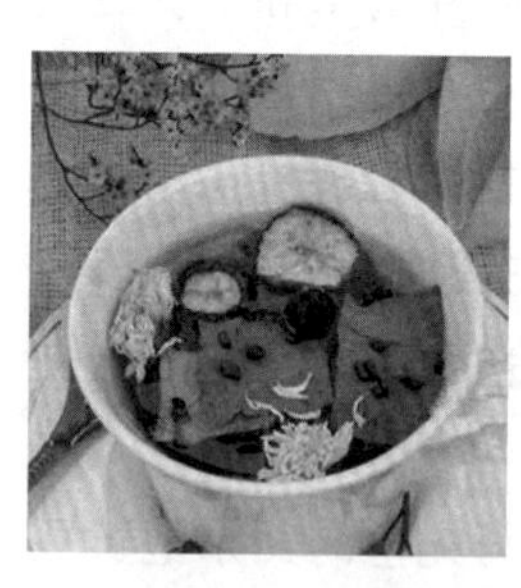

山楂15克，鲜荷叶30克，甘草3克。加水1 000毫升浸泡30分钟后，用大火煮沸再改用小火煎煮20分钟。倒出新煎汁液后，将药物再与第一次同样地煎煮一次。然后，合并2次所煎汁液，于三餐后30分钟服用，每日1剂，一般连用3—4周即可见效。

◈ 用口腔溃疡散除脚气

天津张女士：我是多年的老脚气，药用了不少，但总是复发。

后来有朋友推荐用口腔溃疡散治脚气，就是把口腔溃疡散涂在患处，连续三天。我试了以后发现，脚趾间的皮肤起了一些硬痂，脱落以后脚气也好了，到现在都没复发。

哈尔滨医科大学附属第四医院皮肤科副主任医师王永春点评：足癣（也称“脚气”）是由致病性真菌引起的足部皮肤病。人的足底和趾间没有皮脂腺，从而缺乏抑制皮肤丝状真菌的脂肪酸，而这些部位的皮肤汗腺却很丰富，出汗比较多，局部潮湿温暖，利于丝状真菌的生长。口腔溃疡散的主要成分是青黛、白矾和冰片。青黛从中医上讲有清热凉血的功效，可以治温病热盛，正对脚气之证；白矾燥湿止血，可以破坏真菌喜欢的潮湿、温暖的生长环境；冰片主散郁火，能生肌止痛。因此，使用口腔溃疡散治疗脚气确实会有实际效果。

眼科疾病防治

气温骤降当心“眼中风”

进入冬季后，气温经常会像坐“过山车”一样，忽上忽下，中老年人除了要注意避免诱发心脑血管意外，还要注意结膜下出血、眼中风、青光眼等眼病可能被诱发。

结膜下出血

“医生，快看看我爸爸的眼睛怎么了？”三四个人簇拥了一个60岁的老人来到广东省人民医院眼科诊室，每个人都满脸惊慌。广东省人民医院眼科主任张良查看了这位病人，只见他一侧眼睛的眼白处有一块呈鲜红色，经过检查发现是“结膜下出血”。张良介绍说，结膜下出血是结膜下的小血管破裂引起的，引起结膜下出血的原因有很多，如用力揉眼、酗酒、剧烈咳嗽、呕吐、大便秘结难解等。自发的出血多见于老年人或高血压、糖尿病、动脉硬化患者。在冬季，天气寒冷，血管弹性变差，更容易破裂，结膜下出血的问题则更多见。

眼中风

冬季气温下降，“眼中风”的发病率骤然升高，尤其在患有高血压、糖尿病、心脏病、动脉粥样硬化的中老年人中发病明显。

张良介绍说，“眼中风”与“脑中风”一样，多发于中老年人群，高血压、糖尿病、高脂血症、动脉硬化等疾病是重要的基础病变，病因是血管硬化、血管内皮损害形成血栓，或者血管壁上的粥样硬化斑块脱落栓塞血管。在冬季气温较低的情况下，血压更易升高、血管痉挛更易发生，正如会增加脑中风的发病率一样，也会增加“眼中风”的发病率。通常表现为突发性、无痛性的视力急剧下降或丧失。

“眼中风”属于眼科急症，救治“眼中风”需要争分夺秒。张良指出，患者必须尽快接受有效治疗，包括溶栓、扩张血管、吸氧、降眼压等措施。如果救治及时，患者是有机会恢复一定视力的。在冬季，老年人尤其要注意保暖，谨防血管痉挛引发疾病。

紫苏柠檬防黄斑病变

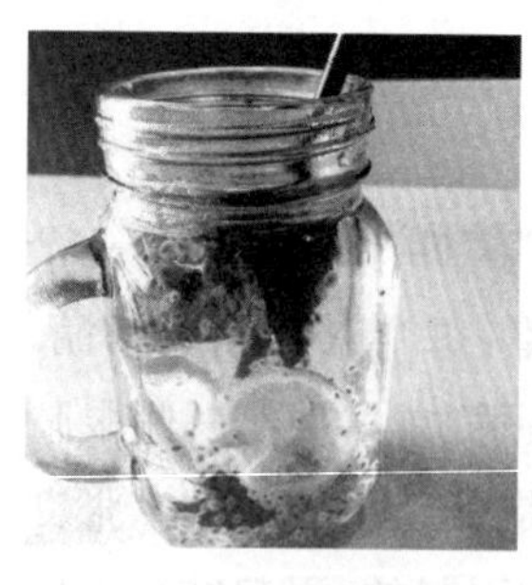

随着年龄增长，黄斑病变发病率逐渐增加，出现视物变形和视力下降，常喝紫苏柠檬汁可有效预防，并对早期黄斑病变有辅助治疗功效。取 15 克紫苏煮水，半个柠檬榨汁，将柠檬汁连同果肉放入紫苏汁中饮用，每天 1 次。饭后饮用效果更好。

◈ 巧用胡萝卜治眼病

夜盲症：取胡萝卜500克，鳝鱼肉200克，均切成丝，加油、盐、酱油炒熟后食用，每日1次，6天1个疗程。

角膜软化症：取胡萝卜100克，鸡蛋1个。将胡萝卜切片，放入锅中，加水适量煮沸，打入鸡蛋，加调料适量调味，喝汤吃蛋，每日1次，7天为1个疗程。

◈ 车前子能治青光眼吗

山东梁女士：我前不久患上了急性充血性青光眼，当时起病较急，感觉头痛、眼睛胀痛，还伴有恶心呕吐、视物不清、口干、便秘等症状。同事给了我一个方子，服用后果然有效。具体方法是：取车前子60克，加水300毫升，1次煎服。1小时后小便增多，大便泻下，头痛、眼痛减轻。据说2—3剂可愈。请专家点评。

中国中医科学院眼科医院接传红教授点评：这位患者得的是急性闭角型青光眼，起病较急，表现为眼胀痛、视力下降，伴头痛，严重的有恶心、呕吐。急性发作多在夜晚，急诊确诊后多用降眼压药水点眼和口服降眼压药，严重者静脉输液，或者进行前房穿刺。对于全身症状明显的患者，可辅助口服中药以减轻症状。

车前子具有利水通淋、清肝明目的作用，治疗急性发作性青光眼和眼压升高，理论上是可行的，但必须要先明确诊断，以免耽误病情。

◈ 饮食调治青光眼

小麦红枣煎汤饮　取小麦50克，红枣10枚，加水适量共煎汤，每日2次，早晚各饮服一次。

莲子百合饮　取莲子30克，百合30克，加水适量，文火炖烂，用白糖调饮，每日一剂，于睡前食用。

治倒睫小验方

木鳖子1个，去皮捣烂为末，药棉少许摊开如铜钱大，放粉末少许，药棉包裹粉末卷成长圆形，塞入鼻内，以不胀且能正常呼吸为度。右眼倒睫塞左鼻孔，左眼倒睫塞右鼻孔，双眼患者则左右鼻孔轮流塞之，12小时换药1次，三五次即愈。倒睫初起不久者，放药一夜，次日即愈。

鹰视狼顾转眼珠

经常用眼的人做一做“鹰视狼顾”。“鹰视”就是像老鹰寻找猎物一样，慢慢地睁开眼睛，向远处眺望，尽量不眨眼睛，坚持2分钟，再闭目休息。“狼顾”是身不动而回头看，瞪大双眼，尽量使眼球沿顺时针和逆时针转动。远眺能调节睫状肌等眼部组织，从而缓解眼睛疲劳。

用艾叶泡脚祛除“熊猫眼”

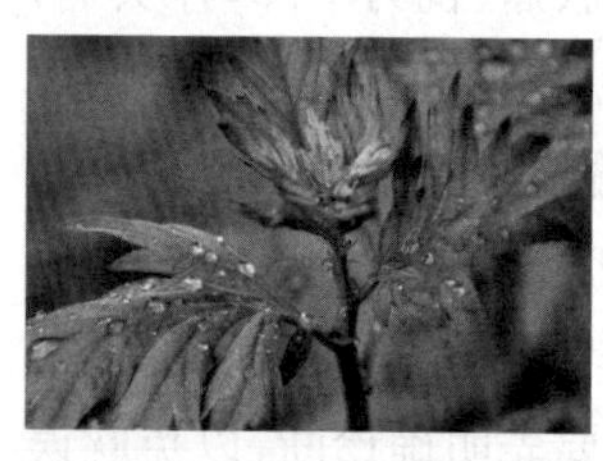

取艾叶一小把，煮水后泡脚或用纯艾叶做成的清艾条取1/4，撕碎后放入泡脚桶里，用滚开的水冲泡一会儿，等艾叶泡开后再兑入一些温水泡脚，泡到全身微微出汗。一般连泡数次，约2—3天后即可有效。同时要多喝温开水，不吃寒凉的食物，注意休息。

治老花眼有妙方

牛奶250毫升，花生酱15克，白糖20克，精盐一克。将市售花生酱、白糖、精盐分别放入锅中，缓慢倒入牛奶，连倒连搅拌均匀，置于小火上加热，临近沸腾时离火即成。早餐时与早点同时服食，一次吃完。此方主治气血两虚型老花眼。

◈ 使用不同眼药水膏，最好间隔 10 分钟

使用不同眼药水，最好间隔 10 分钟左右，保证都被充分吸收，而且不会相互干扰。

如果需要同时使用眼药水和眼药膏，请先使用眼药水，等其完全吸收后再用眼药膏。这是因为膏状药物在眼内需要较长时间吸收，间隔时间不足时会影响眼药水的吸收。

◈ 防治老花眼 常按养老穴

养老穴位于手腕处，准确的取法是先将掌心向下，在手腕处突起的骨头最高点取穴，然后屈肘掌心转向胸前，穴位恰好落在了该突起骨头附近的缝隙内，此处便是养老穴。按摩方法一般以指揉法为主，用手指腹放在该处穴位上，腕部放松，做柔和而有渗透力的摆动，每日 1—2 次，每次约 10 分钟即可，手法宜轻，不可过强刺激。

◈ 红番薯叶、羊肝治夜盲

红番薯叶 150 至 200 克，羊肝 200 克。薯叶洗净，切碎；羊肝切片，加水同煮。食肝饮汤，连服三日，每日一次。补肝养血，清热明目，用治夜盲，红皮黄肉番薯之叶效果最好。

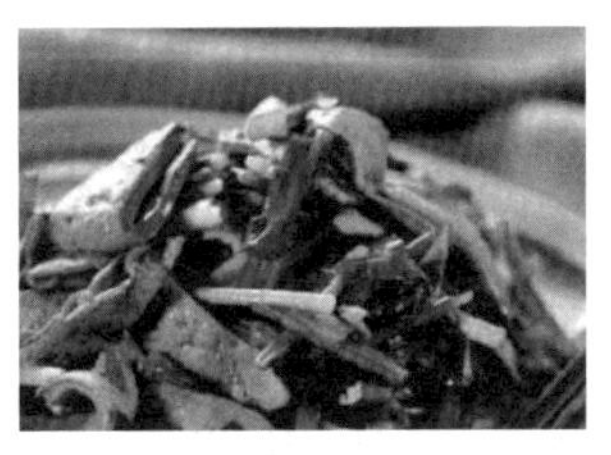

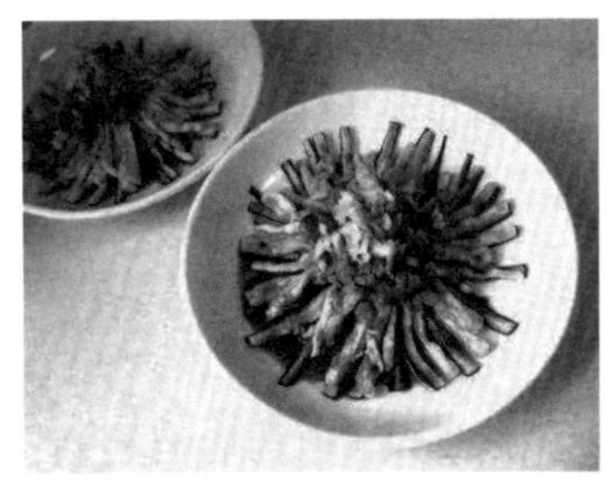

◈ 菊花蒸茄子，清热明目

取菊花 10 克，紫茄子 1 个，精盐、醋、麻油各适量。将菊花洗净后放入锅里，加适量水，煎煮至沸，去菊花留汤备用；将洗净的紫茄子

(带皮)切成条状后，将其与菊花汤同放入碗中，隔水蒸熟，约蒸15—20分钟；放入适量麻油、精盐、醋，拌匀即成，有滋阴平肝、清热明目的功效。

眼皮肿喝芪苓粥

老人早晨醒来眼皮浮肿，活动后减轻，有可能是肾病的征兆。生黄芪3克，常法煎煮后去渣留汁，然后加入粳米50克熬粥，熟时加茯苓粉5克，再煮沸3分钟即可。每日吃1次，连续1周为1疗程。

胡萝卜猪肝汤缓解视疲劳

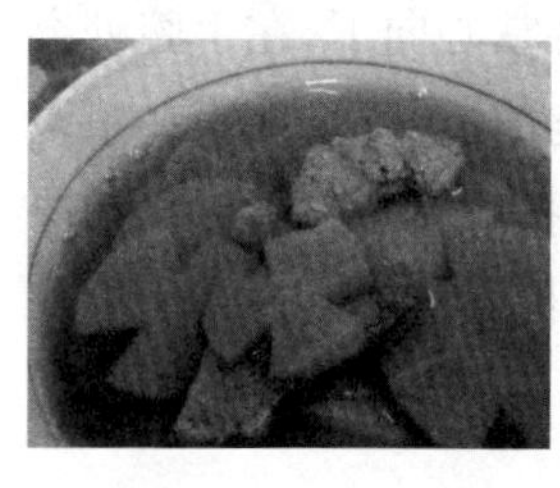

山东汪女士：前段时间，我经常熬夜加班，眼睛很累，视力也下降不少。朋友告诉了我一个缓解视疲劳的偏方，具体方法是：猪肝200克、胡萝卜250克、姜3克、盐2克，煮成汤羹，吃稠喝稀，我坚持用了一周，感觉确实有效。请专家点评。

郑州大学第二附属医院眼科主任医师秦萍点评：用胡萝卜猪肝汤来缓解视疲劳是一种值得推荐的方法。胡萝卜、猪肝都富含维生素A，维生素A对预防视力减弱有不错的效果。因为维生素A可调节视网膜感光物质的合成，提高熬夜工作者对昏暗光线的适应力，防止视觉疲劳。同时，胡萝卜猪肝汤口味鲜美，不会对人体产生副作用，可放心食用。此外，出现视疲劳症状的人，还应多吃富含叶黄素的食物，如猕猴桃、橙子、柑橘、芒果、玉米、蛋黄、南瓜、甘蓝等。因为叶黄素是很好的抗氧化剂，能避免视网膜在吸收光线时受到氧化伤害，较好地保护视力。

三子黑豆汤治飞蚊症

取黑豆30克泡软，与桑葚子、女贞子、枸杞子(中药店有售)各

3 克同入砂锅，加水 1 000 毫升，煮至豆熟后吃豆喝汤。每日 1 剂，连续 2 周。

◈ 白内障患者按摩眼皮

用大拇指指腹按摩上眼皮，用食指指腹按摩下眼皮。从内眼角搓摩到外眼角，像一点点在描画眼睛轮廓的骨头一样地按摩。一个地方按五秒，一天做两次。需注意的是用手指按压眼窝骨的边缘部分，按摩的力度不要过大，此法能改善白内障、干眼病等。

◈ 补充维 E 防白内障

多食用富含维生素 E 的食物（如菠菜、花椰菜和植物种子），能将人们患上白内障的风险降低 1/4。每日从饮食中获取的维生素 E 超过 7 毫克就能显著降低人们患上白内障的风险。饮食中维生素 E 的良好来源包括坚果和植物油，以及全粒谷物、贝类、鳄梨等。

◈ 白内障喝玉橙汁

眼睛晶状体硬化、变性、混浊，就会导致白内障，常喝玉橙汁能预防。鲜玉米粒 50 克，鲜橙肉 150 克，凉白开 100 毫升，一同榨汁饮用，隔日 1 次，可长期坚持。

◈ 巧用白及治疗眼外伤

辽宁沈阳李则伦：白及 60 克，加水 500 毫升煎煮取汁约 200 毫升；药渣加水 300 毫升煎煮取汁约 200 毫升，将两次所煎煮的汁液混合在一起，另取 10 平方厘米的折迭的多层纱布，放入白及液中，浸泡 30 分钟，患者取仰卧位，将纱布敷罩在眼眶之上，外戴眼罩，不影响活动，具有收敛止血、消肿生肌的功效。

白及味苦，甘、涩，性微寒，入肺、肝、胃三经，具有收敛止血、消肿生肌的功效，历代本草都提到将其研末调敷可治外伤出血。现代药理研究表明，白及含有挥发油、黏液汁、淀粉，有较好的局部止血作用。

◈ 宝宝发烧，别忽视护眼

发烧时，孩子体内缺水，眼睛会非常干燥。因此，家人要注意给他补充水分，防止缺水引起眼睛干燥，另外，家长要经常用干净毛巾帮他擦眼屎，滴些眼药水，以免角膜引起感染。

牙周炎　牙痛　口腔溃疡防治

◈ 复方丹参治口腔溃疡

复方丹参片每次 3 片，每日 3 次；知柏地黄丸（浓缩丸）每次 8 丸，每日 3 次，均在饭后 30 分钟用水送服，10 天为 1 个疗程，连续服用 2 个疗程。

◈ 桂花粉治口疮

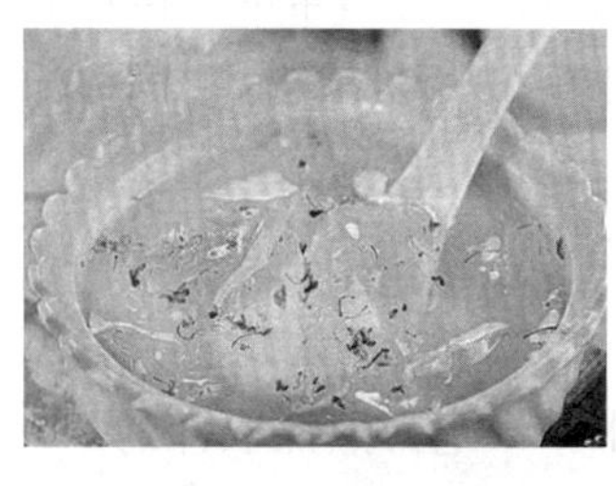

广州读者陈女士：最近了解到一味治疗口腔溃疡的方法：取桂花适量，晾干研为细末，取少量桂花粉，吹入口腔溃疡处，一般用药 1—2 次可痊愈，重者用药 3—4 次。请专家点评。

天津中医药大学第二附属医院心内科副主任医师江海涛点评：桂花性味辛温，有散寒破结、化痰止咳的功效。但口腔溃疡的病机分寒热湿等不同类型，不可能以一个方子包治。如脾胃湿热型的口腔溃疡，伴有胃部、腹部闷胀、厌食或面目肌肤发黄、皮肤瘙痒等。治疗用黄连、半夏等苦味和辛味的药物来调理脾胃。如果是肝胆湿热型的溃疡，多伴有胁肋胀疼、口苦、没胃口、腹胀、舌红苔黄腻等，可用龙胆泻肝丸以泻肝清热。对于口腔溃疡一定要辨证为下寒导致的虚火用本方才有效，如果是湿热实火，用桂花会导致火上浇油，加重口腔溃疡。

小儿口疮药粉敷脐

用吴茱萸、干姜、木鳖子各适量，研成细末，用凉白开调成糊状，敷于脐部，连用 3 至 5 天，能治疗小儿口疮。

白菜蒜苗汁治疗口腔溃疡

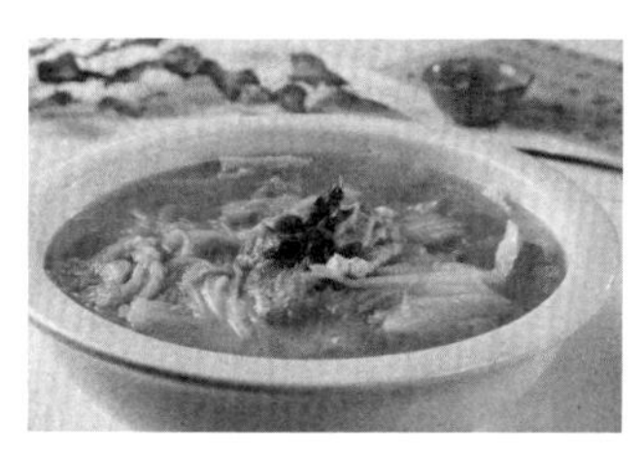

取白菜根 60 克，蒜苗 15 克，大枣 10 个，水煎服，每次 100 毫升，每日 2 次，连服 3 天，可治口腔溃疡。

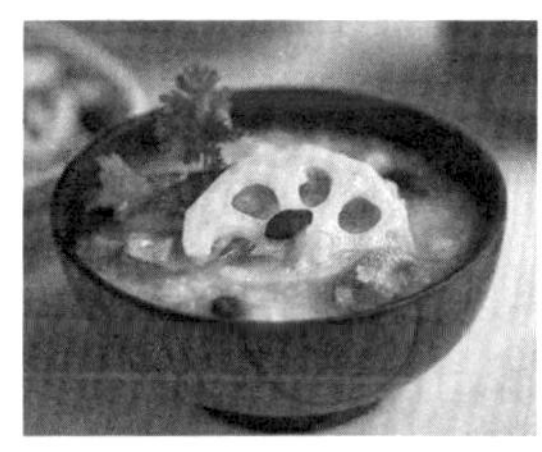

口腔溃疡　喝点蜂蜜莲藕粥

用藕 200 克，糯米五十克，蜂蜜 5 克，白糖 15 克，一起熬制成蜜汁甜藕粥可有效缓解口腔溃疡症状。

口腔溃疡患者可服莲心石竹茶

取莲心 5 克，石竹花、百合各 10 克，麦冬 15 克，冰糖适量，将莲心、石竹花、百合、麦冬置砂锅中，加水 100 毫升，大火烧开，小火煎煮 20 分钟，滤出清汁，加冰糖，晾凉服用，或将上述药物置保温杯中，用开水冲泡，焖 20 分钟后即可服用。

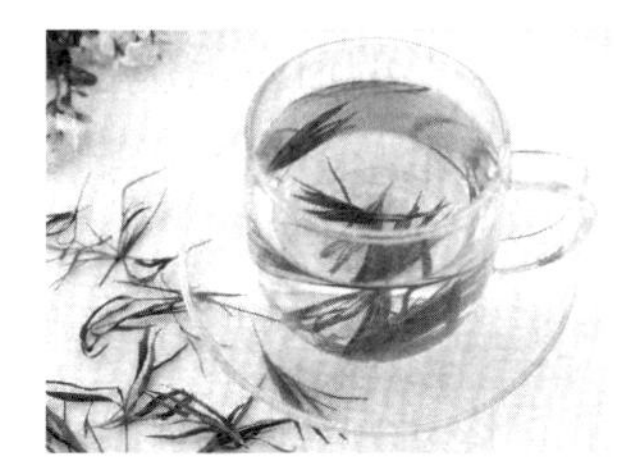

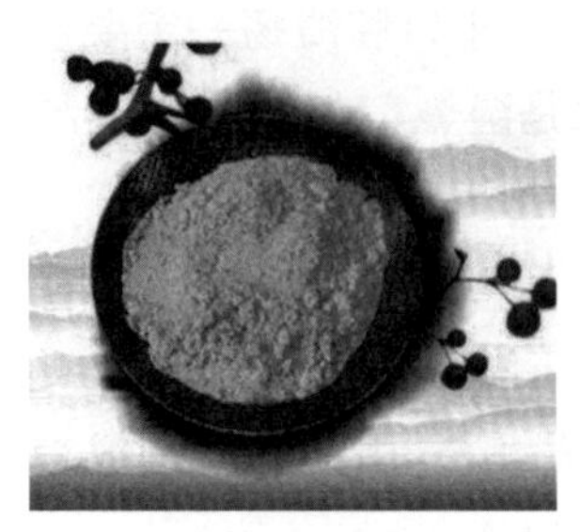

治口腔溃疡　试试蒲黄粉

取蒲黄粉适量，用淡盐水漱口，然后用医用棉签蘸取蒲黄粉擦患处（擦完蒲黄粉不要说话，也不要吃东西），10 分钟后用淡盐水漱口，一天可以多用几次，没有副作用。试用 7 天后，口腔溃疡就痊愈了。

治疗口腔溃疡有妙方

如果口疮反复发作，溃疡表面覆盖着白苔，中间基底部凹陷，四周略微隆起，颜色不红，同时有些气短，应该考虑是虚火上炎所致，这时可取生地 15 克，石斛 10 克，甘草 2 克，青梅 30 克，加水适量同煮 20 分钟，去渣取汁，每日分 2—3 次服，一般连用几天即可见效。

蒜汁混合牙膏可治反复溃疡

清洗干净口腔后，将大蒜汁混合牙膏涂在口腔溃疡的创面，一天擦六七次。研究表明这个方法治口腔溃疡很好。

反复口腔溃疡　警惕白塞氏病

98％的白塞氏病患者以口腔溃疡为首发症状，且反复发作，如不及时治疗，可累及消化系统、神经系统、血管等。

口腔咽喉运动缓解睡眠呼吸暂停

运动方法：1. 用牙刷用力刷舌头中间，还有舌头左右两边，每回 8 次。2. 用力将舌头上顶前颚，再向后侧喉咙下滑。3. 再将舌头用力向后卷共 8 次。4. 张开嘴，提高喉咙，同时发出“A”

声音。5.将食指放在牙齿外侧，用力将脸颊肌肉向外推，连续做8次。

◈ 丁香粉快速止牙疼

丁香有公丁香、母丁香之分。人们常把未开放的花蕾称为“公丁香”，而把成熟的果实称为“母丁香”。

具体做法：取公丁香10粒研末，牙疼时将药末纳入牙缝中。此方治牙疼，一般数秒即能止疼，重者连续用2—3次。

◈ 荷叶茶缓解牙痛

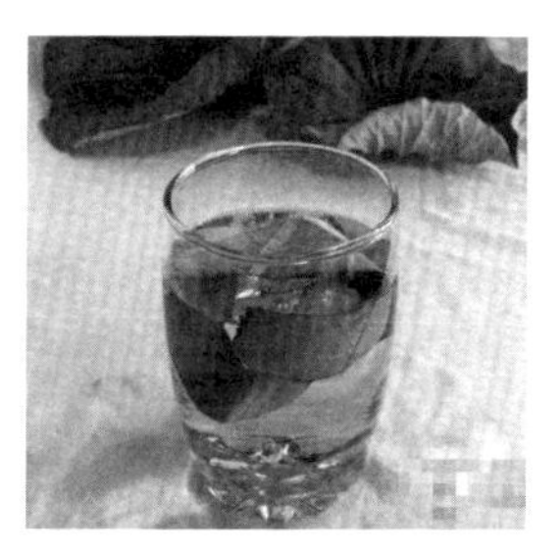

取干荷叶20—30克，水煎15分钟左右，代茶温服，每日两次。此方适用于牙髓炎、牙周炎、牙槽脓肿、根尖周炎，以及冠周炎等引起的牙痛。

荷叶性凉，寒性体质、患有胃肠疾病的人尽量不用此方。

◈ 小孩龋齿痛　海桐皮含漱

广东省中医院肿瘤科副主任医师柴小姝：当住院医师时，隔壁邻居小孩龋齿闹牙痛，一直睡不着，半夜里哭了好几次。因为我小时候龋齿痛时，试过一个很灵的偏方，就是用海桐皮泡水漱口。于是告诉邻居，让他买15克海桐皮，加开水100毫升，浸泡15分钟，等水变温时，让孩子含漱1—3分钟，一日2—3次，牙痛消失后停药。

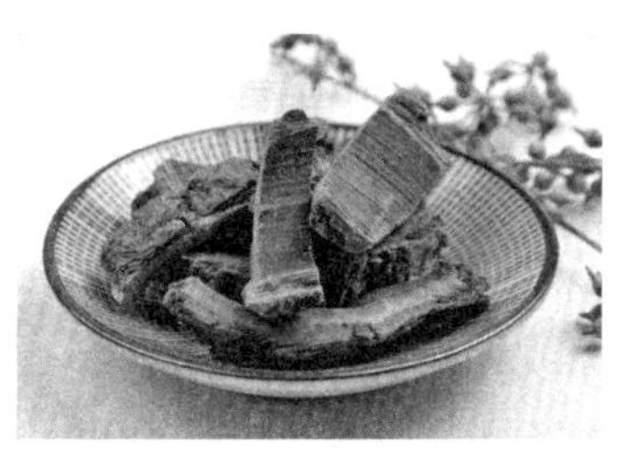

海桐皮的功效主要是驱风通络、生肌止痛，可用来治疗风湿，也能治牙痛。现代药理研究认为，海

桐皮所含的多种生物碱有抑制致病细菌、真菌及镇静、止痛效果。邻居听我这么说，表示回去先试试这办法，后来他告诉我，说这个方子真是好，小孩按照我说的方法，含漱了几次，就感觉牙痛大大缓解了。这个方子应急虽然不错，但若孩子的龋齿严重，还是得去牙科看看。

洗牙三注意

1.洁牙后1周内对冷热刺激敏感，在洁牙后应尽量避免冷热刺激。2.患心脏病、血液病、传染病以及急性炎症患者，慎重洁牙，尤其是心脏病患者若置有心脏起搏器，忌用超声波洁牙。3.女性怀孕或生理期间尽量避免洁牙，以预防妊娠性牙龈炎，减少牙龈出血肿痛等症状。

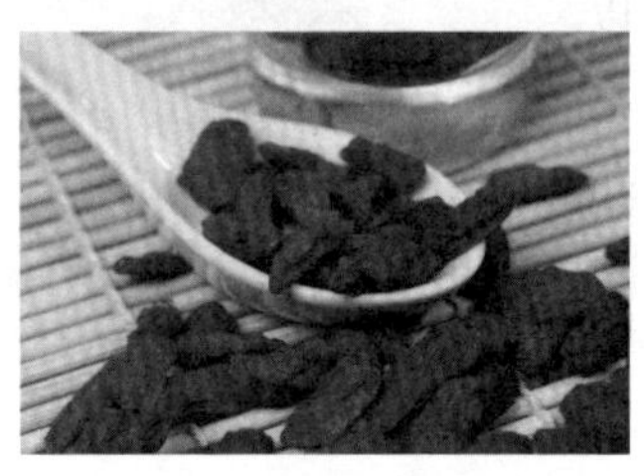

嚼枸杞防牙龈萎缩

取20粒枸杞，清水浸泡5分钟后放入口中嚼碎，与牙龈充分接触，3分钟后咽下。每日1次，连续2周。

着急上火、牙龈出血，试试“四鲜饮”

有些人着急上火、压力大时，很容易犯牙龈出血的老毛病，可以试试将洗净的鲜藕节、鲜青萝卜、鲜胡萝卜、仙人掌等按同比例榨汁的偏方。建议每种食材选择50—100克，每次喝50—100毫升，每天喝1—2次，连续喝2—3天，见效即可停用。

牙龈出血不都是口腔疾病

肝脏疾病　肝脏疾病可使凝血酶原或纤维蛋白原减少。

血小板减少性紫癜患者口腔黏膜或牙龈受到损害后，会出血不止。

再生障碍性贫血　再生障碍性贫血患者可出现广泛的牙龈出血。

另外，白血病、血友病、肿瘤等疾病，也可引起牙龈出血。

◈ 蛤壳冲水服　牙龈出血止

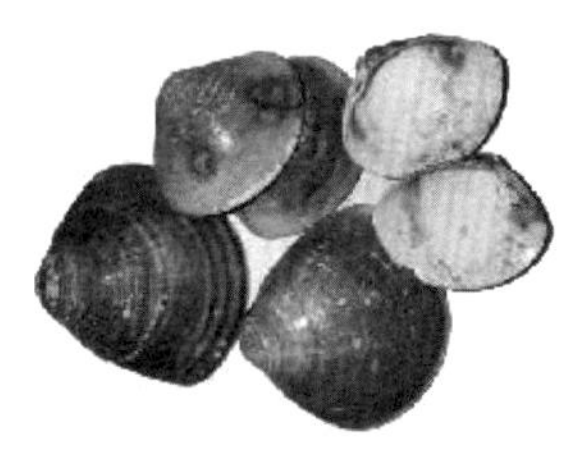

四川彭州胡佑志荐方： 蛤蜊壳 30 克，槐花炭 15 克，共研成粉，混匀后装瓶备用，每次使用时取药粉 3 克，温开水冲服，每日 3 次，一般连用 5 天牙龈出血即止。

成都中医药大学副研究员蒲昭和点评： 牙龈出血以牙龈、牙周发炎引起者最为常见。另外，牙结石、食物嵌塞、局部刺激或全身系统性疾病等也可导致牙龈出血。

蛤蜊壳又称为蛤壳、海蛤壳，其味咸性微寒，具有清肺化痰、软坚散结、利水消肿、敛疮除湿等功效，常用于治疗痰火咳嗽、胸胁疼痛、痰中带血、瘰疬等症。槐花即洋槐花（含苞未开者称槐米），味苦性微寒，具有凉血止血、清肝泻火两大功效，常用于治疗肠风便血、痔血、血痢、尿血、便秘等症。蛤壳、槐花炭合用，具有较强的清热泻火、凉血止血功效，最适用于肝火过盛、胃肠炽热所致的牙龈出血（血色鲜红），同时兼有牙龈红肿、口臭、大便干结等症状。但脾胃虚寒及阴虚发热而无实火者，则当慎用此方。

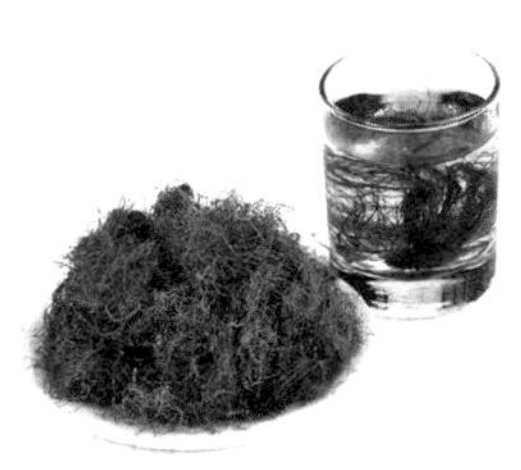

◈ 玉米须饮　止齿龈出血

甘肃读者胡女士： 我今年 30 岁，刷牙时常常牙龈出血，口腔并无异味，有人介绍给我这么一个偏方，玉米须 50 克，置保温瓶中，以沸水适量冲泡，盖闷十多分钟，1 日内分数次饮完，每日 1 剂，7 天为 1 个疗程。

天津中医药大学附属第二医院心内科副主任医师江海涛点评：牙龈出血多因虚火上炎造成，玉米须能够利尿、泄热通淋，所以它善于引热下行，把上面的虚火降下来，达到止血的目的。同时它性味甘平，不像苦寒药那样凝滞，具有止血不留淤的优点。玉米须不会留淤的原因正是它的通络作用，能疏通血管，降低循环的阻力，可治疗高血压。

此方用于治疗虚火上炎造成的牙龈出血是有一定作用的，可以一试。如果效果不大，可以再加生地、茅根以滋阴。

牙齿发黄，小苏打刷牙

取小苏打和食盐各半勺，再加一滴薄荷精油或橄榄油，搅拌均匀，每周用其刷 1 次牙。

掐脚背治牙龈肿痛

在脚背第二、三趾间，趾蹼缘后方赤白肉际处，有足阳明胃经的荥穴——内庭穴。用双侧大拇指指甲分别掐同侧脚背内庭穴，掐一下放一下，约一秒钟一次，连续掐七十二次。早晨七至九时胃经流注时间掐，效果最显著。

燥湿祛痰方治“磨牙”

四川读者梁先生：我今年 66 岁，夜间经常磨牙，家人对此很有意见。于是我积极搜寻治疗之法，终于在一本偏方集上看到如下方子：半夏、茯苓、橘红、石菖蒲、炒焦荷叶各 6 克，甘草 5 克，水煎服，每日 1 剂，分 2 次服。真想不到，我只服了 3 剂，磨牙就基本消失了。

成都中医药大学中医药情报部副研究员蒲昭和点评：一般说，夜间磨牙以小儿多见，西医认为其与肠道寄生虫、胃肠功能紊乱、精神兴奋等因素有关。

上方是已故著名中医岳美中曾用过的治磨牙经验方，也是燥湿祛痰名方“二陈汤”的加味方。本方中半夏燥湿化痰，和胃止呕，消痞散结；橘红可理气化痰，使气顺则痰降；茯苓能健脾利湿，痰由湿生，无湿则无痰；甘草和脾补中，脾胃健则湿易化，痰自消；焦荷叶有助脾祛湿之功，且能调脂减肥；石菖蒲则能开窍化湿、通泄胃浊，起到化湿、祛痰的作用。诸味配伍，具有燥湿化痰、理胃和中的功效，对痰阻湿困引起的夜间磨牙症有较好疗效。

两味拔毒散治腮腺炎效果佳

腮腺炎，发于冬春两季。

具体方法是：取雄黄、白矾各等份，共研成极细末，用米醋调成糊状外涂患处，每日4—6次。

“釜底抽薪散”治好儿子的腮腺炎

前几天，儿子发烧，耳朵下肿痛，长痄腮了。我先用药退热，再用治疗腮腺炎的特效偏方“釜底抽薪散”外敷双侧脚心涌泉穴（脚心偏上的凹陷处），没想到只用了4天，让儿子吃不好，睡不好的急性腮腺炎就彻底治愈了。

“釜底抽薪散”：大黄20克，胆南星、牡蛎各15克，生地25克，吴茱萸、胡黄连各10克。用法：上药共研极细末，加适量米醋调匀。先用酒精棉球将双侧脚心涌泉穴消毒，然后把膏药外敷双侧涌泉穴处，纱布覆盖，胶布固定，每日1换，一般连用三四天即可痊愈。

耳聋　耳鸣防治

老年性聋要配助听器吗

目前，中国老年人口已经达到1.3亿，老年性聋已成为现代社会最为常见的慢性疾病之一。然而也有部分人由于遗传因素和环境因素（如噪声接触、吸烟、耳毒性药物应用、高血压、长期处于高度紧张的工作环境中等高危因素）的影响过早出现听觉的衰退，老年性聋的发病有向中年化发展的趋势。

尽管助听器是老年性聋最有效的康复手段。然而，由于多种原因，老年人助听器选配缺乏主动性，老年人对助听器的接受率不高。在发达国家15%—30%的老年性聋患者选配有助听器，在我国老年性聋患者助听器的选配率更低。

其实，老年性聋患者应早期进行听力评估和助听器选配，使患者早期掌握助听器的使用，更乐意接受助听器。研究发现大于70岁的老年性聋患者较年纪轻的患者不太容易接受助听器，可能同患者年龄大、助听器使用过程中需要微细动作、患者听力的进一步下降、言语辨别率恶化有关。实验认为助听器放大的声刺激能加速听觉中枢的听觉神经再塑。老年性聋早期助听器选配将能减缓听觉退行性病变的发展，有利于听觉功能的保护。

目前已明确双侧助听器验配能防止听觉剥夺现象。双侧听力下降患者，如仅单耳配戴助听器往往导致未配戴助听器耳出现听觉剥夺现象，即所谓的阈上不对称现象。

普通助听器，大多只是一个简单的声音放大器。一个较响的声音再加上助听器的放大，病人很有可能受不了。另外，助听器虽然将声音放大了，但患者自身的分辨能力较差，如果不是有针对性地放大，也很难收到满意的效果。这也就是许多神经性聋的患者对助听器不满意的原因。

因此，老年性聋患者应认识老年性聋的危害，早期进行助听器选配。如条件允许，可双侧选配数字式助听器，享受幸福安康的晚年。

"鸣天鼓""压涌泉"治耳聋耳鸣

两手紧按两耳的外耳道，用食指、中指和无名指轻轻敲击头的后脑勺，发出的声音如同击鼓，被称为"鸣天鼓"。两脚穿上鞋底薄点儿的鞋子，在石子上走路，刺激双脚的涌泉穴，可简称为"压涌泉"。此法一方面提高听力、醒脑通窍，另一方面调补肾元，防治头晕健忘、耳聋耳鸣等。

中药泡脚缓解耳鸣

具体方法为：睡前用中药牛膝、当归、磁石等煎水沐足，每天1次，每次30分钟为宜。将煎好的中药（1 000 ml）加热至70℃，倒入盆中，待药液温度降至38℃—42℃时，把双脚伸进盆中，双脚来回搓洗，不断按摩双足底的涌泉穴，直至感到穴位酸胀为止。

喝浓茶会加重耳鸣

喝浓茶、咖啡等都可以让原有耳鸣症状加重，原因是茶叶和咖啡中的咖啡因会影响血液循环系统，扩张皮肤血管及收缩脑血管。当供应听觉的血管出现收缩，引起供血不足，可能就会加重耳鸣。

党参酒枣治耳鸣

取大枣100克，党参15克，一同放入带盖的玻璃或陶瓷器皿中，倒入约500毫升黄酒。密封后置于阴凉通风处保存10日，之后每次取泡好的黄酒10毫升、大枣1枚，佐餐食用，每日1次。

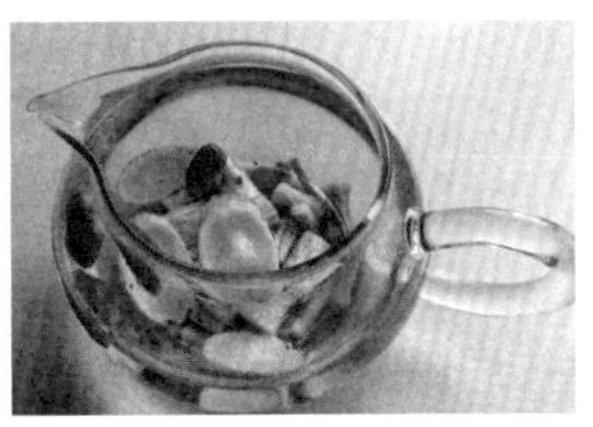

鼻炎及鼻子疾病防治

鼻炎喝白芷金银花茶

安徽王女士：我患鼻炎20多年了，经常鼻塞流涕头痛，感冒时就更严重了。中西药吃了不少仍时好时坏。后来家人寻来一个偏方，据说对治疗鼻炎导致的感冒流涕、鼻干、咽干疼效果十分好，具体做法如下：白芷、防风各5克，金银花15克，加水煎后取汁，加白糖适量调味。想请教专家此方是否有效？

中南大学湘雅医院中西医结合科教授王东生点评：喝白芷金银花茶对初期鼻炎或者是鼻炎患者突然感冒，以致鼻炎加重时，有一定效果。白芷味辛，性温，归肺、胃、大肠经，其芳香升散，具有祛风解表，散寒止痛，除湿通窍，消肿排脓的功效；防风是一种既能让人发汗又能迅速止汗的神奇草药，它以根入药、性温味甘，是不可多得的解表中药材之一；金银花清热解毒。这三味药煎成茶喝，对感染风热、程度较轻的鼻炎病人有一定的改善作用。鼻炎病人通常体质和免疫力差，要改善鼻炎，根本还是锻炼身体，增强体质，不能一味地以为喝保健汤药就能一蹴而就。

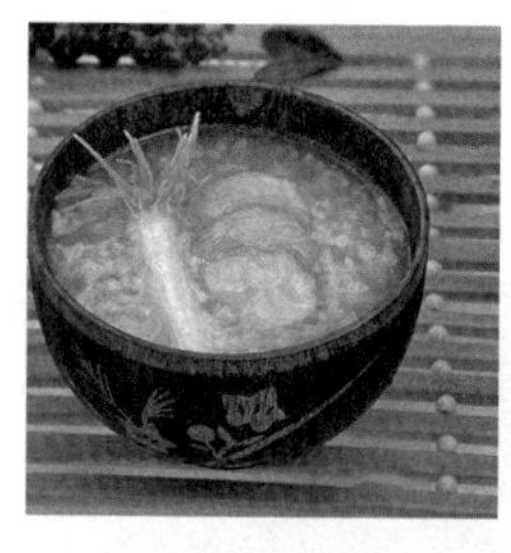

鼻炎喝点菟丝子细辛粥

先将15克菟丝子洗净、捣碎，然后和5克细辛一起用水煎，去渣取汁，再将100克粳米加入药汁中煮成粥，食用时调入白糖即可。对肾虚所致的鼻炎可起一定作用。

治鼻炎验方

取辛夷、苍耳子各12克，黄芩3克，连翘、蒲公英各10克，水煎服，每日1剂。一般情况下，急性萎缩性鼻炎3剂即可见效，慢性1周也会有所好转。此方具有清热、凉血、解毒的功效。

◈ 皂荚粉治过敏性鼻炎

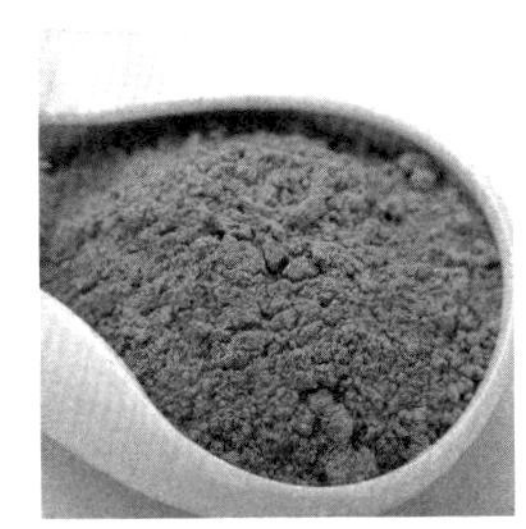

四川绵阳读者林先生： 几年前我患过敏性鼻炎，冬季常发，并久治难愈。有朋友介绍一单方。方法：用皂荚适量研末，取少许吹入鼻中，同时，将其与食醋调成膏，取豆粒大小敷于双侧鼻旁迎香穴，早晚各1次。连用7日后，症状缓解，再用7天，就完全消除了。请专家点评此方的治病机理。

成都中医药大学副研究员蒲昭和点评： 过敏性鼻炎是机体对某种物质过敏而引起的鼻部疾病，主要症状为突然鼻痒、打喷嚏、流清涕(或脓涕)、鼻塞等，且反复发作。过敏性鼻炎中医称之鼻鼽，药末吹鼻(搐鼻)法是中医治疗多种鼻病方法之一。

皂荚又名皂角，为豆科植物皂荚的果实。其味辛、咸，性温，有小毒，具有祛痰止咳、开窍通闭、排脓散结等功效。皂荚因善开窍，能使肺气宣畅，鼻窍通利，古人常用其药末吹鼻中，救治突发昏迷、口禁不开、痰壅鼻塞等急症。药理研究表明，皂荚所含皂甙有降低表面张力、促使黏膜血液循环的作用，并有抗菌消炎、祛痰功效。另外，迎香穴位于鼻翼外旁开5分(约为大拇指宽度的一半)，鼻唇沟内，本穴主治鼻炎、鼻塞、鼻病、牙痛等症。调皂荚末敷于迎香穴，有助于增强治疗效果。

◈ 揉擦鼻子防治鼻炎

将右手食指放在鼻尖处，以顺时针和逆时针方向交替揉动，由鼻尖至鼻根，再由鼻根到鼻尖，反复约二十至三十次；再用手指推擦鼻子两侧，自迎香穴至鼻根部。

“装蒜疗法”治鼻炎

“装蒜疗法”，就是每天用一个蒜瓣，切成正好能装鼻孔的样子，把周围刮一下，露出汁，塞到鼻子里，用口呼吸（雾霾时就免了），每天早晚各一次（中午可加一次）。我坚持了两个多月，鼻炎明显好转，现在已经完全好了。

过敏性鼻炎，饮五味石膏汤

读者陈女士：我患过敏性鼻炎多年。后来，朋友给我推荐了五味石膏汤，我用过果真有效。方子是五味子 3 克，生石膏、杏仁、法半夏、元参、茯苓、桔梗、生姜各 9 克。一起煎煮，取药液服用。请专家点评。

开封市中医院耳鼻咽喉科主治医师张新响点评：过敏体质的人在吸入过敏原后，引发一系列生化反应，使鼻黏膜处于致敏状态。治疗以清热解表、健脾祛痰、敛阴为主。五味子味酸性温，入肺、肾、心经，敛肺滋肾，能止鼽止嚏，使嚏止涕收。生石膏味辛甘性大寒，入肺、胃经。杏仁味苦性微温，入肺、大肠经。玄参味苦甘咸性寒，入肺、胃、肾经。三药共清肺经之热。法半夏味辛性温，入肺、脾、胃经。茯苓味甘、淡，性平，入心、脾、肾经。桔梗味苦、辛，性平，入肺经。三药合用燥湿化痰、健脾肺、祛痰。生姜味辛，性微温，入肺、脾经，发汗解表、温中，防止寒凉药物过度损伤肺胃。（摘自 12 月 1 日《生命时报》）

验方治孩子鼻出血

先以轻缓向心的手法按摩足底 2 分钟，以达到平和阴阳、消炎安血之目的；之后取吴茱萸适量，研为细末，把醋煮开 2—3 分钟，凉后用醋将吴茱萸调成泥糊状，晚睡前贴到足心涌泉穴上，绷带固定，次日晨起时揭下。

过敏性鼻炎怎么选抗过敏药

口服抗过敏药可缓解过敏性鼻炎症状。扑尔敏等第一代抗过敏药半衰期短，一天需要多次服药，易导致嗜睡、口干等副作用，临床效果较差，但价格便宜。氯雷他定等第二代抗过敏药较少通过血脑屏障，半衰期长，嗜睡及口干的作用小，每日服药次数少，疗效更强。

盐水洗鼻注意三点

过敏性鼻炎用盐水洗鼻时要注意以下几点：1.清洗前先擤鼻涕；2.用于配制冲盐的水要与体温相当，可以是煮沸过的开水，蒸馏水或无菌水；3.挤压瓶体冲洗鼻腔时，水从一个鼻孔进，另一个鼻孔出，不是从嘴里吐出来。

咽喉疾病　哮喘及感冒咳嗽发烧防治

秋季阴虚燥咳　喝白果银耳汤

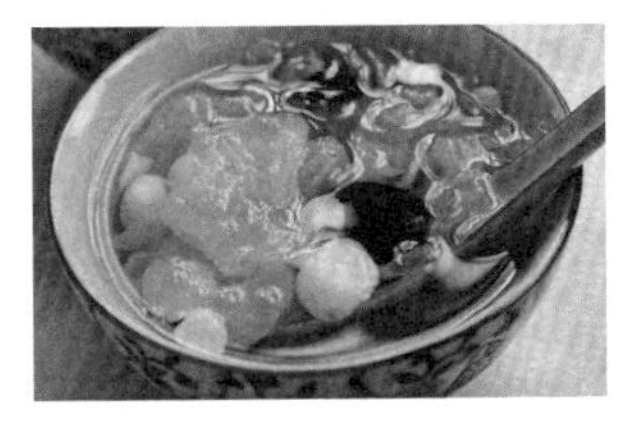

秋季很多人会出现干咳少痰、烦热口渴、咽喉涩痛、便秘或小便黄少等症状。其实，这多是由于秋燥伤阴引起的，自制白果银耳汤，可以缓解这类症状。

具体方法是：白果8克，银耳15克，荸荠8个（去皮切小块），冰糖适量。将白果去壳；银耳泡发（2小时左右）洗净，一同放入砂锅内，加水适量，用大火煮沸后改用小火熬煮，待银耳、白果烂熟后，加入荸荠、冰糖再煮3分钟即可服用，每日1剂，分两次服完，连用

5—7 天。

白果性平，具有温肺益气、止咳定喘等功效，寒咳热咳均宜；银耳性平味甘，能养阴润肺、益气清肠；荸荠性味甘寒，可清热化痰、生津润燥、通淋利尿。此方常对阴虚发热、阴虚火旺、干咳少痰等症效果最佳。慢性支气管炎患者、哮喘患者、肺结核患者，如出现上述阴虚肺燥的现象，也可服用此方作为辅助治疗(成都中医药大学副研究员蒲昭和)

秋季干燥　四个小动作可护嗓

打哈欠：打哈欠可以帮助喉肌放松下来。揉喉咙：可以将食指和拇指按在喉结两侧的肌肉上，轻轻地按揉三分钟左右。敷毛巾：用温热的毛巾在喉结上敷三至五分钟。咽唾液：咽唾液这个动作可以让喉肌进行运动。

“苍桂粉”敷脐法治老慢支

取苍耳子 3 克，肉桂 2.5 克、丁香 2 克，麻黄 15 克，白芥子 3 克，吴茱萸 2.5 克，冰片零点 5 克，共研细末，用适量姜汁调匀后敷脐部，外用胶布封严，每 2 至 5 天换药一次。

老慢支喝肉桂茶

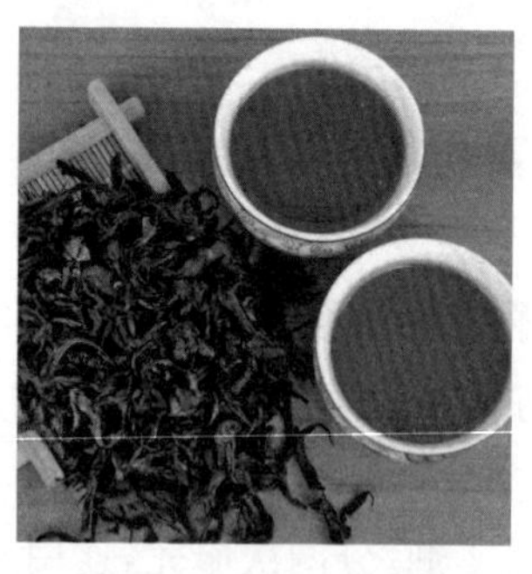

偏方：肉桂研成粉，一次 3 克，温水冲服，一天 3 次，或者取肉桂5—10 克，泡水代茶饮，一日一换。此方适合于老年性慢性支气管炎。

点评：老年慢性支气管炎，常反复发作，缠绵难愈，咳嗽痰多而白，气喘，动则加重，同时有畏寒肢冷，以及腰膝冷痛、舌淡苔白等症状，肉桂可温暖脏腑，补足肾阳。除开水冲服外，也可将肉桂粉末用白醋或姜汁调匀，外敷肺俞、肾俞、涌泉等穴位。每天1次，每次2—4小时，连用3周为1个疗程。另外，给老年支气管炎患者推荐几个简易的耐寒按摩：1.以手摩擦头面部及上下肢的暴露部位，每日3—5次，每次5分钟。2.按摩迎香穴：迎香穴位于鼻唇沟止于鼻翼处，以食指轻揉1—3分钟，每日2次。3.按摩风池穴：风池穴位于颈部颈肌两旁的凹窝中，以双手掌心按摩之，每次30—60下，每日2—3次。

◈ 慢性支气管炎食疗方

原料：荸荠15—30粒，干姜5克。制法：将荸荠、干姜研成细末，用开水冲服，每日三次，一日服完。

◈ 治支气管炎　蒸山楂大枣

四川肖先生：我姑姑患有严重支气管炎，常反复咳嗽、气喘，后来更发展成肺气肿。后来邻居告诉一个良方：把大枣、山楂各1斤，砂糖适量，一同放进瓷盘里，加一杯或半杯清水，然后放锅里蒸2小时。蒸熟后晾凉，再装密封瓶里，置于阴凉处存放。每天早上空腹吃大枣、山楂各5—6个，晚上睡前再吃一次，81天为一个疗程。姑姑服用第一个疗程后咳嗽的症状基本消失；第二年，又服用了一个疗程，以巩固疗效；到第三年冬天，她的支气管炎便不再复发。

广州中医药大学第一附属医院脾胃科主任医师佘世锋点评：大枣、山楂用于治疗支气管炎疗效确切，尤其适用于老年性支气管炎伴有高血压、高血脂、冠心病、胃肠道不适、消化功能减退等症的患者。大枣补中益气、养血安神，善治脾胃虚弱、倦怠乏力、气血不足、心悸等症，并能缓和药物毒性，减少副作用。而山楂除了开胃消食之外，还有止泻、活血等功效。其提取物还具有抗氧化、调血脂的作用，在治疗冠心病及高血脂方面也有较好的效果。同时，此方还适用于小儿支气管炎伴疳积、厌食、腹泻、痢疾，或妇女支气管炎伴月经不调、痛经等。但糖尿病患者不适合用此方。

桑菊茶治气管炎

取桑叶、菊花各 3 克，陈皮 6 克，开水冲泡，当茶频饮，喝完可续水，至味淡，每日 1 剂，连续 7 日。应注意，饮用药茶期间忌食辛辣、油炸食物。此方对急性气管、支气管炎有一定疗效。

支气管炎肿痛喝三仙饮

广东省中医院医学博士柴小姝　前不久，一位妈妈带着 5 岁的儿子来看病，说孩子又咳嗽又发烧，咽喉肿痛，儿科医生诊断为支气管炎。打了针、吃了药，可过了 3 天，孩子的症状还没完全消失。我给孩子检查了两肺呼吸音，又做相关检查，发现咽喉部仍有红肿，还有轻微低烧。经过检查和询问得知，孩子的病情已过了急性期，进入缓解期了。我于是建议喝三仙饮。方法：生萝卜、鲜藕各 250 克，梨 2 个，切碎搅汁加蜂蜜适量，于饭后半个小时后服用。最好别空腹喝，胃虚寒的孩子可加热温服。由于孩子脾胃较弱，此方虽是纯食材，但仍比较寒凉，建议不要连服太长时间。

一旦喉咙肿痛好转，还有余咳，可转用其他食疗方，如杏仁粥。方法：将去皮甜杏仁 10 克研成泥状，加入到淘洗干净的 50 克粳米中，加适量水煮沸，再以慢火煮烂即可。宜温热时服食，每日两次，具止咳平喘之功效。

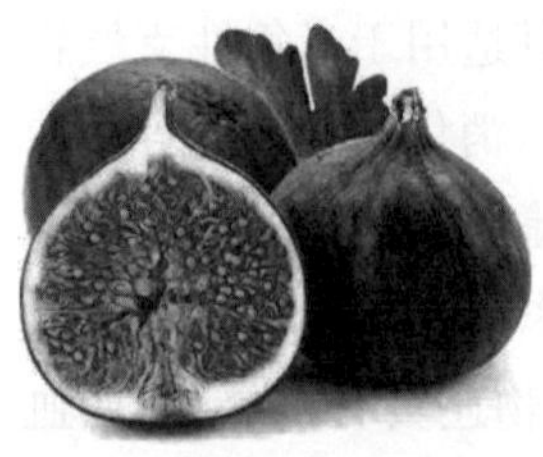

无花果缓解咽喉痛

云南读者李先生：我有慢性咽喉炎，时轻时重，严重时数天都咽喉疼痛、咽干发痒。朋友向我介绍两个单方：1.

鲜品无花果两枚，用沸水冲泡，加冰糖适量，代茶频饮(或可用干品15克，水煎后代茶频饮)；2.将无花果鲜果晒干研末，直接吸至咽喉部。请专家点评。

成都中医药大学中医药情报研究部副研究员蒲昭和点评：无花果叶甘性凉，有清热生津、解毒消肿等功效，无花果无论煎水服还是研末外用，都有消肿、止痛作用，对急性咽喉炎、咽喉疼痛当有一定效果。患者可酌情试用，如连用三天无效，应改用其他治病方法。如果感冒引起的咽喉痛，则不宜选用本方。如喉肿痛兼干咳无痰，用鲜品2个，隔水炖烂吃也有效。

白茯液治打鼾

取白术15克、茯苓20克、石菖蒲10克、苍耳子6克、合欢皮8克，水煎服，每天3次，饭后半小时服用，7天为1疗程。

止咳化痰误区一箩筐

日前，中国家庭止咳误区报告发布会在广州举行。记者在在公布的中国家庭止咳误区报告上获悉，在600多份调查问卷中，近七成受访者存在用药不及时的情况，对咳嗽的治疗存在较多误区。

误区1：咳嗽是坏事

调研结果显示，41.1％的受访者将咳嗽视为一种疾病，认为它是不好的。广州医学院第一附属医院广州呼吸疾病研究所临床部副主任张挪富教授介绍，其实咳嗽本身并不是一种疾病，而是当呼吸道受到刺激时人体的一种防卫反应。咳嗽分为干咳和湿咳，干咳是指没有痰的咳嗽，湿咳是指有痰咳嗽。咳嗽所产生的呼气性冲击动作，把咽喉内的痰等分泌物排出体外，起到的是帮助清除呼吸道内各种“脏物”的作用。

误区 2：咳嗽扛一扛也能好

很多人认为咳嗽不需要及早用药，扛一扛就过去了，最后导致久咳不愈，发展成慢性甚至更严重的疾病。对此，张挪富表示，应在有痰咳嗽早期及时使用祛痰药溶解排痰，以减少呼吸道所受的刺激，防止继发细菌感染，及时遏制病情的发展，加快疾病的痊愈。

误区 3：混淆祛痰药和镇咳药

在碰到咳嗽时，很多人更习惯于快速镇咳，把咳止住，但却不知强行服用止咳药，会导致痰液滞留在呼吸道内，引发二次感染，导致肺炎等更严重的呼吸道感染性疾病。张挪富表示，针对有痰咳嗽，应该先化痰再止咳，并且选择服用含黏液溶解药成分的祛痰药，能使稠厚的痰液黏度降低，便于咳出，从而有效帮助疾病的痊愈。所以，了解咳嗽的致病机制后，才有能力分辨合适的咳嗽药成分，避免错误用药。

误区 4：滥用抗生素

“很多人一咳嗽就用抗生素。其实，抗生素针对的是细菌感染，而不少急性咳嗽如感冒引起的咳嗽往往是病毒感染引起，盲目服用抗生素不仅不能治病，反而会促使细菌产生耐药性，当真正发生细菌感染时，药物就有可能失去疗效。”张挪富纠正道。

误区 5：止咳化痰爱用偏方

将近八成的受访者寻找并服用过偏方。对于用“偏方”治疗咳嗽，张挪富表示对于急性咳嗽(持续时间在 3 周以内)的患者，用“盐蒸橙子”、“冰糖雪梨”等一些止咳偏方，有些的确有一定的基础原理和微弱的保健作用，但治疗咳嗽的针对性不强，只能作为辅助治疗。但同时，所谓的“偏方”鱼龙混杂，有些“偏方”甚至反而会加重病情，如吃生姜片止咳，可能会对喉咙产生刺激，导致咳嗽更加严重。因此如果一味地相信偏方，拖延了治疗，反而会得不偿失。

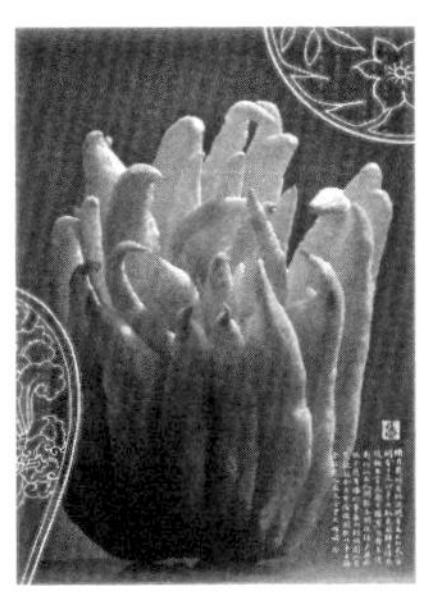

◈ 咽喉炎，用金佛手冲水

佛手有一定的平喘、祛痰等对呼吸道疾病的治疗作用。用“金佛手”切片晒干，每次5克冲水喝，连续服用一段时间。

◈ 春季咽炎的应对招

微信朋友圈一篇治疗咽炎的帖子：金银花15克、桔梗20克、甘草10克、陈皮10克、青果15克，用1 000克水煮开后，再用小火熬制20—30分钟，过滤后的药汤中加入适量蜂蜜，每天一剂，每剂分三次温服，连服5—6天。

广州市第一人民医院南沙医院中医科医生邓聪指出，处方里面的药物都有一定利咽消肿的作用，但药性偏凉，不宜长时间饮用。如果是急性咽痛，可以喝一喝。急、慢性咽喉炎在中医来讲，主要分为虚热和实热两种。属于虚热者，表现为咽喉不适，或痛、或干、或燥、或痒，声沙、失音者，推荐玄桔草茶：玄参10g，桔梗10g，生甘草10g，将上述药材一起放入杯中用沸水冲泡，盖严温浸20分钟，即可饮用。

属于实热者，表现为咽喉红肿疼痛、声音嘶哑、咳嗽，推荐蝴蝶花茶：木蝴蝶10g，菊花10g，金银花10g，将上述药材一起放入杯中用沸水冲泡，盖严温浸20分钟，即可饮用。

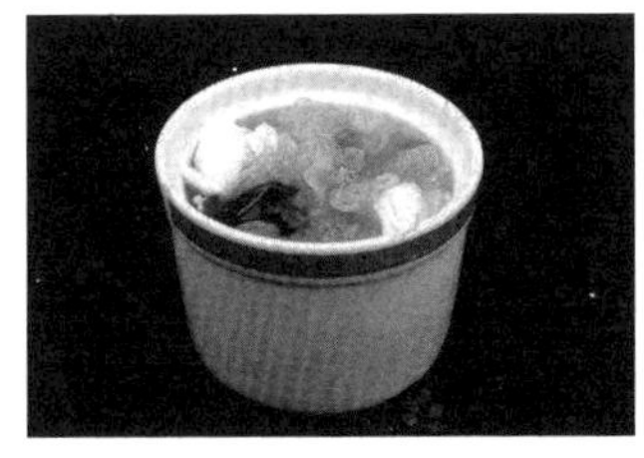

◈ 山豆根雪梨汤　善治慢性咽炎

欧先生有多年的吸烟史，最近早上起来总是感到恶心，刷牙时还经常干呕，后来听同事说，这很可能是慢性咽炎。

欧先生的外公向欧先生推荐了一款山豆根雪梨汤，还让欧先生平日里多用罗汉果泡茶喝，同时提醒他要戒烟，并且改掉熬夜的习惯。

具体方法：山豆根粉2克，雪梨2个。将雪梨去核去皮切片，加入清水适量，放入冰糖，上水蒸30分钟后，调入山豆根粉即可食用。

专家点评：慢性咽炎，系体肺肾阴虚者，加上饮食不节，就容易导致虚火上炎、咽喉失养，而抽烟、酗酒、熬夜等都是慢性咽炎的诱发因素。方中的雪梨性凉，有生津润燥、清热化痰的功效；而山豆根性寒，能清热解毒、清润咽喉，两者同用，可以有效缓解慢性咽炎的病症，改善咽喉不适。

◈ 急性扁桃体炎　喝金海蓝冬草茶

取金银花12克，胖大海10克，板蓝根6克，麦冬5克，生甘草3克泡水代茶饮，灼热剧痛者可再加金银花的量。

饮茶时一定不要一下喝一大杯，要不半天都不喝；应要一点一点多次饮服，尽量让茶水不停地滋润咽喉。

◈ 荸荠木蝴蝶汤治咽痛

取荸荠50克，去皮洗净，与木蝴蝶（中药店有售）9克，加水一同熬汤，出锅放到不烫时，吃荸荠、喝汤，每日1次，连续5日，可治疗咽痛。

◈ 火麻仁饮治慢性咽炎

火麻仁50克，加水300毫升浸泡60分钟，用大火煎煮至沸后改用文火煎煮20分钟，取汁；药渣再加水300毫升煎煮一次，合并二次所煎汁液，分早晚二次服，每日一剂。

小方治慢性咽炎

取灯心草 30 克，灯笼草 15 克，白砂糖 30 克。将药用沸开水浸泡，再用武火煎 10 分钟，取汁后加白砂糖调匀饮用，每日 1 剂，分 2 次服。

常按摩预防慢性咽喉炎

按摩颈部：将左手或右手放在颈前，拇指与四指分开，手的虎口对准喉结部位，拇指按住一侧颈肌，四指按住另一侧颈肌，手指轻轻捏动 20 下，再做小旋转式按摩 20 下。

按摩两手虎口：手的虎口部属于手阳明大肠经，循经可达喉部、鼻部，并与全身多条经络连通。手法是用左手食指和拇指，夹住右手的虎口处，做旋转式按摩 20 下，换一只手用相同方法按摩 20 下。

咽喉有炎症喝木蝴蝶茶

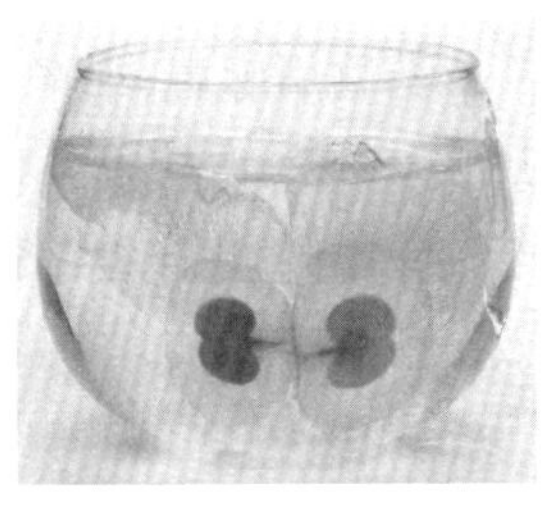

急慢性咽炎、扁桃体炎等病症常常有咽痛的表现，喝木蝴蝶茶可有效治疗。方法：取木蝴蝶 3 克（中药店里有售），加水冲泡，当茶饮用，喝完可续水，至味淡即可，每日 1 剂，连续 5 日。

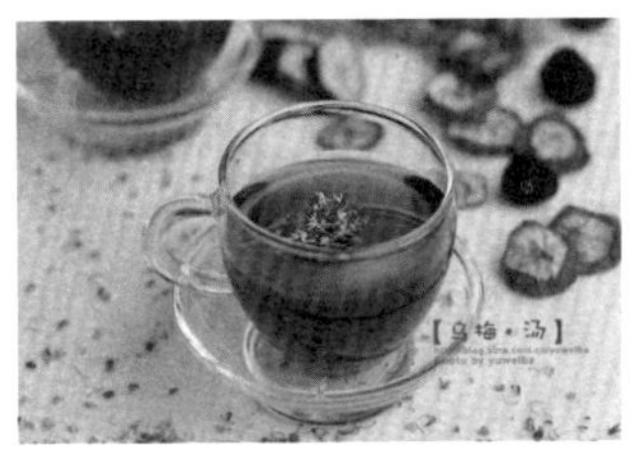

北沙参乌梅汤缓解慢性咽炎

取北沙参、玄参各 3 克，乌梅 6 克，加水 2 000 毫升，煎煮 20 分钟。去渣取汁，分早晚 2 次服用，每日 1 剂，连续 1 周。

◈ 柳叶煮水能化痰

取新鲜的柳叶 30 克、生姜 3 片、大枣 5 个（用手撕开）、陈皮 5 克，煮汤二三十分钟，每天喝，能起到化痰的效果。

◈ 嚼生蒜有助呼吸道健康

春季是呼吸道传染病的多发季节，老年人免疫力差，容易感染。为增强抵抗力，老人可每天吃瓣生蒜。做凉菜时，最好也加点蒜杀菌、调味。但一天别超过三瓣，否则会影响视力。

◈ 平喘按按定喘穴

哮喘发作时可以用力点按定喘穴，俯卧位或正坐低头，穴位于后正中线上，第七颈椎棘突下，旁开 0.5 寸处。哮喘缓解期可以穴位贴敷或刮痧。

◈ 自制棉背心缓解哮喘

药物用麻黄、细辛、白芥子、桂枝、紫苑、款冬花、苍术、白芷各 10 克，干姜、白檀香各 5 克，鹅不食草 20 克，捣碎，将所有药物铺于棉花中间，用布缝制背心即可。此背心可在空调房间穿着，能有效缓解哮喘症状。

◈ 丝巾摩擦疗哮喘

摩擦所用的布以丝绸最佳，棉布次之，化纤织物最差。摩擦部位在左右胸部的第二三肋之间和第八九肋之间共四处，前者为吸肌所在位置，后者为呼肌所在位置。摩擦的强度为使皮肤略微发红即可。在哮喘发作时，用干丝巾摩擦呼吸肌所在位置的皮肤 100 下左右，可产生很好的平喘效果。

◈“多味茶”止住老哮喘

江苏南京齐先生： 我今年48岁，自幼得了哮喘病，做过各种治疗，效果均不明显。后来，我据中药药理泡一种“多味茶”，数十年来哮喘基本未发，即使突遇刺激复发时，喷点药就能立即止住。具体方法是：每天早起用200毫升左右的茶杯泡淡清茶（不可用红茶、花茶），加枸杞6—8粒、菊花3—5朵、金银花十几根。有条件的可加冬虫夏草4—5根。待茶温饮用时加蜂蜜1汤匙。忌烟、辣。长期坚持效果良好。

南京市妇幼保健院苏恺中医师点评： 单从这个“多味茶”来看，枸杞性平味甘，具有滋补肝肾、益精明目、润肺的功效；菊花能够散风清热，平肝明目；金银花清热解毒，凉散风热，对炎症有明显抑制作用；冬虫夏草可明显增强肾上腺素的扩张支气管作用，调节支气管平滑肌，减轻老年慢性支气管炎、哮喘、肺气肿、肺心病等症状，延缓复发时间。从疗效上来说这是一款有益健康的保健茶，长期饮用有润肺养生的作用。中医将哮喘分为寒哮、热哮。热哮的常用成方有白果定喘汤、猴枣散、越婢加半夏汤等，需要辨证加以用药。除中药验方，还可进行三伏贴敷、针灸、穴位按摩加以巩固。

◈哮喘急性发作　家人如何急救

1.协助患者取坐位或半卧位休息；或让患者抱着枕头跪坐在床上，腰向前倾，此体位有利于患者呼吸。2.迅速取出家用吸氧瓶，以3升/分钟的高流量氧气通过鼻导管或面罩给患者吸入。3.注意保暖，保证环境安静。4.保持室内通风，但不应有过堂风，并避免室内有刺激性气体。5.迅速吸入短效β2受体激动剂1—3喷，必要时20—60分钟重复吸入1次；在救护医生到来之前或去医院之前，应密切观察病情。

拍打脖子防哮喘

天冷哮喘很容易急性发作，可拍打脖子来预防。在脖子后面，第七颈椎棘突下（取穴时，低头用手摸脖子后，骨头突出的部位就是），左右各旁开零点五寸处有经外奇穴是治疗哮喘的特效穴位。每日清晨，先将两手搓热，然后分别置于同侧的定喘穴，以稍微重的力度交替拍打，持续三分钟，拍打完局部有发热的感觉为宜。长期坚持，收效甚好。

姜葱敷脚治哮喘

每晚睡觉前用热水泡脚 10—15 分钟，再取鲜葱白 50 克、鲜生姜 15 克，捣成泥敷在脚心，用纱布包住，第二天起床时去掉。每晚 1 次，两周为 1 个疗程，一般使用 1—3 个疗程，每个疗程间隔 7 天。此偏方主治风寒引起的哮喘。

哮喘患者　适度散步和游泳

散步是比较适合哮喘患者选择的运动项目。有研究表明，成年哮喘患者每周以中等速度散步三次，坚持 12 周后，其哮喘症状能得到明显控制。建议，散步前先热身五分钟，每次散步约半小时。除了散步，游泳也是一项非常适合哮喘患者的运动。

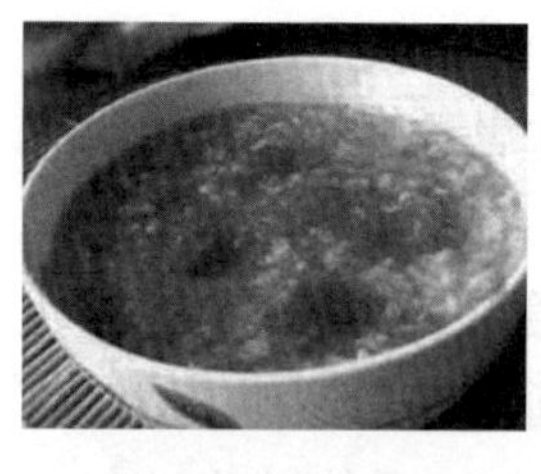

芒果粥防哮喘

粳米 50 克先熬粥，熟时加入鲜芒果肉 60 克（切丁），再煮 2 分钟即可食用，长期坚持效果尤佳。对芒果过敏者禁食。

嗓子嘶哑，滚茶冲蛋白

重庆吴女士：我老公是中学教师，多年教学让他的声音变得嘶哑。后来我在网上看到一个方子：将两个鸡蛋滤去蛋黄，留下蛋白放在碗中打到起泡，再用滚水冲一杯茶（乌龙效果较佳，红茶亦可），加入一些冰糖，待其溶解后倒入蛋白内，趁热喝下去，蛋白的泡沫会浮在茶上，若将蛋白的泡沫大口吞咽下去，效果更好。请专家点评。

成都中医药大学中医药情报部副研究员蒲昭和点评：声音嘶哑常因用嗓过度、慢性咽喉炎或声带息肉等引起，除了嘶哑，患者可伴有咽喉干燥、灼热、又疼又痒等症状。鸡蛋清，味甘凉、微寒，有润肺利咽、清热解毒功效，可治咽痛、目赤、热毒肿痛等症。乌龙茶或红茶属发酵茶，饮服能健胃、生津、杀菌，以热茶冲服鸡蛋清，还可冲淡鸡蛋之腥味，减少吞咽时的不适感。饮服上方对慢性咽炎、喉炎等引起的干咳少痰、间歇性嘶哑、喉部异物感等，都有较好缓解效果。本方每日服 1—2 次，不宜大口“牛饮”。如连续 3 次无效，应停用。感冒引起的咽喉发炎、肿痛，或咽部息肉引起的声音沙哑，不宜用本方。

孩子受凉咳嗽　服姜粉红糖水

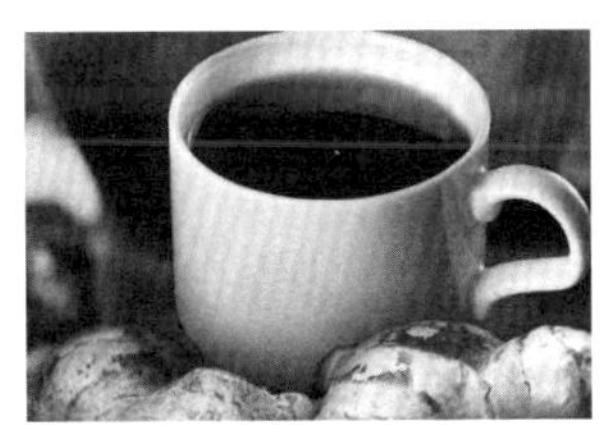

用 10 克干姜粉和 5 克红糖加水 100 毫升，煮沸 2—3 分钟，温服。此疗效很好，病情轻的一次即愈，重的一日两次即可。

咳出肺炎没根据

很多人认为长时间咳嗽会“咳出肺炎”，其实这种观点完全没有根据。咳嗽只是一种症状，得了肺炎后会引起咳嗽，而并非咳嗽引起肺炎。

有几百种原因都可能引起咳嗽，比如感冒、急性气管炎、支气管炎、肺炎、结核、肿瘤等。咳嗽有没有及时处理跟是否会导致肺炎没关系，但是肺炎治好了，因肺炎引发的咳嗽症状也就好了。

服用鸡苦胆能不能止咳

江苏王女士：我儿子因患感冒开始咳嗽，吃了不少药，都没根治。听说一个偏方：取鸡苦胆一个，烘干，捣碎，拌入白糖 30 克。每天分 3 次服用，可起到清热、润肺、止咳的功效。请专家点评。

南京市妇幼保健院儿童保健科苏凯中医师点评：《名医别录》中曾提出，鸡苦胆有清热解毒、祛痰止咳、明目的功效。主治百日咳、慢性支气管炎、中耳炎、小儿菌痢，以及目赤流泪、痔疮等。不过，不建议孩子服用。资料显示，我们发现鸡胆汁的主要成分为鹅脱氧胆酸，实验证实，持续大量服用是有毒的。给孩子服用，严重的可引起急性肝炎和肾功能衰竭，甚至死亡。市面上的止咳药多有清热、润肺、止咳功效。如果孩子是热咳或燥咳，服用后或许有效，但如果寒咳或其他类型咳嗽，服用再多也无效，还可能导致腹泻、腹痛。因此，建议带孩子到正规中医院或中医儿科咨询后治疗。

痰喘久咳吃南瓜泥

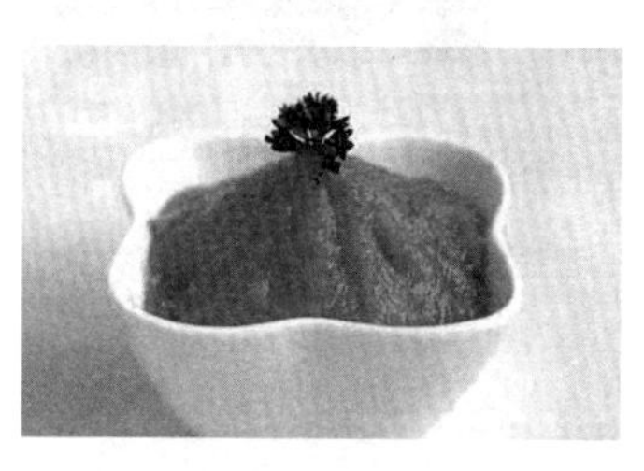

用南瓜 250 克，蒸熟后捣成泥状，放凉，加入蜂蜜 15 克拌匀，放冰箱里备用。每天早晚吃饭前取出来，空腹吃 50 克。能够治疗感冒引起的痰喘咳嗽。但是，南瓜多吃了会助长湿热，特别是皮肤有疮毒、黄疸和脚气病患者皆不宜多食。

治冬季燥咳

萝卜一个，杏仁十克，猪肺 250 克。将萝卜洗净切块，猪肺洗净切片，与杏仁共炖至熟烂，加调料适量调味即可，分次服完，连用3至5天。治疗老年肺热燥咳有显著疗效。

生姜水漱口能止咳

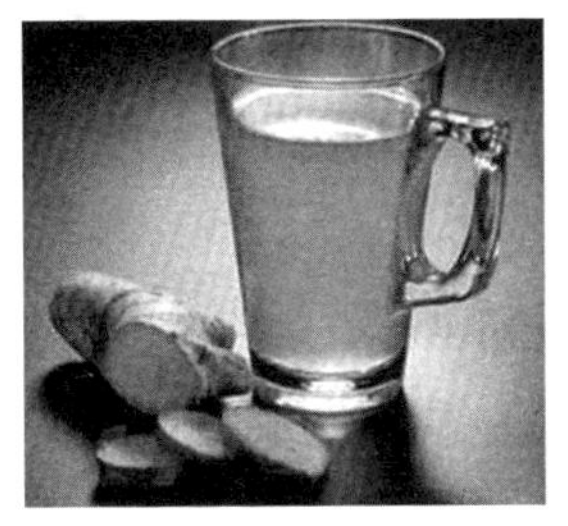

入冬后，很多老年人久咳难愈，嗓子里痰还特别多。中医认为，“有声无痰曰咳。非无痰，痰不易出也。”由此可见，久咳与多痰密不可分。这时候，如果熬上一锅生姜水，用生姜水漱口，能起到祛痰止咳的作用。

咽喉痛 提提耳朵捏捏手

提耳朵：用双手提起两耳朵的耳尖部分，有节奏地连续提动100下，之后喝口白开水或橘子水，一天3次，一般2天见效。

捏无名指：用右手大拇指和食指，捏住左手无名指指尖，每次10—15分钟，每日3次，一般4天见效。这是因为，左手无名指指尖处有个穴位叫关冲穴，对咽喉肿痛、热病、头痛等有治疗效果。

咳嗽揉揉关元穴

关元穴在下腹部，身体的正中线上，脐下3寸。取穴的时候可以采用站立的姿势，将除大拇指外的四指并拢，从肚脐处向下量，在小指的下缘处即是该穴。咳嗽时可以按摩关元穴，每次3—5分钟便可；艾灸的效果更好，每次灸15分钟左右。

口疮久咳巧用鸡蛋内膜

①治疗口疮褥疮：将凤凰衣（鸡蛋内膜）贴于患处，每日换2次。②治疗久咳气喘：取凤凰衣（炒）14个，麻黄（焙）9克，共研成

细末，每次用温开水冲服1—2克，每日2次。需要注意的是，脾胃虚弱者、痰湿盛者不宜服用。

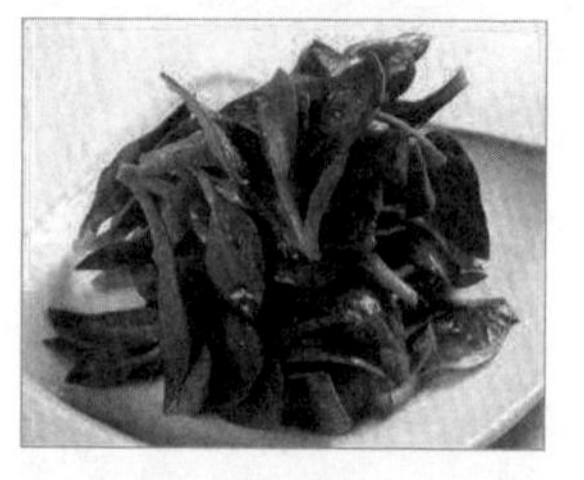

◈ 扁桃体炎，用穿心莲

穿心莲15克，山豆根9克，射干9克，水煎服，每日1剂。本方仅对风热所致的扁桃体炎有缓解作用。

◈ 治疗扁桃体发炎　三味中药煮水喝

每次抓一小把金银花（约30克），一小把鱼腥草（量比金银花稍微多些），一小把薄荷（量比金银花略少）。将金银花放入锅内，加水一大碗，用大火煎煮至沸后改用小火煎煮2—3分钟，加入薄荷和鱼腥草，再煎煮半分钟到1分钟即可关火，待温度适宜时服用，每天2次。

◈ 急性咽喉肿痛按压少商穴

少商穴位于大拇指的末节桡测，距指甲0.1寸处，是治疗咽喉肿痛的要穴。急性咽喉肿痛可以用按压少商穴的方法，以局部出现红晕，甚至淤斑为佳，能有效缓解咽喉肿痛症状。

◈ 小儿咳嗽应警惕两大误区

家长在诊断、治疗儿童咳嗽时，应警惕以下两大误区：(1) 小儿咳嗽要先用消炎药。其实这会对小儿带来很多不利影响。(2) 认为小儿咳嗽很常见，咳咳就会好。咳嗽容易使病菌扩散至肺内其他部分，加重病情。因此，儿童咳嗽应该及时查病因治疗。

◈ 吴茱萸外敷治小儿病有奇效

治小儿发热　取吴茱萸、山栀子各20克。将上药研为细末，用食醋调为稀糊状，外敷足心涌泉穴，覆盖敷料，胶布固定。每4小时换药1次，连续用药2—3天，有清热平肝、引热下行之功效。

治小儿腹泻　取吴茱萸30克，五倍子60克。将二药共研细末备用。使用时取药末10克，用凡士林调为膏状敷肚脐上，胶布固定。每天换药1次，一般治疗3—6小时后起效，2—3天可愈。有温中散寒、收敛止泻之功效。

正柴胡散寒，小柴胡退热

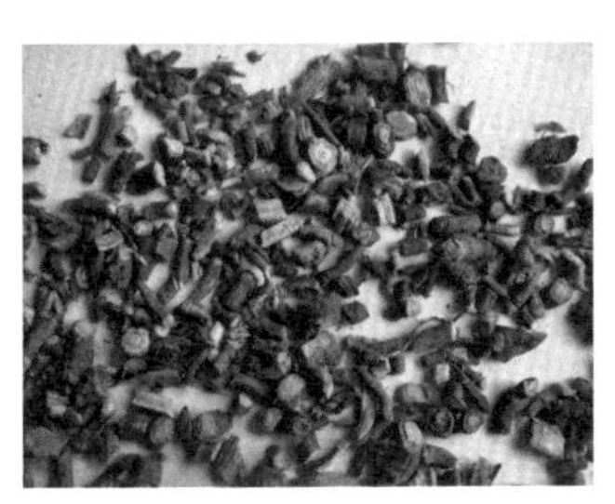

正柴胡饮颗粒适合在风寒感冒初期阶段服用，该药适用于风寒感冒。小柴胡颗粒更适合在风热感冒后期服用。患者若出现反复低热、恶心呕吐可以服用。

用地塞米松退烧很危险

地塞米松本身不是退热药，但由于激素能抑制致热原的释放，降低体温中枢的敏感性，因此可取得立竿见影的降温退热效果。但并不能从根本上退热。如喉头水肿，造成吞咽困难时，可在第一天适当用小剂量地塞米松，但其他发热不推荐使用。

治小儿感冒发烧的“神奇豆水”

黄豆20粒，绿豆、黑豆各10粒，加三碗水，煎成浓汁，给孩子喂下。

退烧药感冒药别混搭

目前常规使用的退烧药物有对乙酰氨基酚和布洛芬两大类，而感冒类的药物成分比较复杂，常常是复方制剂。在不了解药物组成的情况下，将含有相同成分的药物同时服用，容易发生药物叠加，长期服用或过量服用可引起肾脏损伤，甚至造成肾衰竭。

“绿色疗法”治感冒

擦五心退热法：取葱白 15 克、生姜 15 克、食盐少许，一同捣成糊状，再用一盅酒调匀，以纱布包好擦前心、后心、手心、脚心、腋窝心。

按摩疗法：1. 揉风池：取坐位，双手抱头部，用双手拇指在颈后的风池穴处揉捻，以有酸胀感为宜，操作 2 分钟。2. 摩背：取坐位，他人用手掌根在脊柱两侧自上而下缓慢摩动，以产生热感为宜，约 2 分钟。

抗感冒备玉米水

鲜玉米一根，带须及最内两层青皮，胡萝卜一根去皮，切滚刀块，荸荠(八至十个)去皮，配以清水一至一点五升，水开后中火煮二十五分钟左右(至玉米熟透)。汤水保持温热，一日内服用。一般感冒初期，连续服用两天症状会有效得到缓解。

巧用玉兰治病

1. 鼻炎：玉兰花浸酒过滤后，浓缩成稠状浸膏，以棉条浸透塞入鼻腔，对急性鼻炎有疗效。2. 感冒、头痛：取干花 10 克，开水冲泡后饮用，有疗效。

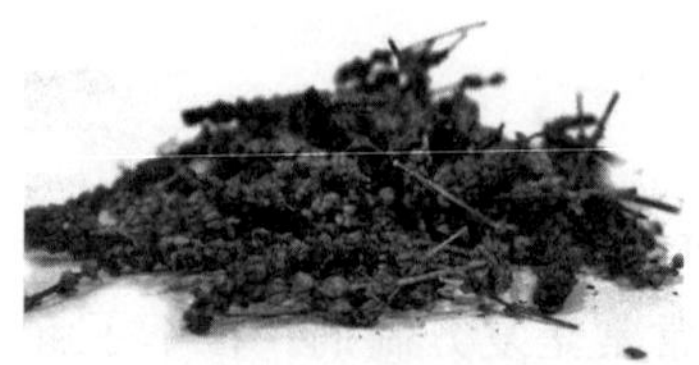

荆芥穗止感冒头痛

冬季受凉感冒之后，很多人都会出现头痛的症状，中医认为这是风寒之邪上扰所致，治疗应祛风寒，用荆芥穗泡茶喝可有效治疗。

在中药店购买荆芥穗 15 克，每次取 5 克，开水冲泡，当茶饮用，喝完可续水，至味淡即可，每日 1 剂，连续 3 日。

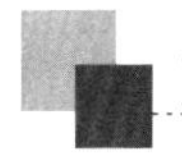

妇科疾病防治

小茴香能治疗盆腔积液吗

黑龙江哈尔滨王琦祺：我在体检的时候 B 超显示盆腔积液，伴有尿频症状，但检查小便常规是正常的。同事的母亲有个偏方让我试试。方法是取小茴香 15 克，水煎后一次服下，不知道是否真的有用？

成都中医药大学副研究员蒲昭和点评：小茴香味辛性温，具有散寒止痛、和胃理气等功效，小茴香还有镇痛、抗炎、抗溃疡作用，能缓解寒邪引起的痉挛、疼痛。如果女性是因寒邪客于胞中，血为寒凝，淤结不化，致气机不畅，津液结聚于盆腔而形成的积液，选用小茴香煎服当能起到一定效果。不过，盆腔积液在中医辨证上属于湿热、血淤阻滞的居多，如果患者无明显的寒证表现（如腰腹冷痛、胀气，受凉或食冷后小腹疼痛加重，伴舌淡，苔薄白等），最好不要用上方。另外，小茴香性燥热，有实热、虚火者忌用。

甘草紫苏贴治盆腔炎

治疗慢性盆腔炎，有二个贴方。取一小片甘草捣碎，敷于右侧足三里穴上；取一小片紫苏叶揉碎，贴在右侧足临泣穴（位于足背外侧，第四趾、小趾骨夹缝中）上。每天 1 次，早晨贴，晚上取下。

乳腺增生外敷芒硝

取芒硝 60 克，生南星、蜂房各 20 克。上药研为细末，用凡士林调为糊状，外敷于乳腺增生处。每日换药1次，以愈为度。

经前按摩缓解痛经

在经前可按压三阴交、太冲等穴位以疏经缓痛。三阴交穴在脾经上，位于脚踝内侧上三寸处，靠近胫骨内侧后缘的地方。

子宫肌瘤自疗法

鸡蛋两个，壁虎五只，莪术九克，加凉水400毫升，先急火后文火煮。待鸡蛋熟后剥去鸡蛋皮再入锅中文火煮三十分钟，将鸡蛋捞出食鸡蛋。每日一次。

丝瓜籽九克水煎取药液，加红糖适量、黄酒少许，于月经前七天开始服用至月经来潮止。每日一次。

治女性崩漏

取向日葵花盘1个（去籽），焙干研成细末，每次用黄酒冲服3克，每日3次，一般用药3—7天可愈。

常刮足跟保养卵巢

具体方法是：用刮痧板的角部与皮肤呈20度角倾斜压在足跟处，作柔和的旋转，刮板角始终不离开所接触的皮肤，刮拭15—30次。速度应慢，按揉力度应深透至皮下组织或肌肉，刮至局部发红有热感即可，避免损伤皮肤。

鸡冠花治妇科病

鲜鸡冠花50克，鲜藕节500克，用花煎水取汁后煮藕，加适量白糖或冰糖服食，治滴虫性阴道瘙痒，白带过多。

红鸡冠花晒干为末，用黄酒空腹服5克，可治经水淋漓不断，服药期间忌服鱼腥、猪肉。

鸡冠花 30 克，瓦上焙干，研末，米汤送服，治尿血。

鸡冠花、白芍各 15 克，蔷薇根 30 克，水煎服，治妇女白带过多。

益母草治宫颈炎

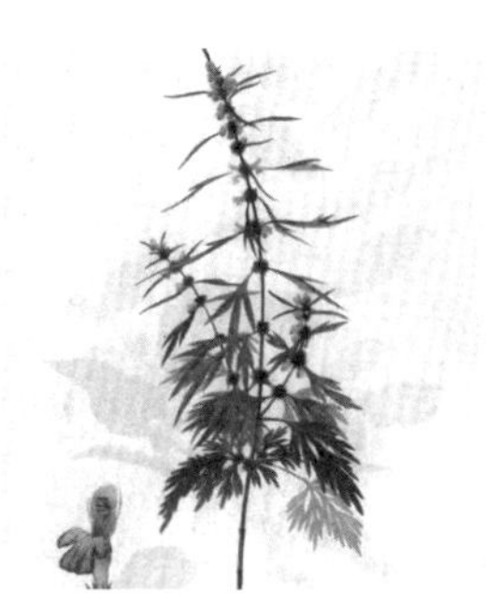

益母草、贯众各 20 克，茯苓 15 克，乌贼骨、生地黄、苦参、党参、白芍各 10 克，水煎分 3 次服，每日 1 剂。同时取益母草 100 克，水煎 2 次，去渣取液，先熏后洗患处，一般用药 6—15 天可愈。

治乳腺炎验方

蒲公英 30 克，全瓜蒌 15 克，路路通 10 克，水煎内服。每日 1 次。

鲜柑橘核 30 克，加黄酒适量，锅中炒至微焦黄，加水适量煎煮 20 分钟内服。每日 1 次。

子宫出血患者试服川牛膝汤

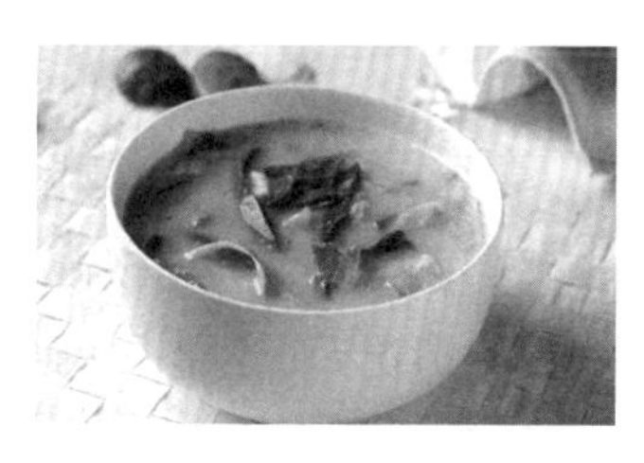

福建泉州李敏荐方：取川牛膝 30—40 克，水煎，顿服或分早晚 2 次服，一般连用 2—4 天后血即可止住。病程较长者，血止住后应减量续服 5—10 天，以巩固疗效。具有益肝肾、逐淤滞的功效。

南昌市洪都中医院内科主任医师王豪功点评：功能性子宫出血在临床上依据卵巢排卵功能情况，分为无排卵型与有排卵型两种类型。无排卵型出血多见于青春期和更年期女性，有排卵型出血往往以育龄女性较为常见。中医认为，此病属崩漏范畴，常以肾虚为致病之本，气血淤滞也可导致功能性子宫出血或加重病情。牛膝味苦、酸，性平，入肝、肾两经，具有补益肝肾、逐淤通经的功效，用于治疗淤滞胞宫所致的功能性子宫出血最为合适。

金樱子煎水喝治子宫脱垂

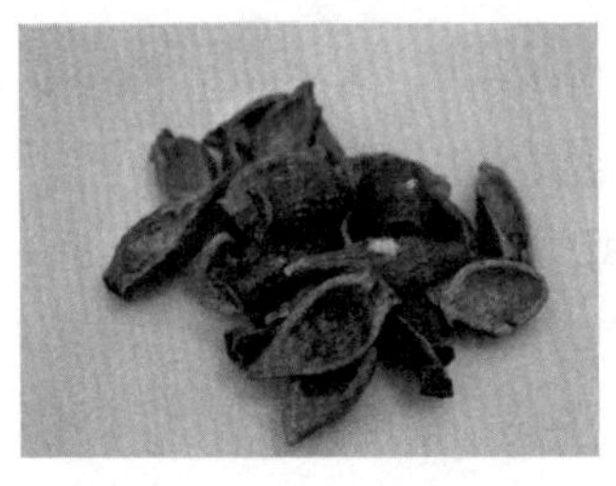

具体方法是：金樱子 150 克，黄芪 30 克，升麻 5 克，煎药时，将金樱子捣碎，与黄芪、升麻一同加水浓煎，去渣取汁约 200 毫升左右，早晚分服，连用 3 天为 1 疗程；间隔 3 天，再服 3 天，为第 2 疗程。

专家点评：子宫脱垂，多因肾气虚弱、固摄不力所致，用金樱子敛气固脱，子宫即可复原升至正常部位。经初步观察，此方法对年轻、脱垂程度较轻没有白带的患者疗效较好。而对脱垂程度严重、年龄偏大的患者，只能作为一种辅助治疗方法。

失眠防治

夏季睡不好喝酸枣仁饮

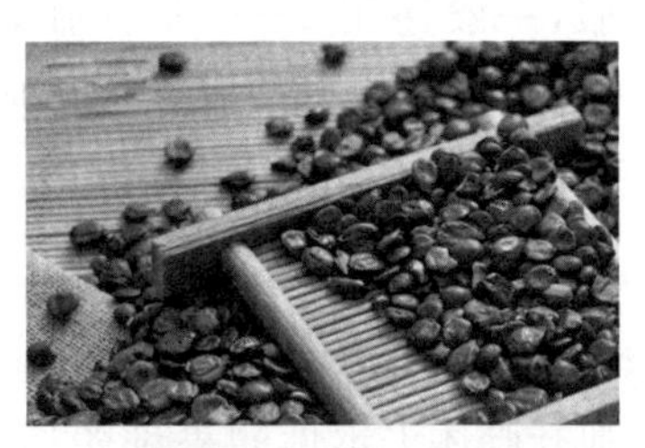

夏季很多人会出现晚上睡不好觉的情况，对于体虚的中老年人来说，可以通过验方——酸枣仁饮来进行辅助治疗。具体方法是：取酸枣仁 50 克，炒熟后研成细末，每次使用时取酸枣仁末 3—5 克，加蜂蜜 1 勺，于每天晚上临睡前 1 小时用温开水冲服。

专家点评：酸枣仁具有养肝、宁心、安神、敛汗、滋补强壮的功效，常用于治疗神经衰弱、心烦、失眠、多梦、盗汗、易惊等症。现代药理研究表明，酸枣仁具有较好的促进睡眠作用，尤其是对于精神压力过大和神经衰弱引起的失眠效果比较好，对焦虑症引起的失眠者有一定的作用，而对于糖尿病和甲亢引起的失眠则效果比较差。此外，适当添加蜂蜜具有调补脾肝的作用，非常适合体虚、胃肠功能较差、患有高血压等心脑血管疾病和神经衰弱的失眠老人。

◈ "478"呼吸法，快速入眠

具体方法：用鼻子吸气 4 秒后，憋气 7 秒，接着用嘴呼气 8 秒，重复 4 次。练习时要注意缓慢、柔和、深长。根据身体情况，量力而行。

◈ 喝碗安神汤治失眠

具体方法：取龙齿粉 10 克，石菖蒲 3 克，将龙齿粉放入锅中(最好用砂锅)，加水约 1 000 毫升，用小火煎沸至少 10 分钟后(越久越好)，再加入石菖蒲，继续煎约 15 分钟后过滤，安神汤就做好了。每天煎上 1—2 剂，当茶喝。如果能在睡前喝上半碗，则入睡的效果更佳。

专家点评：龙齿是马类、犀类、鹿类、牛类、象类等动物的牙齿化石，具有镇惊安神、清热除烦等功效。龙齿，虽然名字很高调，价格却非常亲民，优质龙齿粉，每 50 克花不了多少钱。石菖蒲，又称剑草、香菖蒲，常用于治疗心胆气虚、心神不宁、心贤失调、神志不安等症。

◈ 早晚喝樱桃汁睡得香

美国营养学会一项新研究发现，早晚喝樱桃汁不仅能延长睡眠时间，还能提高睡眠质量。这是因为，酸樱桃汁中的原花青素有助于提高人体必需氨基酸色氨酸水平，进而改善睡眠质量。

◈ 治疗失眠验方

鲜桑葚100克、冰糖10克，加水适量用火慢慢煎好，每天早晚各服用一次。对神经性衰弱引起的失眠有很好的治疗作用，也对习惯性便秘有一定的疗效。

◈ 春季失眠喝红枣葱白汤

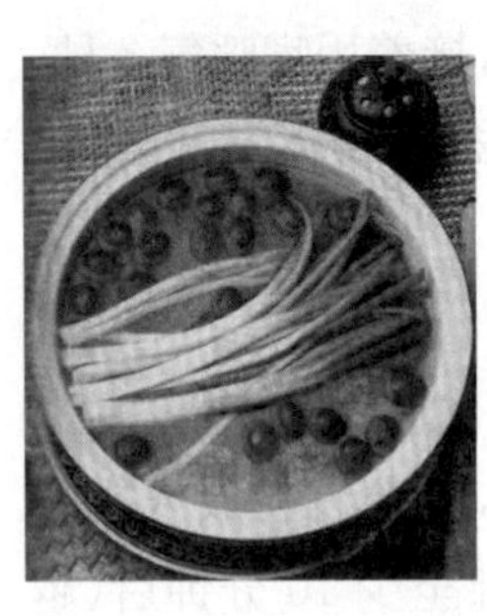

取红枣20枚，葱白10克，红糖适量。将红枣用温水泡发、洗净、放入砂锅内，加水适量煎煮30分钟后，将葱白打扁，与红糖一起放入红枣煎液中，继续用小火煎煮10分钟即可，吃枣喝汤，每天1至2次，每次150至200毫升。此汤尤适用于心脾两虚型失眠。

◈ 睡眠不好慎服沙星

沙星类药物指喹诺酮类抗菌药，包括诺氟沙星、环丙沙星等，主要用于治疗呼吸道、胃肠道感染等。它们在临床上使用很广泛，但可能引起失眠，需要引起注意。

◈ 金针菜，镇定安神的忘忧草

方法：1. 取30克干品金针菜，加入清水适量煎煮30分钟；2. 去渣，加冰糖或者30克红糖，再煮2分钟待糖溶化即可。

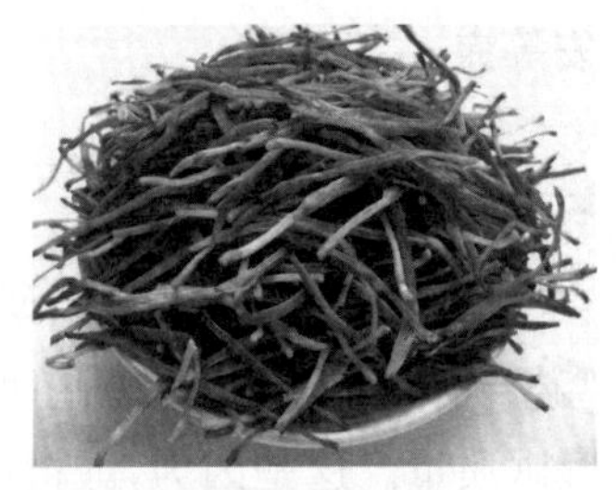

功效：健脑安神，适用于治疗心烦气躁、失眠多梦、心情抑郁等。

◈ 黄连贴足底能安神

取黄连 1.5 克，肉桂 15 克，研成细末（或直接使用成品中药颗粒剂）后加少许高浓度白酒混匀，睡前敷于足底正中的涌泉穴处，外贴医用胶布，或用麝香壮骨膏、风湿膏等加以固定即可。

◈ 失眠　试试荷叶枕

取新鲜的荷花瓣和荷叶各 1 000 克，洗干净后放到干燥通风的地方阴干。完全干燥后，将干荷花瓣和荷叶研成粗末，混匀后用布包裹缝好，装入枕芯，荷叶药枕就制成了。

神经系统疾病　抑郁症防治

◈ 坐骨神经痛服桂乌汤

江西刘先生：我父亲患有坐骨神经痛，四处治疗效果不佳，有人给了我一个方子：桂枝 12 克，白芍 30 克，丹参 30 克，制川乌 9 克，炙甘草 9 克。水煎服，每日 1 剂，日服 2 次。

中南大学湘雅医院中西医结合科教授王东生点评：原发性坐骨神经痛是神经科的常见病，其发病原因目前尚不完全清楚。临床上主要按中医痹证用药，效果比较满意。此方为张仲景乌头汤加味而来，对湿寒引起的坐骨神经痛有一定效果。疼痛严重者还可酌情加制乳香 9 克、制没药 9 克、牛膝 9 克、川木瓜 9 克、桃仁 9 克，下肢麻木的患者加全蝎 9 克。

对于其他原因引起的坐骨神经痛，如腰椎间盘突出引起的压迫性坐骨神经痛、脊柱骨关节及其周围软组织挫伤、扭伤所引起的局部肌肉痉挛、子宫及其附件感染、肿瘤引起的腰骶部疼痛等，也可试用此方，症状能减轻，但不能彻底治愈。另外，制川乌有一定毒性，因此，患者要到医院查清病因，辨证论治，不要在家擅自用药。

◈ 帕金森患者服白茯苓浸膏

对于帕金森患者来说，在端午节前后服用白茯苓浸膏，则能温和地补益身体。

白茯苓 500 克，原生蜂蜜 2500 克，和合浸泡两个月后即可食用。端午前后每天早晨空腹服 8—10 粒，嚼烂后用温水送服，具有止咳祛痰、健脾和胃、消肿利尿、通便的效果。

◈ "推心置腹"祛心火

站立，闭眼静心，两手臂前举，与肩同高，双手十指交叉，手掌从喉咙下开始推动，沿人体正中线，一直推到小腹，此为 1 回，连续推 48 回为 1 次，每日 2 次。此法可疏通心胸之气，祛除心胸火热，有效消除心烦易怒等不适。

◈ 地中海饮食有助抗抑郁

以蔬菜、水果和鱼类为主的地中海饮食公认有助预防心脑血管疾病。最新研究显示，这类饮食还能对抗抑郁。研究人员表示，地中海饮食所富含的欧米茄—3、维生素 B、维生素 D 等营养成分对大脑健康也很重要，因而有助预防精神疾病。

◈ 梳胸理气防抑郁

坐在椅子上或躺在床上，全身放松。双手五指略屈曲，呈梳状，上下左右轻梳前胸各部位，连续约百次。梳毕，用右手五指依次在前胸各部位进行轻轻叩击。结束后，再对胸部正中处进行按摩 2—3 分钟。

步态反映病态

醉汉步态：走路像喝醉酒状，不能保持身体平衡。这大多是由于小脑疾病。

慌张步态：走路状如慌张逃跑。通常是脑动脉硬化导致帕金森氏综合征主要表现。

间歇性跛行：走路开始时步态正常，但走不多远就因胀麻抽搐而被迫停步，走走歇歇，因此称为间歇性跛行，是血栓闭塞性脉管炎局部供血不足。

高抬腿步态：走路时患腿抬高，这种步态常见于坐骨神经，腓总神经麻痹或外伤等。

怕冷上火　口干防治

天热“火”大，分清部位再降“火”

夏季闷热、湿热天气逐渐增多，不少人都会出现眼睛干涩、牙龈肿痛、脸上长痘、口腔溃疡等症状。这些外在表现其实是体内“着火”的讯号，必须引起重视，及时对症下药。一般来说，中医按人体的三焦把“火”分为三类，即把头昏、咽喉肿痛等偏上部位的火热症状叫上焦火；把烦热口渴、胃脘痛等中间部位的叫中焦火；把便秘、尿赤等偏下部位的叫下焦火。

上焦火：喝百合枸杞绿豆汤

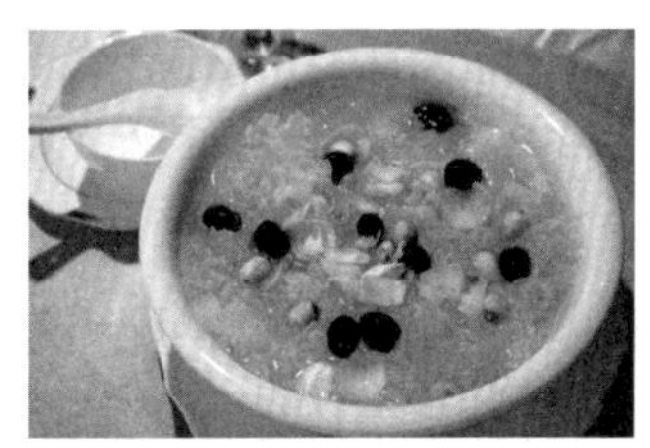

到了夏天，很多人喜欢熬夜，殊不知经常熬夜容易上火，出现口腔溃疡等症状。食疗方：枸杞 20 克，干百合 20 克，绿豆 20 克，白糖适

量。将洗好的百合、枸杞子与绿豆放入锅中，加5碗水用旺火烧开，小火煮至绿豆开花、百合酥软，加入白糖调味，熄火焖5分钟即可。

中焦火：喝黄瓜粥

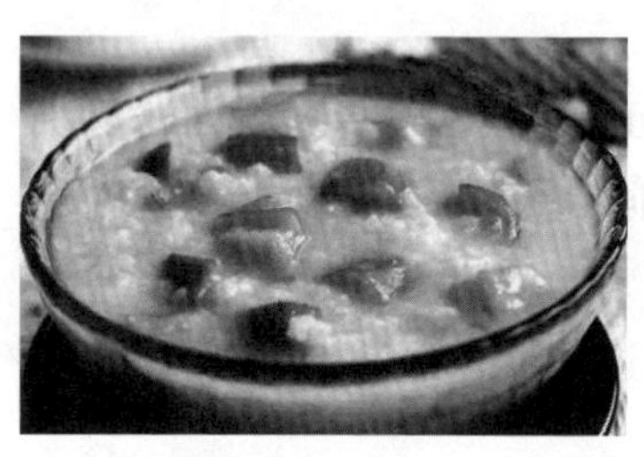

夏季天气炎热，一些人喜欢吃夜宵、喝啤酒，次数多了，容易引发中焦火，特别是胃火。这种火有虚实之分。实火会导致舌苔黄厚，牙龈肿痛；虚火会导致口干舌燥。食疗方：黄瓜50克，大米100克。黄瓜去皮切片，与大米同煮粥，随餐服食。可防治胃火旺盛导致的口臭等症状。

下焦火：按揉两穴位

夏季人体大量出汗，如果不注意补充水分，很容易诱发“大肠火”，导致下焦出现“火情”，出现便秘等症状。穴位按摩处方：按揉照海穴。照海穴位于足内侧，内踝尖下方凹陷处。按压5—10分钟，有酸、麻、胀感即可。按揉涌泉穴。本穴为肾经经脉的第一穴，重要性不言而喻。此穴在脚掌前部三分之一处(不算脚趾)，脚缘两侧连线的正中间。将拇指放在穴位上，用较强的气力揉20—30次，然后换脚施行。晨起和睡前按摩较好。

降火饮料未必降火

很多有上火症状的人会喝一些凉茶等降火饮料，但是降火效果不但不明显，反而更上火。这是他们对降火饮料的一种认知误区。不少凉茶饮料的配料包括了菊花、金银花、甘草和夏枯草等成分，每种中草药均有其独特的性味与归经，而不同的人，体质也有阴阳、表里、虚实之分，如果食不对症，就容易产生副作用。总的来说，凉茶的作用是清热解毒、清肺润燥、解暑，但凉茶性寒，因此体虚和患有慢性肠胃炎、关节炎、风寒感冒者，以及经期女性、孕妇、产妇、老年人和孩子均不宜多喝。

手脚冰冷，喝碗核桃粥

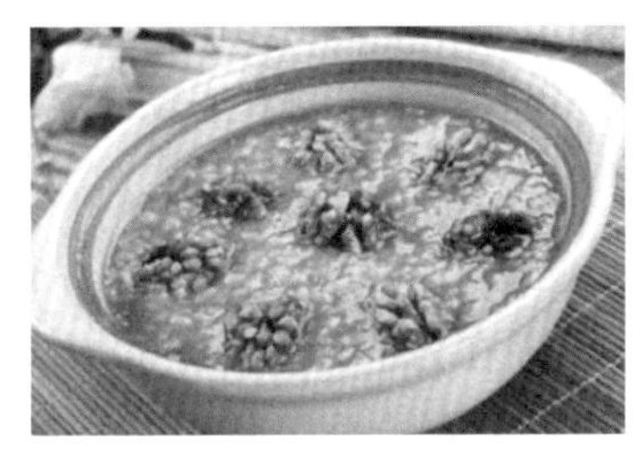

粳米30克，核桃30克，莲子15克，山药15克，巴戟天10克，锁阳10克。巴戟天和锁阳用纱布包好备用。在砂锅中加适量清水，放入全部主料煮粥，加红糖适量调味即可。此法可缓解手脚冰凉。

治老年人口干，吃葱白喝杞菊茶

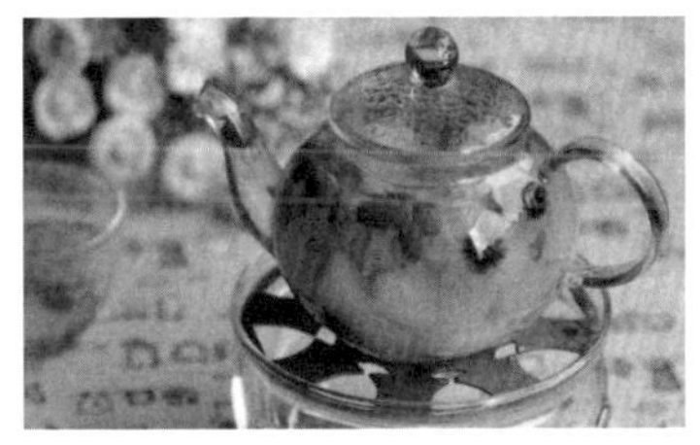

一是吃葱白。取一段约两寸长的葱白，生吃，每日三次，一般连吃二周即可缓解或消除老年人的口干症状。二是喝枸杞菊花茶。取枸杞子20克，菊花5克，用开水冲泡，加盖焖20分钟后饮用。每日一剂。

栀子花水能消火

栀子花水可消火。如果因肺热引起咳嗽，可用栀子花3朵，蜂蜜少许同煎服，代茶饮用。另外，用栀子花数片焙干为末，用鼻子吸，还能治疗鼻子出血。

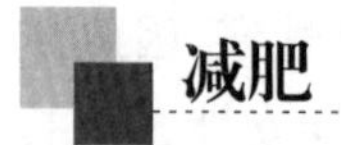

减肥

◈ 少吃多餐真的能减肥吗

在众多减肥方法中，少食多餐是很多人都会尝试的一种方法：改变一日三餐的饮食规律，取而代之的是一日四餐、五餐，甚至六餐。但是这样的方法真的可以帮助人们甩掉脂肪吗？

今年年初，英国科学家开展了一项小型研究，将两种节食方法进行了对比。在实验中，一些女性被要求在某一天中吃 5 顿饭，而在另一天只按正常的饮食时间吃了 2 顿饭，但是这两天中她们所摄入的总热量是一样的，结果发现她们消耗的热量也是一样的。

参与了该研究的皮亚博士说，尽管民间盛传少吃多餐能加速新陈代谢，但事实似乎并非如此。无论你一天吃 2 顿还是 5 顿，只要所摄入的热量一样，消耗的能量也就一样，少吃多餐的方法根本不能减肥。

关于少食多餐有利减肥的说法，国家体育总局运动医学研究所研究员王启荣认为可能源自多年前美国曾经“流行”过的胃部切除减肥法，即针对严重超重的肥胖人士，采取通过手术将胃的体积“缩小”，达到少食的目的，最终令其体重下降。2008 年 4 月，这种切胃手术被美国食品药品监督管理局纳入正规减重手术。“对于接受过胃部部分切除手术的人来说，为了保持身体日常所需能量，会进行少食多餐。”王启荣表示。

一般而言，少食多餐更适合糖尿病以及胃肠病病人。对于糖尿病患者来说，少食多餐可以避免饮食数量超过胰岛素的负担，使血糖不至于猛然升高，而于血糖下降时因已进食可以避免低血糖反应；对于胃下垂或胃黏膜脱垂病人，其进食量过多易引起上腹部饱胀不适、疼痛，适合少食多餐，可以减轻不适症状。

而在2012年的一项研究中，英国伦敦帝国学院的科学家比较了来自英国、日本、中国和美国2 000多人的饮食习惯，发现少食多餐者舒张压较一日三餐者低，而且更苗条。因此，研究人员认为，少食多餐能够维持血糖及能量水平稳定，有助降低血压和胆固醇。

去脂减肥喝三花茶

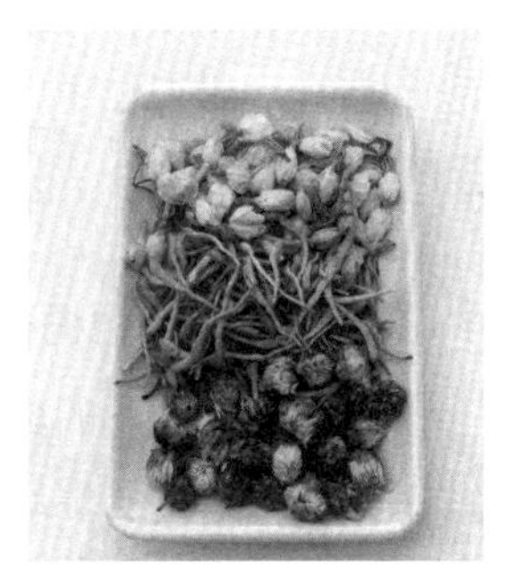

读者小君：爸爸身材高大、肥胖，他喜欢喝茶，当我得知三花茶可以治疗肥胖时，十分欣喜。具体方法是：取玫瑰花、茉莉花、通草各3克，玳玳花5克，全瓜蒌、玉竹各12克，三七、荷叶各10克(可按比例增加剂量)。将前9味共放入锅内，加水适量浓煎，分2次取汁，合并2次所煎汁液，再上火煎稠，荷叶放入大碗中，倒入药汁拌匀，放入锅中焙干，冷却后贮于罐内。每次使用时取10—15克，放入茶壶中，用沸水冲泡代茶饮，三个月为一个疗程。

上海中医药大学教授达美君点评：此方药性平和，芬芳可口，服用方便，无不良反应。荷叶浸剂和煎剂均能扩张血管，产生降压作用，还具有降血脂和减肥的功效，尤适合高血压患者、高血脂而体形肥胖者。玫瑰花味甘、微苦，性温，具有行气解郁、和血散淤的功效；茉莉花芳香化痰饮，主温脾胃、利胸膈；玳玳花有理气宽胸、开胃止呕的功效，三花相合，共奏疏肝和脾胃、理气散淤、利湿化痰、利于减肥的功效。

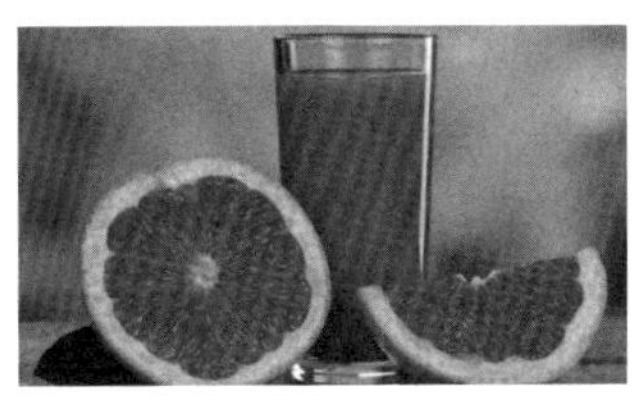

柚子汁减肥又控糖

一项新研究结果显示，柚子汁的减肥功效在进食高脂肪食物时最明显，但是其具体机理目前尚不清楚。而在控制胰岛素水平方面，柚子汁与糖尿病药物二甲双胍一样好。

脱发　白发防治

◈ 杏豆饮防脱发

人上了年纪容易脱发，常喝杏豆饮可预防。黑豆 20 克(提前泡 8 小时)，甜杏仁 10 克，用豆浆机打浆饮用，每 3 日 1 次，可长期坚持。

◈ 脱发患者备一把梅花针

梅花针在普通的药店就可以买到，外形像一把小锤子，用梅花针从脱发的边缘呈螺旋状向中心区叩刺，范围最好超出脱发区1—2 厘米，至局部皮肤潮红或微出血即可，每次 10—15 分钟，每天一次。脱发的治疗通常三个月是一个疗程。

◈ 涂柠檬汁防掉发

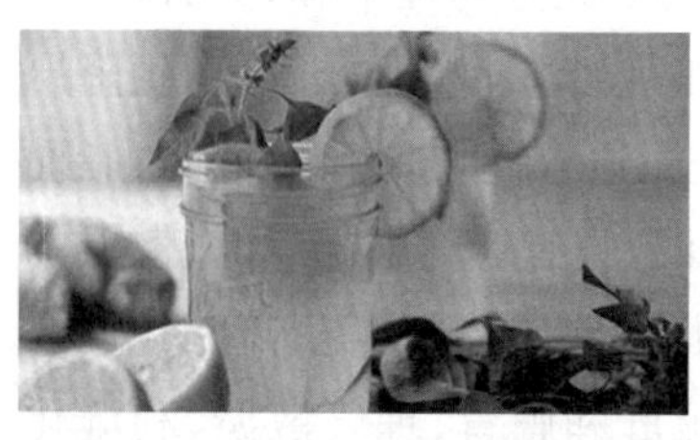

每天早上往头发上喷洒一些淡柠檬水或者淡橘子水(纯果汁与水的比例为 1∶5)，来养护头发，防止脱落。柑橘类水果汁中含有的酸性成分能让头发光亮，不易脱落。

◈ 养发妙方

头屑头痒：藜芦 10—15 克研末，煎汤洗头，半小时以后再用煎煮后的药末搓擦头发，以毛巾包裹片刻，冲净。每周 1—2 次。

斑秃：艾条点燃后置于患处熏灸(需距离皮肤 2—3 厘米)，每处停留 5—10 分钟，至皮肤微呈红晕，炎止，每日 1—2 次。

◈ 食龙眼人参炖瘦肉　改善产后脱发

取龙眼肉 20 克、人参 6 克、枸杞子 15 克、瘦猪肉 150 克。将猪肉洗净切块，龙眼肉、枸杞子洗净，人参浸润后切薄片。以上食材放入锅内，加水适量，以文火隔水炖至肉熟，即可食用。此药膳可以改善女性产后因气血亏虚引起的脱发。

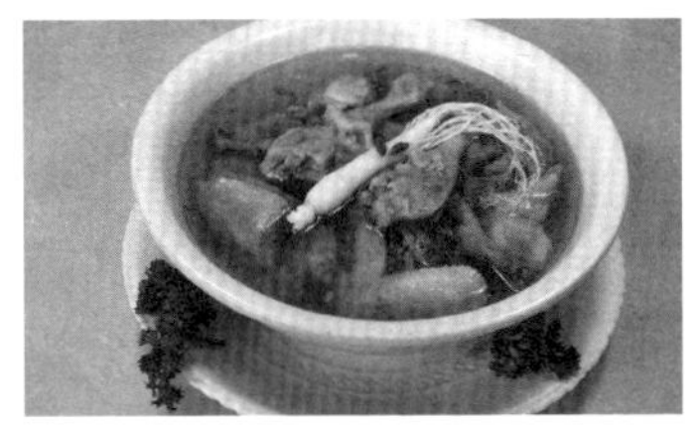

◈ 要乌发常叩头

手握空拳，用右手空心拳先叩击头顶部 36 次，然后以百会(头顶正中)为中心，双手十指指向百会处，两手掌根部置于前额上方，开始向左右环形叩击头部，叩到后枕部后，再从后叩到前面为 1 遍，共叩 18 遍。叩击时力度不能过大。坚持练习，可防治白发、脱发、发枯等病症。

◈ 治斑秃两偏方

1. 取补骨脂、旱莲草各 25 克，用 75%酒精 200 毫升浸泡 7 天后，用棉签蘸取药液擦患处，每日数次，一般轻者连用 20 天即可见效，重者连用 30 天即可见效。

2. 取侧柏叶 25—35 克，切碎，用 75%酒精约 100 毫升密封浸泡 7 天，待汁液变成绿色时，去渣取汁备用。每次使用前，先用新鲜的生姜片涂抹患处，待脱发处的头皮微微发红时，稍微晾一下，再用侧柏叶汁涂抹患处。

醋泡骨碎补缓解斑秃

可用骨碎补适量，将其洗净、去皮、切碎，用醋浸泡，每天用牙刷蘸汁液，早、中、晚刷在秃的地方和周围各一次，可治斑秃。治疗期间忌食辛辣、生冷等刺激性食物。

迷迭香叶可去头屑

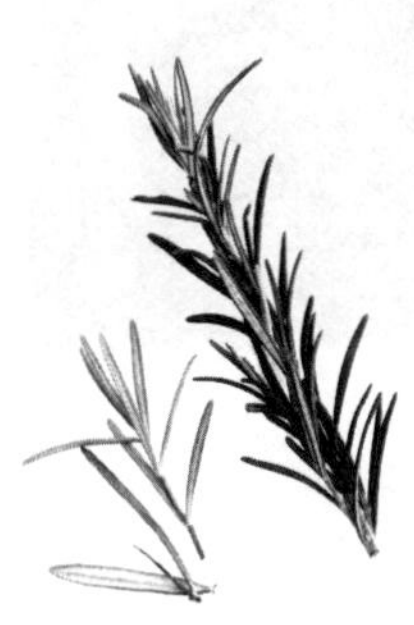

上海市王先生： 头屑多兼头皮发痒时，可取迷迭香叶 15 克，用一杯开水浸泡 20 分钟，将头发洗净后，用迷迭香叶水漂洗一遍，不用再清洗，既能除去头屑又能止痒。

成都中医药大学副研究员蒲昭和点评： 迷迭香一般不作为中药材使用，它属于香料植物，常用于烹调菜肴的调味品或化妆品添加剂。近年研究表明，迷迭香中含有二萜酚类、迷迭香酸、挥发油等成分，具有消除胃胀、增强记忆力、防痴呆、治头痛等作用。同时还有较强的收敛、促进血液循环、刺激毛发再生等作用，对脱发有一定的疗效。《中国药材物图鉴》载："迷迭香和硼砂混合做成浸剂，能防止早期秃头。"所以，用迷迭香叶煎水浸洗，对脂溢性脱发、头屑过多引起的瘙痒、头屑脱落等，当有较好的疗效。

服药禁忌

最易伤害老人的十种常用药

据一项对上海社区老年人用药的调查显示，51.33%的老年人每天服药，其中18.74%的老年人每天同时服用三种药物。殊不知，即便是老年人常用的药物，尤其是多种药物联用，也存在不小的潜在风险。

布洛芬：有肝损害风险　布洛芬在百姓心中，几乎成了解热、镇痛的代名词。布洛芬对于老年患者有一定危害，主要体现在肝损害上。另外，布洛芬还有消化道出血或溃疡的不良反应，应于饭后服用。

胰岛素：切忌自行加量，警惕低血糖　很多老人早上醒来测量血糖，发现空腹血糖较高，便误以为是前一天胰岛素注射的剂量不够，于是便擅自增大了胰岛素注射的剂量。但实际上，出现这种情况，除了降糖药物使用剂量不足之外，还有可能是因为患者夜间血糖过低，体内的胰升糖素、肾上腺素等对胰岛素有拮抗作用的激素分泌增多等作用，从而使血糖逐渐升高而导致清晨空腹高血糖。这种情况下擅自加大胰岛素剂量十分危险，因为低血糖可能有致命风险。

地高辛：心脏病用药，提防心律失常　地高辛是一种强心剂，但若出现较严重的药物不良反应，则会导致患者心律失常。此外，该药还可能引起中枢神经系统的不良反应，引起视觉改变，如黄视、绿视。因此，使用地高辛要注意从小剂量开始，70岁以上老人用药剂量应为成人剂量的三分之二或四分之三。

硝苯地平：低血压症状难分辨　硝苯地平是治疗高血压的常用药，然而，降压药也会导致低血压危险，此外该药还有可能引起便秘。

扑尔敏：老人服用可剂量减半　除了抗过敏效果外，扑尔敏同时还具有镇静作用，因此其潜在风险也主要体现在神经系统的不良反应上，如嗜睡、意识不清等。说明书上的剂量一般是成人的标准剂量，老人由于存在脏器功能衰退，可以剂量减半。

地西泮：易有依赖性，半夜起夜要小心　地西泮又被称为“安定”，有镇静、催眠的作用。有的老人半夜起夜，而这个时候药品药效还存在，因而起床后会头晕，容易摔倒。另外，此药还会让人产生身体和精神上的依赖性。最好是在睡前半小时服用，不要在马上要睡下时才服用。

万古霉素：安全老药，仍应在医生指导下使用　万古霉素主要针对的是革兰氏阳性球菌感染，是一种比较安全的老药，临床使用了 50 多年，但使用这类药物，仍然有可能引发肝损伤、肾损伤。

克林霉素：老年人慎用　克林霉素也主要用来对抗各种感染性疾病。在使用这类药物时，往往也会有一些不良反应，比如过敏，包括过敏性休克，过敏样反应高热、寒战、喉头水肿、呼吸困难等，严重的还会造成肾脏功能衰竭或耳功能损害。

山莨菪碱：掩盖症状，长期使用有风险　由于山莨菪碱能够解除平滑肌痉挛，在胃肠绞痛的时候常常被使用。此外，还用于脑血栓、脑栓塞等。但前列腺肥大的老年男性，使用此药后容易导致前列腺充血甚至引发尿潴留。此外，这种药物可以缓解疼痛，但治标不治本，可能掩盖真正病因，应避免长期使用。

华法林：治疗窗窄，应慎重选择剂量　华法林作为常用的口服抗凝药物，常用于预防和治疗血栓栓塞性疾病。这个药的一个特点就是治疗窗窄，也就是说药物的有效浓度与中毒浓度之间的距离很窄，用少了没有作用，但稍微多一些可能就会发生不良反应。因此，使用这种药物对剂量的把握非常重要。

◈ 中成药的风险被忽视了

2016 年 6 月 26 日，国家食品药品监督管理总局(CFDA)发布

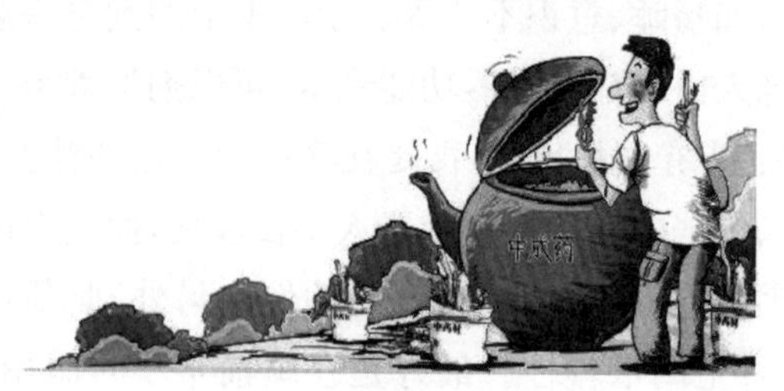

了最新一期药品不良反应信息通报，提示大家关注含西药的中成药的安全问题。这提醒我们，用错中成药也很危险。

三类药容易误用

中成药是中药系列中的一大类药品，目前市面有售的多达三四千种。不少人缺乏相应的中医药知识，以下几种熟知的常见药最容易用错。

感冒药。板蓝根冲剂主要用于风热感冒，表现为发热重、出汗不多、头痛、咽喉肿痛、咳黄痰等。

六味地黄丸。该药主要用于肝肾阴虚所致的腰膝酸软、头晕耳鸣、盗汗遗精等症。有人将其作为“保健品”，在未经中医辨证分清虚实的情况下长期服用，容易出现问题。另外要注意，该药不宜在感冒发烧时服用，以免影响康复。

清火药。很多人认为上火是小毛病，自己买点牛黄解毒片等清火药吃就行。其实，这类药只适合用于因实火热毒所致的咽喉肿痛、头晕目赤和牙龈肿痛、口舌生疮、口腔溃疡等情况，阴虚火旺所致的口腔溃疡、咽喉肿痛不宜用。

服用中成药，大家应注意避免以下三个误区。误区一：中成药没有副作用。俗话说“是药三分毒”，中成药也有一些具有毒性的药。误区二：中成药可自行用来保健。药品和保健品不同，一般每次需要根据医嘱。误区三：和西药一起用效果更好。

此次 CFDA 的不良反应通报中，提醒大家感冒清片(胶囊)和脑络通胶囊等中成药含有西药成分,一旦同时和含有相同成分功效西药服用,可能造成过量,出现严重不良反应。

服中成药也可用"药引"

在汤药方中添加"药引"已司空见惯,其实,如果在服中成药时增加"药引",也同样大有用武之地。

黄酒:性辛热,有舒筋活络、发散风寒等作用,可用于送服治疗腰腿、肩臂疼痛,血寒经闭及产后诸疾与跌打损伤、疮痈初起等的中成药,如活络丸、追风丸、妇女养血丸与七厘散、云南白药等,一般每次用温热的黄酒 15—20 毫升送服。

姜汤:生姜有解表止咳、温中散寒的功效,用于治疗风寒感冒、胃寒隐痛、吐泻腹痛的方药常以之为引。一般用 3—5 片生姜煎水取汤,可用于送服藿香正气丸、附子理中丸、通宣理肺丸等。

◈ 用墨汁圈、用雄黄酒擦　治疗带状疱疹"奇方"不靠谱

77 岁的杜奶奶突然发现左侧腰腹部长了一串红色疱疹,痛得不得了。老伴惊叫:"腰缠火丹,老法说将缠龙草烤焦,研成细末。用麻油调成糊状擦患处有奇效。"可缠龙草是什么东西?女儿上网一查,高兴地说:不用缠龙草,网友说用墨汁圈(墨汁一定要用磨出来的,用毛笔蘸上墨汁把长出来的疱疹分区域画圈圈起来,大概 1 个星期就能见效)、用雄黄酒(由大蒜和雄黄粉等配制而成)擦也行,另外网上还有各种各样的"奇方",可是网友敢说,但咱不敢用啊!

上海中医药大学附属岳阳医院皮肤科副主任医师李福伦点评:"腰缠火丹"的学名是带状疱疹,由水痘——带状疱疹病毒感染引起。带状疱疹往往只在身体的一侧发病。治疗带状疱疹的黄金时间应在发病后 5 天以内,此时积极进行治疗可以有效降低后遗神经痛的发生几率。需要提醒的是,带状疱疹即使不治疗,也可以

好转，但是罹患后遗神经痛的几率比较大，年龄越大，神经痛越严重。另外，也有一部分患者根本没有疼痛感，这是因为带状疱疹的个体差异很大。

民间所用的“用墨汁圈、用雄黄酒擦”等方法都是不正规的治疗方法，耽误病情不说，还会有潜在的扩大感染风险。发现患上带状疱疹后，确实要“快”治疗，但不是快找秘方、奇方，而是快去正规医院相关专科进行治疗，不然耽误了病情，一旦造成后遗神经痛，就要吃大苦头了。

◈ 麻、扑、敏、氨、酚、美感冒药名含禁忌

患感冒后，很多人都会自己购买一些感冒药物服用。但你在买药时“咬文嚼字”了吗？

“麻”：高血压患者不宜用　感冒药除了有商品名外，还有根据成分起的通用名，如“美扑伪麻片”，从药名就能看出其中的主要成分。其中“麻”指的是含有伪麻黄碱，它能引起血管收缩，导致血压、血糖、眼压增高，因此高血压、糖尿病和眼压高的患者应慎用。当服用其他的拟交感神经药、减轻鼻黏膜充血剂时，也应慎用含伪麻黄碱类的药物。

“扑”“敏”：司机不宜用　扑尔敏能缓解感冒引起的鼻塞、打喷嚏等症状，名字里带有“扑”和“敏”的感冒药含有此成分。由于服扑尔敏后可能引起嗜睡、困倦等症状，所以服药期间不得驾驶机、车、船，不得从事高空作业、机械作业及操作精密仪器。

“氨”“酚”：消化道溃疡者应慎用　对乙酰氨基酚（扑热息痛）是感冒药中用于缓解疼痛和退热的重要成分，它对胃黏膜有刺激作用，需要注意的是，市面上的复方感冒药很多都含扑热息痛，如果同时吃多种感冒药，很容易造成此成分过量，伤害肝脏。

“美”：慢性支气管炎患者慎用　右美沙芬是临床常用的中枢性镇咳药，含此成分的感冒药通用名多含有“美”字。慢性支气管

炎、肺炎患者应慎用这类感冒药，因为其镇咳作用可能影响痰液排出，堵塞呼吸道，严重时可引起窒息。

“清热”：风寒感冒慎用　目前市面上的感冒中成药中，有很多有“清热”字样，如感冒清热颗粒。南京市中西医结合医院药学部主管药师刘欣怡说，清热类药物适合风热感冒的患者服用。清热类的感冒药不适于风寒感冒患者服用。

“解毒”：不宜长期服用　医生认为，中成药类的解毒药一般都含有清热成分。服用双黄连口服液的同时不宜再服用滋补性中成药。风寒感冒不宜服用。服药三天后，症状无改善，或出现发热咳嗽加重，并有其他症状如胸闷、心悸等时，应去医院就诊。

阿仑膦酸钠服后别躺卧

阿仑膦酸钠是常用的抗骨质疏松药，服这种药的注意事项较多，首先，为了便于吸收和避免刺激食道，应在每天清晨进食前至少半小时用200毫升温水送服；其次，应避免咀嚼或吮吸此药，防止口咽部溃疡；再次，服该药后至少半小时内不能服用其他药物、食物或饮料；最后，服药后患者应避免躺卧，必须保持上身直立，以避免药物反流。

冬季输液通血管不靠谱

专家表示，心脑血管疾病的发病机制很复杂，需要根据病因长期综合防治，为了预防天天输液不现实。同时，输液的风险还包括静脉炎、过敏反应等，尤其是过敏反应，严重时可出现过敏性休克危及生命。

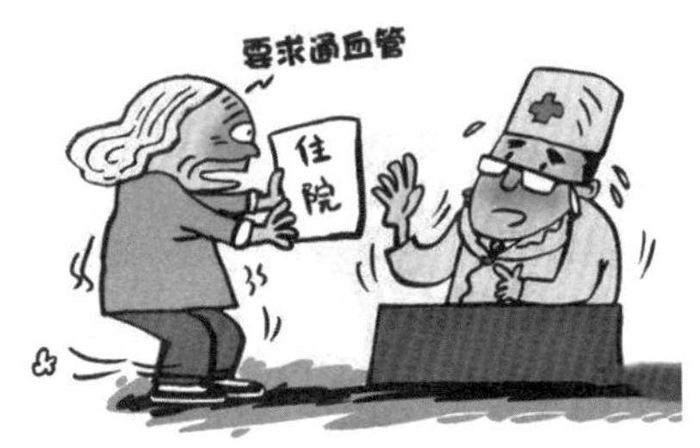

服用阿奇霉素注意七点

在服用阿奇霉素时，要特别注意以下七点。

1. 空腹服用。由于食物会影响阿奇霉素的吸收，因此要空腹或在饭前 1 小时或饭后 2 小时服用。2. 宜用凉开水冲服。开水冲服会降低药物疗效。3. 一天只需服用一次。4. 不用天天服药。阿奇霉素具有超长的抗生素后效应，连用 3 天，可以维持有效血药浓度 8—10 天。5. 注意不良反应。常见的不良反应为腹泻、腹胀、腹部不适、恶心、呕吐等。6. 过敏者禁用。7. 不宜与抗酸剂同时用，会影响疗效。

含片服完半小时再喝水

含片服后，建议晚点喝水，至少半个小时之内不要饮水，以保持口腔、咽喉部位较高的药物浓度。不过，服药后半小时到 1 小时后，建议多喝水，以保持咽喉湿润。

服抗结核药 3 小时后喝水排毒

水能帮助人体将体内产生的废物随尿液排出，降低有毒物质在肾脏中的浓度，避免肾脏受损。为此，结核病患者每天应喝 1 200—2 500 毫升水(相当于 3—5 瓶矿泉水)。服药后 3 小时或服药前 1 小时大量喝水。除了白开水外，患者也可以喝鲜榨果汁和豆浆。

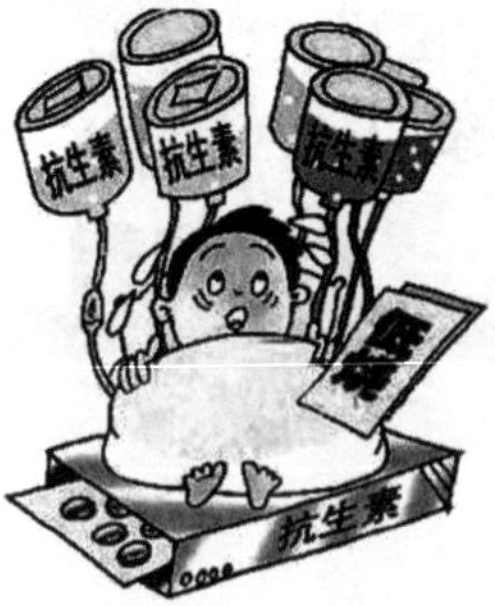

用抗生素，要避开五类中药

服用抗生素时，应当注意避开以下五类中药。如果必需服用，则应遵医嘱和抗生素隔开 1—2 小时，以减少药物之间的相互作用。

含鞣质：石榴花、山楂、乌梅、儿茶、金樱子、五倍子、大黄等，不宜与四环素类、红霉素、克林霉素等同时服用，否则可能生成鞣酸盐沉淀，不易被吸收。

含金属离子：含钙离子的中药石膏、石决明、龙骨等，可能与抗生素结合，难以起效。

含碱性成分：黄连、麻黄等，不宜与呈酸性的头孢类抗生素合用，否则疗效降低。

含有机酸：乌梅、五味子、蒲公英、山楂、山茱萸、女贞子等，不宜与红霉素、磺胺类等碱性抗生素同用。这是由于这类抗生素在碱性环境下抗菌能力增强，而酸性环境使其分解，抗菌效果减弱。同时，酸性环境会使磺胺类溶解度降低，在肾小管中析出，容易形成结晶，伤害肾脏。

含消化酶：神曲、麦芽等含消化酶的中药与抗生素同服时，抗生素会降低酶的活性，使该类中药的助消化功能减弱，抗生素的作用也会减弱。

◈ 老人用药量应酌减

一般情况下，应按照这样的标准酌减：从50岁开始，每增加1岁应减少成人用量的1%。也就是说，60岁至80岁的老年人，服用成年人剂量的3/4左右；80岁以上的老年人，服用成年人剂量的1/2即可；部分特殊药品，如强心药、地高辛，仅为成年人的1/4—1/2剂量。

◈ 抗过敏药最好晚上吃

多数抗过敏药，在服后1—3小时起效，8—12小时后获得最大效应。如在睡前服药，不仅能促进入睡，且能在第二天早晨发挥最佳药效，下午药力已经减弱，副作用也会减轻。

吃这些药后别喝酒

对于感冒或仍然需要坚持服用药物的人来说，吃药后再喝酒小心要命！

感冒药＋酒＝肝衰竭

绝大多数感冒药中都含有对乙酰氨基酚（又名扑热息痛），用于治疗感冒发烧及缓解疼痛。而对乙酰氨基酚在体内生物转化过程中，会产生一种有毒的代谢物质，需要与体内的还原性谷胱甘肽等保护因子结合才能降低毒性。过量饮酒时会消耗体内大量的谷胱甘肽，致使对乙酰氨基酚生成的代谢物无法与谷胱甘肽结合，增加肝脏衰竭的风险。

消炎药＋酒＝毒药

头孢类消炎药加酒就等于毒药，因为酒的主要成分是乙醇，进入体内先转化成乙醛，继而在酶作用下转化为水和二氧化碳排出体外。而头孢类消炎药会抑制乙醛继续转化排出，乙醛积蓄过多可导致患者出现面部潮红、腹痛、恶心、呕吐、头痛、头晕、胸闷、心悸、视觉模糊等症状，甚至出现血压下降、呼吸困难、休克等严重症状。

降压药＋酒＝低血压休克

服用利血平、卡托普利、心痛定等降血压药期间如果喝酒，可能引起血管扩张，从而出现低血压性休克，严重时可危及生命。部分降压药如复方降压片、复方双肼屈嗪与酒精合用，也可能会使血压急剧升高。

降糖药十酒＝低血糖休克

在服用优降糖、降糖灵、甲苯磺丁脲等降血糖药期间不能同时饮酒，因为酒精具有增强药效的作用，两者相遇，可能引发低血糖性休克，危及生命，诱发乳酸血症。

安眠药十酒＝一条人命

一些起镇静催眠作用的安眠药本身就有一定的抑制呼吸、心跳的作用，而酒精也有相同作用，两者合一可产生双重抑制作用，使人反应迟钝、昏睡，甚至昏迷不醒，呼吸及循环中枢也会受到抑制，出现呼吸变慢、血压下降、休克，甚至呼吸停止而死亡。

服降压药常洁牙

降压药硝苯地平会引起药物性牙龈增生。服药期间要认真刷牙，保持口腔卫生，半年去医院洗一次牙齿。

服洛尔类降压药当心哮喘

支气管炎急性发作期，特别是喘息加重时，则需要停用“洛尔”类药。哮喘患者不宜服洛尔类降压药，否则可能导致哮喘加重。其他患者服用洛尔类降压药期间，应注意从小剂量开始，根据个体耐受情况逐步调整剂量。还应避免突然停药。

六味地黄丸要吃吃停停

六味地黄丸虽然是平补的药，但不能当维生素天天吃。一般主张服用一个月后，停一周；或吃一周，其间停一两天，让身体适度休养。

另外，长期用六味地黄丸，可能会阻碍脾胃运化，因此最好在饭后10—15分钟服用。

◈ 常用泡腾片注意少吃盐

最新研究显示，泡腾片中含钠较多。一片 500 毫克扑热息痛泡腾片含钠 0.39 克，每天的最大剂量为 8 片，若按此剂量服用，仅由药物带来的钠摄入量就已经超过 2.4 克/天(相当于食盐 6 克/天)的成人钠摄入量推荐值。因此，平时血脂、血压较高，有家庭史或其他心脑血管病危险因素者，应少用或慎用泡腾片。常用泡腾片的老人要注意监测血压，高血压患者服用期间应少吃盐。

◈ 肺心病患者滥用药或致命

肺心病常因呼吸系统感染而诱发，患者在用药的过程中应注意以下几方面的问题。

避免滥用抗生素　肺心病患者在病情好转且稳定后应停用抗生素。若长期服用抗生素，或作为预防性用药，不仅会产生耐药性或发生其他病菌的感染，使病情得以继续发展、恶化，还可能因为大量使用抗生素，破坏人体内正常菌群的生态平衡，造成人体免疫力下降，进而诱发各种并发症。

避免滥用止咳药　肺心病患者的呼吸道内存有大量痰液，不论咳嗽轻重均不要单纯应用止咳药，更不能用可待因、阿片之类的麻醉性镇咳剂，否则会因咳嗽停止而将痰液留于呼吸道内，加重呼吸道阻塞。这种用药失误最常见，极易导致肺心病病情加重。所以，一般应选用祛痰药，如氯化铵、碘化钾、痰咳净等。

避免滥用利尿剂　肺心病伴有水肿时，常选用口服利尿剂治疗，但利尿剂不利于痰液稀释，会加重呼吸困难；利尿不当，还会使血液更加黏稠，从而导致血栓；如不注意补充钾盐，还会导致低血钾与电解质紊乱。所以，应用利尿剂时应找医生指导用药，不宜自购或滥用。

避免滥用安定类药　安定类药物等镇静药对呼吸中枢具有抑制作用。慢性肺心病患者即使使用常人能耐受的小剂量安定药，也可能使处于逐渐衰竭的呼吸中枢雪上加霜，甚至呼吸停止。

避免滥用强心剂　肺心病伴有心衰时，常需服用强心药，但强心药具有排泄缓慢、容易蓄积、治疗剂量与中毒剂量非常接近等特点，以及体质差异等多种因素，在临床上容易出现强心剂中毒，甚者还会导致生命危险。因此，一定要按规定时间、规定剂量在专科医师指导下才能选择服用。在服用强心药时，还应注意补充氯化钾。

有些药提前吃

吃药是为了治病，因此很多人认为药都应在症状出现后再吃。但很多常见药需要“提前”吃，否则达不到相应效果。

胃动力药，饭前吃　多潘立酮等胃动力药能增强胃肠道蠕动、促进胃中食物排空，宜在饭前半小时服。等到吃饭时，药效刚好达到高峰，使整个上消化道在药物的疏通下能正常运转。但很多人等到吃完饭感到胃胀才吃胃动力药，由于药物起效需要一定的“准备时间”，不能及时缓解症状，还可能引起饥饿感，进而吃得过多，加重胃胀和消化不良。

导泻药，睡前吃　酚酞(果导)等导泻药口服后，在肠内与碱性肠液相遇形成可溶性盐，刺激结肠壁，使肠蠕动增加，从而达到清除粪便的作用，常用于治疗便秘。服药后5—8小时排出软便，以睡前服为宜、如果清晨感觉排便困难时服药，在白天会频繁跑厕所，影响工作；下午或傍晚服果导，会造成夜间排便，影响睡眠。果导片一般一次给药的作用就可以持续3—4天，因此没有必要连续服用，一般不能连续使用超过三天。该药长期服用会刺激胃肠黏膜，影响营养物质的吸收；还可能产生依赖作用，加重便秘。

降压药，血压剧烈波动前吃　高血压患者时常会出现血压波动，需要规律服降压药。很多人不坚持吃药，等到发现血压很高才吃，吃几天又不吃了，这样间断服药会造成血压在短时间内发生急剧变化，非常危险。

需要提醒的是，“提前”服药是建立在明确病因的基础上。因为药物起效需要一定的时间，所以应提前服用，使药物在最佳时间起效，更好地缓解症状。但没有明确病因前，不要自行提前服药，以免影响治疗，甚至威胁生命。

◈ 泻火中药米汤送服

清热解毒、泻火的中药，如金银花、黄连、黄芩、大黄；或含有这些成分的中成药，如复方双花口服液、清肺抑火丸等都是苦寒药物，长期服用会刺激胃肠道，适合用米汤送服。

◈ 看中医前别喝牛奶豆浆

看中医前不宜喝带颜色的饮料，如咖啡、果汁等，以免使舌苔变色误导医生。也不要饮酒，使脉搏加速，影响医生诊病。就诊最好在清晨或饭后 1 小时。如果看中医前饮用了牛奶、豆浆，建议漱漱口，3—4 小时之后再去就医。

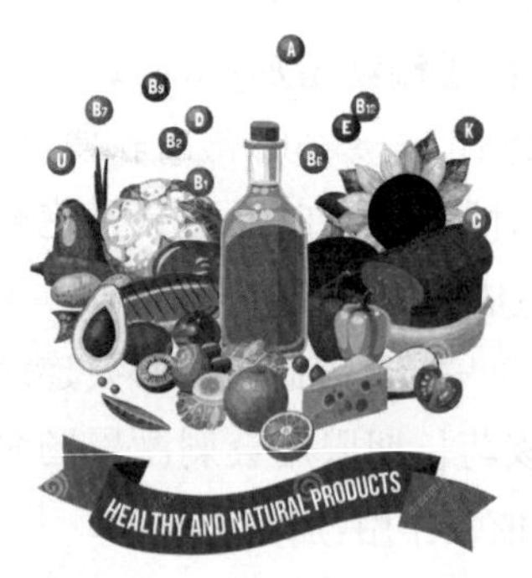

◈ 吃止咳药停止补维生素

不少人有长期服用维生素的习惯，但是感冒期间如果正在服用止咳的药物，维生素应停用一段时间，因为两者同时使用会影响药效发挥。

如果病情需要两者必须都服用，可饭后先服用维生素，半小时后再服用止咳药。

◈ 服用膏方还须量身定制

上海中医药大学附属龙华医院乳腺科副主任医师秦悦农

老太太吃胎盘皮肤好　代价却是乳腺癌

如今，普通百姓冬令进补的愿望越来越强烈，然而令人担忧的是，经常发现一家子的老老少少都服用着相同品牌的保健品。这可是大大的错误。人体有阴阳虚实体质的不同，保健品也有寒凉冷热性味的区别。服用膏方还须量身定制。

我曾经接诊见到一位 80 多岁的老太太，皮肤细洁光滑，很少皱纹和老年斑，说乳房上长了一个肿块，经检查是乳腺癌。经询问，老太太冬令进补就是坚持服用胎盘连续几年。因此要提醒大家，补充雌激素对女性延缓衰老等肯定有一定的作用，但是过多的雌激素绝对增加了罹患乳腺疾病的风险。健康之道，其实在于维持机体的“平衡”。

价贵和有效是两码事　不同人群不同补法

年轻白领女性平时生活节奏快，工作压力大，情绪紧张，饮食睡眠无规律，常常表现为头晕失眠、倦怠乏力、月经失调、早生华发等“亚健康”状态。我曾帮一位“亚健康”的白领女性开具了膏方，付费后她急急地来问“怎么这么便宜，会有效嘛，是不是搞错了?”我告诉她：“贵和有效是两码事啊，你身体本身并不亏虚，并不需要大量的补药。并且，膏方是辅助，生活习惯也需要慢慢改善，不然吃再多的补药只是让身体更多透支罢了，得不偿失。”

一位老年人服用膏方一周多后来问，为什么经常腹胀腹泻，我看了看方子，又看了看老人黄腻的舌苔，问“是不是还吃了其他什么东西?”老人说：“听说黄芪补气，又有甘肃亲戚送的枸杞子，所以天天黄芪枸杞泡茶喝。也听说红薯是抗癌食品第一名，也经常吃烤红薯。”这正是我想提醒大家的地方，膏方中益气养血补肾的药物是根据个人身体状况给的，有些老人脾胃虚弱或者体内痰湿较重甚至需要“开路方”先行改善一下消化功能，以免膏方不吸收甚至出现腹胀腹痛腹泻的。像这位老人既服用膏方，又自己加了黄芪和红薯，就很容易胃胀腹泻。

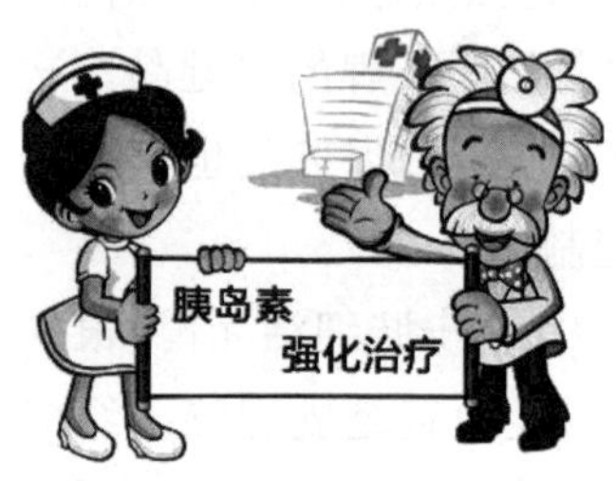

◈ 胰岛素注射部位切不可用碘酒消毒

注射部位要用 75%的酒精消毒，消毒范围直径 5—6 厘米，切记不可用碘酒消毒，碘和胰岛素的相互作用会降低胰岛素的效果。

◈ 吃完补药练练呼吸

吃补药后，可通过练呼吸促进补药起效。可站立、盘腿坐或仰卧，先放松三到五分钟。在自然呼吸的基础上，先练习腹式呼吸，锻炼得比较自如后，再锻炼“停闭呼吸法”（有意识地停顿呼吸），以提高腹式呼吸强度。

◈ 吃药十天起疹子　或是药物性皮炎

药物性皮炎有一定的潜伏期，一般第一次用药后需 4—20 天（平均 8—10 天）致敏期，无症状，继续用药才发生变态反应。如过去用药已使机体处于变应状态，再次用药，则 24—48 小时之内就会发生反应。

◈ 西瓜霜新妙用

慢性鼻炎　患慢性单纯性鼻炎时，将鼻涕排出，用西瓜霜喷剂喷入鼻腔少许，喷药 3 分钟后，鼻塞症状即可减轻，每天可喷 2—4 次，7 天为 1 疗程。休息三天后，继续第二疗程，连续两个疗程。

肛裂　先将局部消毒，用西瓜霜直接喷入患处，每天数次，一般三天即可见效。也可在局部用双氧水消毒后，取西瓜霜喷于患处，每天3—5次，有良好的止痛止血效果。

◈ 心脑血管患者　用药避免误区

高血压病患者的降压药不得与人参、麻黄及含麻黄碱的中药同服。同时，珍珠母、龙骨、瓦楞子、牡蛎、石决明等含钙高的中药不宜与强心苷类药物合用，不然会使药物的毒性增强，易导致心律失常及心衰。

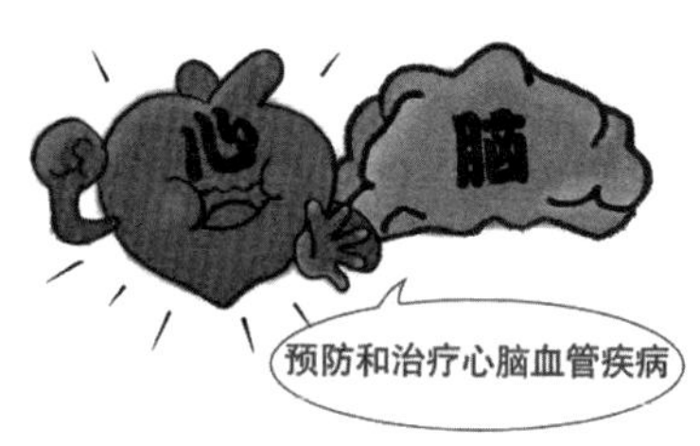

有些心脏病患者可能会用到洋地黄等强心药，此时最好不要同时服用含钙和维生素D的保健品，否则容易诱发洋地黄中毒。

◈ 老人吃药配哪些粗粮好

降压药＋玉米　常用的降压药有氢氯噻嗪、普萘洛尔等，在服药期间食玉米效果好。取100克细玉米面，用少许凉水调匀，倒入开水锅中，煮一二沸即可，早餐服食，每日1次。

利尿药＋红豆　常用的利尿药有氯噻酮、依他尼酸等，其副作用可引起低血钾症。在服药期间配合食用红豆，不仅可促进利尿药的功效，还能减轻药物的副作用。红豆30克，浸泡4小时后加水2500毫升熬汤，熟后吃红豆喝汤，服药期间每日1次。

◈ 一药多用黄连素

治疗糖尿病：黄连素具有抗升高糖激素作用，还能促进胰岛细胞再生及功能恢复。使用方法是每次 0.3—0.5 克，每日三次。长期口服，治疗轻度 2 型糖尿病疗效最好，对伴发高血压、高血脂者尤为适合。

抗心律失常：黄连素能延长心肌细胞的动作电位时间，延长心室和心房的有效不应期，消除折返性心律失常。使用方法是每次服 0.4—0.5 克，每日 4 次，显效后逐渐减量维持，大多 7 天显效，尤其适用于治疗伴有心力衰竭的心律失常。

◈ 眼药膏开管后有效期一个月

药膏的有效期大多是 1—3 年，但这是指未打开管口的有效期，打开管口使用后，由于接触空气，容易发生物理、化学变化，导致眼药膏失效，因此多次开管或使用超过一个月的眼药膏不要再用。

◈ 中药不能代替抗生素

“中药抗生素”不能替代西药抗生素，主要用于上呼吸道感染、泌尿系统感染、妇科炎症等，以减少西药抗生素的应用。在感染症状较重时，应该正规使用西药抗生素。

◈ 盛夏至，药该怎样避暑

针剂：暂时未用完的注射液，可以冷藏，如胰岛素。

搽剂：酒精、碘酒等，放入冰箱时拧紧瓶盖。

液体外用药品：滴眼液、洗剂等，夏季需放在冰箱中冷藏。

乳膏剂：眼膏等保存温度过低可引起基质分层，影响均匀性与药效。

液体制剂：如止咳糖浆、抗过敏糖浆、解热镇痛溶液或感冒糖浆等，开瓶后一般不需要放在冰箱内。

中成药：大部分中成药都怕受潮，热天更容易发霉、生虫。蜜丸不要多存久存，要放在通风、干燥、阴凉处。

◈ 有糖尿病能不能服他汀

患者周先生问：我 67 岁，患有糖尿病，因为血脂高还同时在服用他汀。听说这类药对血糖有影响，这说法对吗？

专家点评：目前关于服他汀而直接引起糖尿病的情况很少见，与引起血糖波动的风险相比，他汀类药物降低心梗、中风的风险及完成冠状动脉血运重建等效果十分显著，合理服用效果远大于对血糖的影响，不建议患者擅自停药。

◈ 肾结石慎服维生素 D

研究显示，常服钙片和维生素 D 的 60 岁以上女性，会产生明显副作用，即肾结石。因为维生素 D 可以促进肠道钙的吸收，所以对于肾结石患者来说，补钙的同时不宜合用维生素 D。实际上，超过 90%的人们并不缺乏维生素 D，每天只要在室外活动半小时以上，皮肤就可以合成足够的维生素 D。

◈ 胃药和丹参别一起吃

有些胃药不能和丹参一起服。如果需服用这两种药，至少间隔 2 个小时，或更换种类如胃黏膜保护剂硫糖铝等。

心脑血管疾病患者还可能需服用抗凝药如阿司匹林等。具有活血化瘀作用的丹参或含丹参成分的药与其合用时，易致出血。如确实需合用，要定期监测凝血四项，预防出血倾向。

◈ 泡菜或影响降糖药疗效

泡菜在制作的过程中添加了大量的调料，发酵时还会产生乳酸、亚硝酸盐等成分，这些都可能影响降糖药的药效。

服用倍他乐克不能突然停药

服用倍他乐克不可突然停药，中断治疗一般在7—10天内逐步撤除。尤其是缺血性心脏病人骤然停药可使病情恶化。

服用五类药忌食橘子

服用维生素K、磺胺类药物、安体舒通、氨苯喋啶和补钾药物时，均应忌食橘子。

如何正确服用救心药

冠心病急性发作时，患者应立即停止一切活动，坐下或卧床休息，并保证呼吸通畅(开窗或解开衣领)，禁止奔走呼喊或步行去医院。

有冠心病病史者应常备急救药物，一旦病情发作，可立即舌下含服硝酸甘油1片或速效救心丸5粒，在1—2分钟内就能奏效，作用持续约半小时。或含服消心痛1—2片，一般5分钟奏效，持续作用2小时。心绞痛的发作，一般在休息及服用硝酸甘油后几分钟即可缓解；如不缓解，则要考虑心肌梗死的可能。此时硝酸甘油片可增至每3—5分钟用1次。一些针对冠心病急性发作的喷雾制剂(如硝酸异山梨酯气雾剂)也可在短时间内起效。

吃退烧药时不要吃蜂蜜

对乙酰氨基酚是最常见的退烧药，蜂蜜偏酸性，并含有一些酶类，可引起对乙酰氨基酚水解，导致其疗效降低甚至失效。

胃不好的人怎么服药不伤胃

技巧一：选肠溶片或缓控释剂型。布洛芬、红霉素等药物主要在胃中溶解，可刺激局部胃黏膜。选肠溶或缓控释剂型，有助减轻这种刺激。

技巧二：不影响药效时，饭后服药。部分药物不受食物影响或者影响较小，如布洛芬、对乙酰氨基酚（扑热息痛）、甲硝唑等药。

技巧三：喝点苏打水防烧心。在服药一个小时后喝点苏打水或者吃苏打饼干等碱性食物，中和部分胃酸，从而缓解症状。

◈ 几种常用中药的安全用量

人们熟识的常用中药有胖大海、枸杞子、金银花等等，由于这些中药药性较为平和，大多数人都是根据自己的经验去服用，其实这些常用中药也有一些禁忌，切不可随意服用，要掌握好安全用量。

胖大海　胖大海味甘，性寒；有小毒。有清肺利咽、润肠通便之功效，适用于风热邪毒侵犯咽喉所致的喑哑，其他原因引起的喑哑用胖大海无效，特别是老年人突然失音及脾虚者应该慎用。【安全用量】代茶饮每次不得超过 3 粒，以防中毒。

决明子　决明子味甘、苦，性微寒，具有降血压、降血脂、清肝明目等功效。但决明子可引起腹泻，女性长期服用轻则引发月经不规律，重则可使子宫内膜不正常；有泄泻、低血压者及怀孕女性也应慎用。另外，决明子是一种泻药，长期服用对身体不好，会损伤身体的正气。【安全用量】每日用量为 10—15 克。

枸杞子　枸杞子味甘，性平，功能为滋补肝肾，益精明目，抗衰老。外邪实热，脾虚有湿及泄泻者忌服。枸杞子温热身体的效果相当强，患有高血压、性情太过急躁的人或平时大量摄取肉类食物面泛红光的人不宜服用。正在感冒发烧、身体有炎症、腹泻的人最好别吃。最适合吃枸杞的是体质虚弱、抵抗力差的人。【安全用量】每日用量为 5—15 克。

甘草　甘草味甘，性平，有补益心脾、润肺祛痰止咳，缓急止痛，清热解毒，调和诸药之功效，但长期服用能引起水肿和血压升高，还易引起低钾血症，导致心律失常、肌肉无力等。湿盛胀满者不宜服用。【安全用量】每日用量为3—10克。

人参　人参大补元气、生津安神、补脾益肺，能兴奋神经系统，提高免疫力，抗衰老。身强体壮者长期服用或过量服用人参易口干舌燥，甚至鼻孔出血。实证、热证而正气不虚者忌服。无论是红参还是生晒参，在服用过程中一定要循序渐进，不可操之过急、过量服食。另外，一定要注意季节变化。一般来说，秋冬季节天气凉爽，进食比较好。在服用人参后忌吃萝卜、忌饮茶、忌与葡萄同食。【安全用量】每日用量为5—10克。

菊花　菊花味辛、甘、苦，性微寒，有疏风清热、平肝明目、解毒的作用。但阳虚体质者不适合服用；气虚胃寒、食少泄泻者应慎服；阴阳两虚型、痰湿型、血淤型高血压病患者也不宜服用菊花。【安全用量】每日用量为6—10克。

◈ 前列腺增生　慎用六类药

前列腺增生是老年男性常见病。男性自40岁以后，前列腺均有不同程度的增生，50岁以后逐渐出现症状。随着年龄的增长，症状会越来越重。老年人除了前列腺增生外，多患有其他慢性病而需要用药，但有些药会加重前列腺增生的症状，甚至会引起急性尿潴留，因此，应谨慎用药。

抗胆碱类药　如阿托品、莨菪碱、颠茄、普鲁本辛、胃复康、服止宁、胃疡平等。此类药可使膀胱肌肉松弛，排尿无力，会加重排尿困难，甚至可引起急性尿潴留。

抗组胺类药　主要有扑尔敏、苯海拉明、非那根、赛庚啶、克敏嗪等。此类药可使膀胱逼尿肌和括约肌松弛，收缩力减弱，用此类药后，会使膀胱收缩无力而加重排尿困难，甚至出现急性尿潴留。特别应引起注意的是，一些常用的复方感冒药也含有扑尔敏，如速效伤风胶囊、感冒通、克感敏、快克胶囊、维C银翘片、感冒灵等。因此,患有前列腺增生的老年人,在应用感冒药时,一定要查看该复方感冒药的组成,如果含有扑尔敏,就不要使用。

抗抑郁药　如丙咪嗪、阿米替林、多虑平等;抗精神病药,如氯丙嗪、奋乃静等;强效利尿药,如速尿、利尿酸等,均易引起急性尿潴留,应慎用。

抗高血压药　如可乐定、利血平、胍乙啶、肼苯哒嗪、心痛定、尼群地平等,可引起排尿困难或尿潴留。

磺胺类药物　此类药有多种,如磺胺嘧啶、磺胺甲恶唑(新诺明)、磺胺二甲嘧啶等,其副作用有轻有重,主要不良反应为结晶尿、血尿等,有时可引起尿路阻塞、少尿或无尿。

洁霉素　即盐酸林可霉素,其抗菌谱与红霉素相仿。据报道,该药对神经肌肉的连接通路有阻断作用,易导致尿潴留,应慎用。

◈ 保肝药治不了脂肪肝

每年各单位组织体检,都会有人被查出脂肪肝。轻度脂肪肝一般没有表现,很多人照旧吃喝。但如此不加节制,一旦发展到中、重度脂肪肝,人便会出现乏力、恶心、呕吐、食欲不振、腹痛等症状,一味放任会转变为脂肪性肝炎。

对于体检查出脂肪肝的患者来说,要科学对待这一疾病,有以下几个疑问需要澄清:

1. 保肝药能治脂肪肝吗?常有患者要求开保肝药,他们误以为,此类药物包治肝脏百病。事实上,保肝药仅用于肝功能指标异常情况,其在脂肪肝防治中的作用仍有争议,目前不推荐患者常规使用。

2. 保健品有没有用?如果医生不给开药,一些患者会自己去买保健品、中成药来吃。殊不知,再好的药也不能把脂肪从肝细胞里面赶出来,何况这些配方不明的保健品可能会对肝功能造成损害，加重肝病的进展。

3. 最好的办法到底是什么？大部分脂肪肝源于不健康的生活习惯。最佳的治疗策略就是控制饮食、戒酒和锻炼。具体来讲，饮食方面建议低糖低脂的平衡膳食，每天的热量摄入应比平时减少500—1 000千卡；但平衡膳食不是过度节食，后者会使运送脂质的蛋白生成减少，反而加重脂质在肝脏的堆积。运动方面则要保证每周4次以上的中等强度有氧运动，累计锻炼时间至少150分钟。减肥是否有效得看数据，要时刻关注自己的体质指数(BMI，即体重公斤数除以身高的平方)，一般来说，BMI至少要降低5%，才能对控制脂肪肝起到作用。

而对于一些中、重度脂肪肝患者，医生可能还会根据具体情况开一些药预防糖脂代谢紊乱和动脉硬化。

◈ 南瓜子化不了肾结石

湖北读者袁女士：我前段时间体检查出有肾结石，不是很大，觉得不太影响生活，就不想去就医治疗。听朋友说多吃南瓜子能治肾结石，请教专家此方是否有效。

中南大学湘雅医院营养科副教授刘菊英点评：肾结石是由于机体内代谢平衡失调所致，发病原因与感染、营养代谢紊乱、泌尿系统异物及地理气候等因素有关。肾结石的复发率较高，改变生活习惯可以预防和减少结石的生长和发病。如多增加含镁高的食物，因为镁和钙一样，可与草酸结合。南瓜子中富含镁，这位读者所说的多吃南瓜子预防肾结石复发是有一定道理的，但如果说能治疗就有点夸张。南瓜子含有丰富的不饱和脂肪酸和磷脂，常吃南瓜子，吸收磷质，可防止矿物质在人的尿道系统凝结，使之随尿排出体外，达到预防肾结石的目的。读者提及的肾结石，应该及时到医院就诊，根据结石大小和生长部位及是否有并发症等，确定是否需要手术和治疗，以免贻误病情。

阿司匹林不能当保健品用

天津一位宋老汉听说长期服用阿司匹林可预防脑梗死和心肌梗死,便每天早晨空腹服用75—100毫克阿司匹林,坚持了两个月。谁知有一天,他突然晕倒,送医后发现胃部大量出血,竟是阿司匹林惹的祸。

阿司匹林1899年进入临床并正式命名,学名叫乙酰水杨酸。阿司匹林发明之初,身份是非甾体解热镇痛药,却在抑制血小板聚集、抗栓领域大放光芒。血小板聚集是动脉形成血栓的重要环节,血栓一旦形成,阻塞动脉血管,就会导致相应器官缺血,如发生心肌缺血甚至心梗,或者脑梗塞。长期抗血小板聚集的阿司匹林标准剂量是每天81—162毫克,一般每天100毫克足矣。一般是晚上空腹时服用效果最好,有明显胃肠道反应的可早饭后服用。

市场上有两种阿司匹林,一是普通的,25毫克一颗;二是拜阿司匹林。拜阿司匹林是原研药,肠溶,胃肠道反应更小,100毫克一粒。十几元够用一个月。发生过动脉粥样硬化性心血管疾病的患者,如果没有禁忌,应该终身服用阿司匹林。有血栓高风险的患者,建议长期服用阿司匹林降低心脑血管风险,这是一级预防。

中国专家共识推荐如下:一、合并以下所列3项及以上危险因素者,建议服用;1.男性超过50岁或女性绝经后;2.高血压;3.早发心脑血管病家族史;4.吸烟。二、高血压合并糖尿病。三、高血压合并慢性肾功不全。四、10年心血管事件风险大于20%。

提示:很多老年朋友听信,长期服用小剂量阿司匹林能有病治病、无病强身。阿司匹林能够作为保健品服用吗?不能。阿司匹林最大的不良反应就是胃肠道症状(如泛酸、胃纳差、腹胀、腹痛)和出血倾向(如皮肤瘀斑、牙龈出血、上消化道出血),需要在医生指导下服用。

◈ 存大桶油　放粒维 E

做法是，取 1—2 粒维生素 E 胶丸，刺破后加入到大桶食用油中，摇一摇，维生素 E 属于脂溶性维生素，可以均匀地溶解在油里。

为了减少与空气的接触，防止氧化，摇晃时要盖上油瓶的盖子。此法可在一定程度上减少油脂氧化。

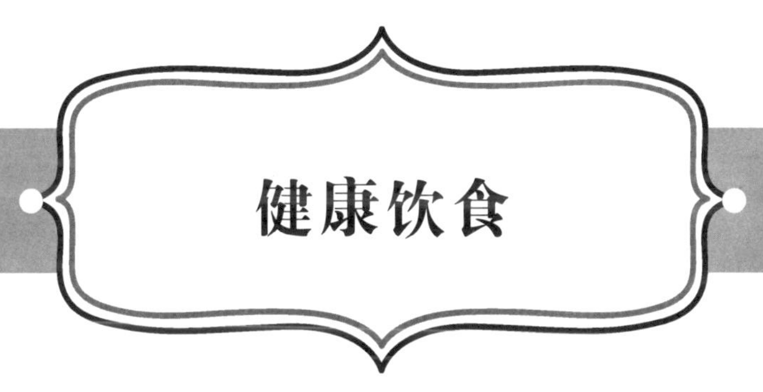

健康饮食

◈ 沙拉真的有益健康吗

人类爱吃的很多种食物都有健康问题，唯独沙拉名声一直特别好，想减肥的人觉得沙拉热量低，想健康的人觉得沙拉营养价值高。沙拉真的有那么好吗？

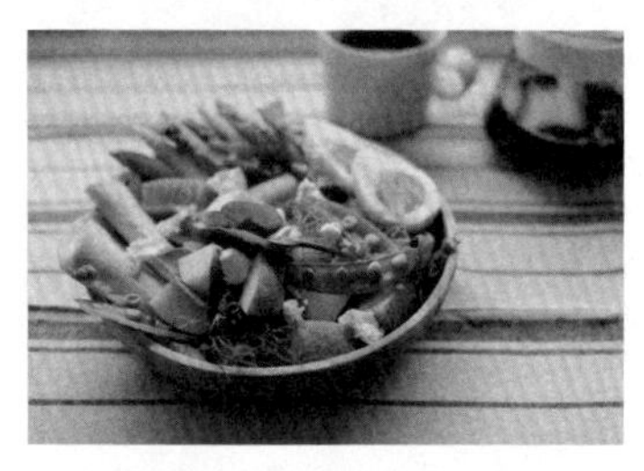

先说热量。沙拉的热量不见得比普通食物低，原因在于很多厨师为了让沙拉更好吃，往里添加了很多高脂肪高热量的肉块或者沙拉酱。

再说营养。很多人之所以喜欢吃沙拉，就是因为生蔬菜比煮熟的蔬菜含有更多营养。这个想法从理论上讲是没错的，但大多数蔬菜并不适合生吃，尤其不符合中国人的口味，于是饭馆里卖的沙拉往往只含有少数几种比较适合生吃的蔬菜，可惜这些蔬菜的营养价值往往是最低的。

曾经有人统计了常见食品当中含有的 27 种人体必需营养元素的含量，排名最低的五种蔬菜当中有四种都是制作沙拉的常见原料，包括黄瓜、小萝卜、生菜和芹菜（另外一种是茄子）。这四种蔬菜当中，生菜的营养价值最低，但沙拉里却用得最多，因为生菜不但便宜，而且很占地方，视觉效果也更好。

事实上，经过高温处理的蔬菜不但更易于消化，而且其中含有的病菌也会在高温中被杀死，吃起来更加安全。事实上，这就是沙拉的另一个问题所在。据统计，美国在 1998 年—2008 年发生的食物中毒案例中有 22％源自不干净的沙拉。总之，沙拉从理论上说确实是个好东西，但我们在实际生活中吃到的沙拉真不一定有益健康，各位“吃货”就不要盲目崇拜沙拉了。

◈ 食品界你还不知道的秘密

美国《读者文摘》杂志曾邀请多位食品行业知情人士，总结出食品界一些不为人知的小秘密。

杂粮产品可能不是纤维大户

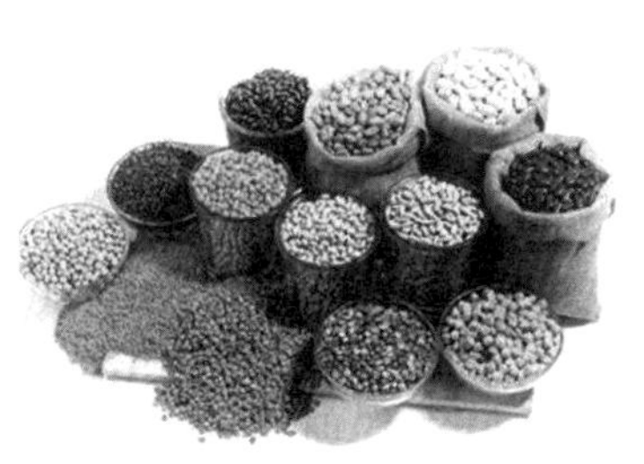

美国营养学家凯瑟琳·塔尔玛吉指出，很多食品包装上都写着全麦、杂粮、粗粮等，让人们觉得它们富含膳食纤维，事实并非如此。消费者仔细观察这类食品的配料表就能发现，很多粗粮成分在配料表中排得十分靠后，这说明其在产品中含量不高，因此，这类产品的膳食纤维含量也往往没大家想得那么高。而且，这类产品在加工中，厂家往往为了改善粗粮粗糙的口感，而加入大量油脂、糖和盐，反而对健康不利。因此，专家建议，如果想要补充膳食纤维，建议大家多吃果蔬、粗粮，而不是购买这类加工食品。

厂家多用技巧"掩盖"含糖量

美国哈佛大学公共卫生学院沃尔特·威利特博士说，为让食品标签看起来含糖少，商家可能把糖"化妆"成其他名字，比如高果糖玉米糖浆、蔗糖结晶、葡萄糖、浓缩蔗汁等，看上去不是"糖"，其实本质上还是"糖"。

初榨橄榄油不应被神化

美国橄榄油出口商丹·弗林指出，市面上大约70%的橄榄油不符合特级初榨标准。标准的"初榨橄榄油"，是用橄榄鲜果在24

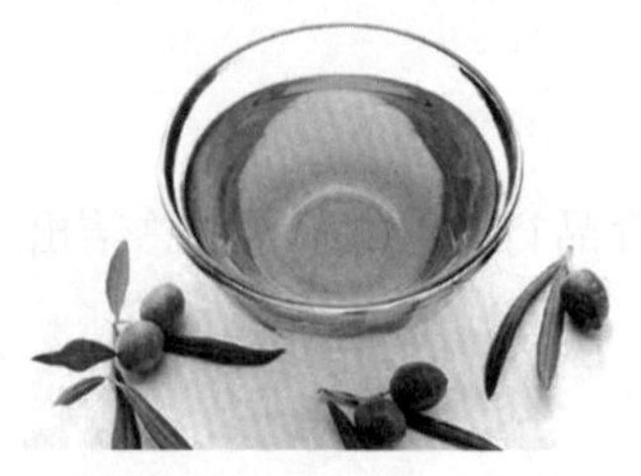

个小时内压榨出来的纯天然果汁，经油水分离制成，采用纯物理低温压榨方法，不加任何防腐剂和添加剂，工序复杂且要求高。研究发现，每天吃两勺橄榄油利于减少冠心病风险。

专家指出，国产山茶油被称为“东方橄榄油”，保健价值不亚于橄榄油，且性价比更高，因此人们没必要一味追求昂贵的橄榄油。如购买橄榄油，最好选择深色瓶装的，可减少光线照射，避免脂肪酸败。

酸奶浓稠与品质无关

前《纽约时报》商业记者梅拉尼·华纳提醒，为让酸奶吃起来更浓稠，有些生产商会在酸奶中加入各种增稠剂以节省成本。专家指出，这种说法比较片面，酸奶中的增稠剂主要包括果胶、琼脂、食用明胶等，其安全性较高，无毒无害，不会被人体消化吸收，属于不可溶性膳食纤维。厂家添加它们，更多地不是为了节约成本，而是为了打造酸奶的口感，还利于延缓餐后血糖、血脂上升速度。因此，消费者无需担心。

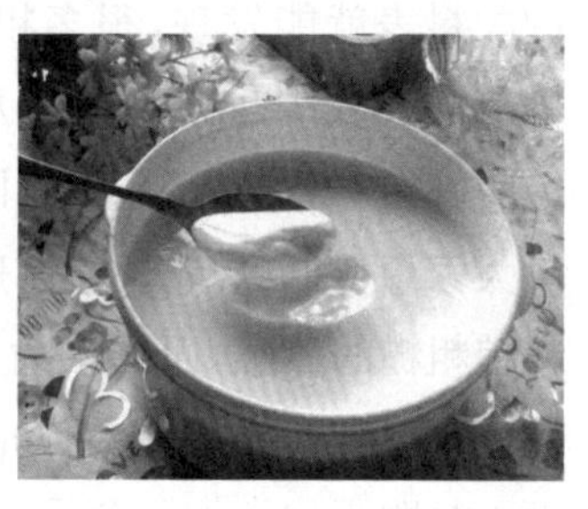

有机食品不一定更健康

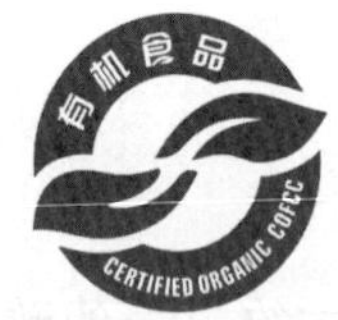

国家有机食品

美国斯坦福大学专家克莱斯泰尔指出，有机食品和非有机食品的营养差别不大。由于有机食品禁止使用化肥，而用动物粪便施肥，但动物粪便中往往含有重金属，这就导致在同一块土地种植的有机作物反而比使用化肥的重金属含量高。从性价比角度考虑，消费者选购无公害食品、绿色食品即可，不必盲目推崇有机食品。

◈ 五脏好不好　口味告诉你

人的口味就如同一张张个性名片，有人素喜甜食，有人无辣不欢，有人嗜酸如命……其实，除了地理环境、自幼养成的饮食习惯和遗传基因等因素外，偏好某一种口味有时也是营养失衡或健康异常的信号。

偏嗜酸味提示肝脏问题

酸入肝，酸味对肝有滋养作用，如山西、陕西一带菜肴多酸，缘于当地气候干燥，人体津液易损，适当食酸可滋养阴液。偏嗜酸味或者突然喜食酸味，则可能是肝脏出现问题的一种反映。长期偏嗜酸味或过量吃酸味食品，会导致肝失疏泄，引发脾胃问题。喜食酸味者平时可选择西红柿、橘子、杨梅、石榴、柠檬、葡萄、绿苹果、山楂等新鲜果蔬，减少腌制酸菜和醋制品的食用。

偏嗜苦味多为心火内盛

嗜食苦味往往是心火内盛的表现，多伴随心悸、失眠、口角生疮、舌尖红等症状。长期偏嗜苦味不仅损伤心气，还会加重食欲差、腹部冷痛、拉肚子等脾胃虚寒症状。喜食苦味的人可适量选择苦瓜、芥蓝、芦荟、苦丁、水箭草、岗梅根、玉蝴蝶等。

偏嗜甘味损伤脾胃

甘味对脾胃有滋养作用，但嗜食甘甜者往往有脾虚的问题，如江浙地区地势低洼，气候潮湿，人易患脾胃病，脾胃虚故多喜食甘味。临床上，脾胃病患者大多嗜甘，而这种口味偏嗜会进一步损伤脾胃，对于溃疡病患者来说会刺激胃酸大量分泌，加重病情。另外，嗜甘还会引发龋齿、糖尿病、肥胖，增加呼吸系统疾病的发生风险。

偏嗜辛味耗气

辛入肺，辛味可解表行气、调理气血，如四川一带多崇山峻岭、易染瘴气，当地人喜食辛辣，以疏理气血。长期过食辛辣可致肺气宣发太过，气机耗散，耗伤精神，令人疲惫。此外，无辣不欢还很容易引发胃肠道疾病及肛肠疾病。平时菜肴里放些新鲜的生姜、辣椒、葱蒜、洋葱等辛味食物作为调味，但一定要适量，以免刺激肠胃。

偏嗜咸味损伤肾精

咸入肾，适量的咸味对肾有滋养作用。北方地区寒冷，菜品和人的口味往往偏咸，这与咸能补肾，化为阳气而御寒，增强人体抗寒能力不无关系。但长期偏嗜咸味会损伤肾精，还可能引发高血压、心脏病、哮喘、慢性肾病等。

◈ 不能吃发物？一月不能下床？宋朝医生说这样“坐月子”错啦

“坐月子”的民间习俗，经过“中国婆婆”的倾情演绎，如今差不多已成了一种奇葩式的存在。还有人言之凿凿地提出，坐月子的习惯源于宋代——于是宋朝也躺着中枪——大概是因为南宋出版了一部妇产科专著《妇人良方大全》，其中有一个章节叫“坐月门”，专门介绍了孕妇“坐月”的方法。但是，《妇人良方大全》中的“坐月”，跟我们今天熟知的“坐月子”，是完全两码事。

《妇人良方大全》的编著者叫陈自明，是南宋的医学家，出身于医学世家。《妇人良方大全》，其中产科部分的内容有五个门：胎教门、妊娠门、坐月门、产难门、产后门。

妇人分娩之后，便进入产褥期，也即后来所谓“坐月子”的时段。宋朝医生会给产褥期的女性提出哪些护理建议呢？“一腊之后，方可少进醇酒并些小盐味。一法才产不得与酒，缘酒引血进入四肢，兼产母脏腑方虚，不禁酒力，热酒入腹，必致昏闷。七日后少进些酒，不可多饮。”

这里有个名词要解释一下：腊，这是宋人记录产后时间的单位，据《梦粱录》，“七日名‘一腊’，十四日谓之‘二腊’，二十一日名曰‘三腊’”。

陈自明建议，产妇分娩后的七日内不可饮酒，七日后才可少饮。以前的酒一般都是糯米酒，酒精度很低，人们相信，饮用少量的糯米酒有利于行血补气。今天客家人坐月子，还保留着食用糯米酒炖鸡的习俗。另外，现代科学认为产妇饮食应当少盐，宋朝的杨大夫也是这么主张的。

按中国婆婆的说法，坐月子有五花八门的饮食禁忌，鸡鸭鱼肉都是“发物”，不能吃。但宋朝医生告诉你，没这回事儿，“一腊之后，恐吃物无味，可烂煮羊肉或雌鸡汁，略用滋味，作粥饮之。或吃烂煮猪蹄肉，不可过多。”

婆婆们还会要求坐月子的媳妇儿不可下床，要躺一个月。但宋朝医生告诉你，没有必要这样，只是不宜“强起离床行动、久坐或做针线，用力工巧”。适宜的活动是可以的。

婆婆们又说了，坐月子不能洗澡、洗头，甚至不能刷牙。宋朝医生确实反对产妇“不避风寒，脱衣洗浴，或冷水洗濯”，但我们应该注意当时的生活背景，古时候没有淋浴的花洒，没有电吹风，如果不避风寒洗澡洗头，极容易受冷着凉、感染病菌。

西方人其实也很重视产褥期护理，并特别强调要注意产妇的产后抑郁症。这方面宋朝医生也注意到了。杨大夫说，产妇“产后气血大伤，心神易浮，不耐惊恐忧悲，宜多加防护，静心休养”。换言之，杨大夫提醒产妇的家人要密切留意新妈妈情绪的细微变化，悉心照料与关怀她们，帮助她们放松心情，舒缓焦虑。

◈ 蜂蜜泡山核桃　治病强身益寿

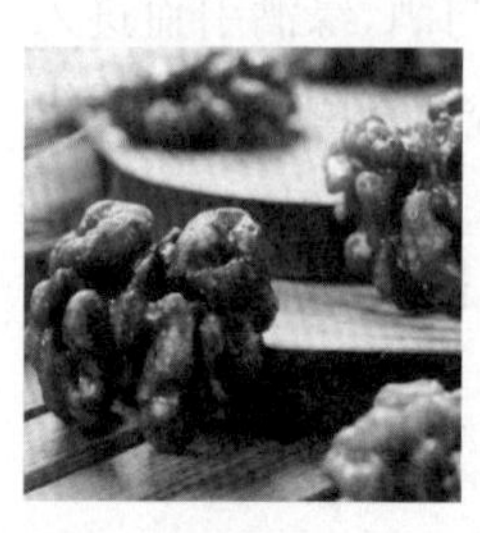

微信群读者“宴会”：最近，黑龙江省富锦市有很多人在服用蜂蜜泡山核桃，不知这种服用方法是否科学，具体如何操作，能治疗哪些疾病，有没有副作用？

山东省莱州市慢性病防治院郭旭光：蜂蜜泡山核桃是一个民间验方，虽然来源于生活，但颇具科学性、实用性，具有止咳喘、养胃、防治动脉硬化、治疗神经衰弱、缓解便秘、治疗斑秃、乌发、美容、抗衰老等多种保健功效，且味美可口，无副作用，非常值得推广使用。

具体方法是：将山核桃装入广口瓶（或罐）内，倒入蜂蜜（量以没过山核桃为宜），一般每日服用 2—3 次，每次 2 汤匙，也可作为零食或夜宵食用。

需要注意的是，凡痰火实热者、阴虚火旺者、大便溏泄者忌用此方。

◈ 国家领导人都吃什么？
营养师独家披露老首长们的保健食谱

在大部分老百姓眼中，老首长们吃什么、怎么吃，总显得神秘而遥不可及。实际上，首长们的食谱并非一般人想象的那样山珍海味具备，恰恰相反，他们甚至吃着更多的粗粮、更少的肉类。记者采访原北京医院营养科主任、首长营养保健专家曾煦媛，从事营养工作 60 多年的原北京军区总医院营养科主任李瑞芬，揭秘我国领导人的日常食谱。

每天吃够25种食物

“这里所说的是食物的种类，而非25道菜。”曾煦媛强调，为老首长们配餐，讲究的是少食多餐的原则，只有当食物种类够“杂”，才能使营养均衡。

中国营养学泰斗、从事营养工作60多年的原北京军区总医院营养科主任李瑞芬教授告诉记者，她现在每天都吃25—30种食物，“每种吃一点就够”。

曾煦媛则指出，就秋冬季而言，适合吃些牛羊肉进行“热补”，或鸡肉、兔肉等低脂高蛋白质的食物；在蔬菜中，根茎类蔬菜如白萝卜、百合、芋头等则适合冬天食用。此外，还要多吃黑色食物，如黑芝麻、黑米、紫菜、木耳等。

两餐之间要加零食

少食多餐一直是被人们推崇的健康饮食理念，老首长们也不例外。曾煦媛介绍说，他们除一顿正餐吃到七成饱外，还会在上午十点左右和下午三点左右补充一些零食。“比如上午吃一小碗银耳莲子羹或麦麸，下午则喝半杯酸奶，吃上几粒坚果。坚果含有丰富的蛋白质，对癌症、心脑血管病都有不错的预防作用。”

据了解，享寿91岁的陈云每天都要吃13粒花生、散步13分钟，会客3分钟。而其妻子——著名营养专家若木，则坚持“五果为助”的原则，要陈云饭后吃两根香蕉或其他水果。

由于脑力消耗较大，老首长的食谱中有不少健脑、养心的食物。如豆类、杏仁、芝麻、核桃、葡萄酒等。“尤其是杏仁，它富含维生素E、镁等元素和有益于心脏的单不饱和脂肪酸。

烹饪方法以蒸、煮、焖、拌、汆为主

选择这些烹饪方法自然是为了减少营养流失，保证低脂饮食。但曾煦媛同时告诉记者，首长们的食谱中也并非完全没有炸和炒。

“他们每星期也能吃上一次，毕竟这样做出来的菜还是好吃。”当然，不管何种烹饪方法，低盐、低脂、高膳食纤维是食谱中必须遵守的原则。

“由于经常要出席酒会，又不可能让他们一点酒都不喝，所以之前的防护措施就特别重要。”曾煦媛介绍，酒精损伤胃黏膜后，会让体内缺乏B族维生素，所以需要在喝酒前用粗粮、杂粮、瘦肉、花生等“打底”。

当然，只注重饮食是远远不够的，一些老首长之所以能够长寿，更多的是由于他们豁达的心胸和坚持不懈的锻炼。“比如一位今年102岁高龄的将军，他从年轻时便开始打网球，直到88岁时，每周还能坚持打四五场，每次一两个小时。”曾煦媛告诉记者。

◈ 餐桌上的明白人

空腹吃香蕉，不会拉肚子

流言：“空腹吃香蕉就会拉肚子，而且由于香蕉富含钾，空腹食用对心脏功能差的人不好。”

真相：关于香蕉能通便的传言流传甚广，有很多长期受到便秘困扰的患者都曾经试图用香蕉来“解决”问题。对于“香蕉通便”的原理解释，通常有两种说法：其一，香蕉富含膳食纤维，而膳食纤维具有通便的作用；其二，香蕉中富含果糖，果糖具有通便作用，严重的可以引起腹泻。不过很遗憾的是，这两种说法都颇站不住脚。

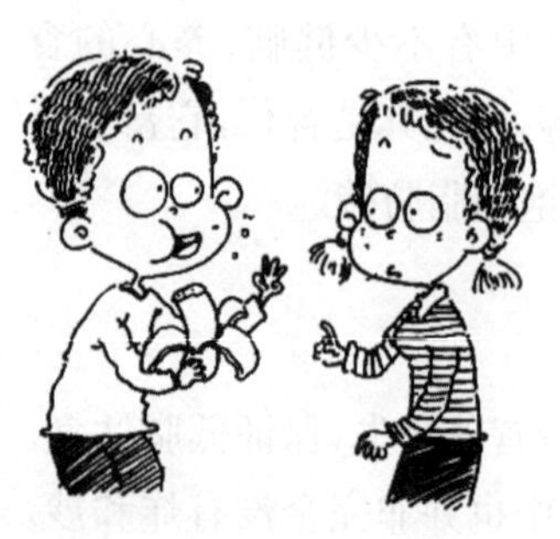

首先是膳食纤维。香蕉在膳食纤维含量方面并无突出的表现，其含量仅为每100克1.2克，不仅低于同为水果的梨、蜜橘等，也远远低于大多数谷类、蔬菜，以及几乎所有常

见的菌菇类食品。大多数食用香蕉后的腹泻往往是由于进食不洁食物引起，或仅仅是出于巧合。讽刺的是，香蕉不仅未必具有传说中的通便作用，相反是腹泻病人恢复期良好的营养补充品。

长时间嚼无糖口香糖，无害！

流言：咀嚼口香糖的时间不要超过 15 分钟，有胃病的人更不宜长时间咀嚼。长时间咀嚼口香糖，会反射性地分泌大量胃酸。特别在空腹时，可能会出现恶心、食欲不振等症状。

真相：来自美国的一批麻醉医生设计了一个试验，研究手术前嚼无糖口香糖会不会引起胃内液体增多、增加术中麻醉风险。结果表明，术前 30 分钟开始嚼无糖口香糖直至手术开始，或不嚼口香糖，麻醉后探查胃液的量以及 pH 值都没有明显的区别。也就是说术前嚼无糖口香糖达 30 分钟之久也不会刺激胃分泌更多的胃液和胃酸。

口香糖，护齿还是害齿？首先要考虑口香糖可能会给口腔健康带来哪些危害。其一，如果嚼口香糖可以促进胃酸分泌，那么多余胃酸从胃内反流到口腔内的话，会腐蚀牙齿。但科学家研究发现，咀嚼口香糖非但没有增加胃酸反流，反而使其减少了。科学家推测，可能的原因是咀嚼口香糖会促进吞咽活动，继而增加食管的向下蠕动，抑制胃酸向上反流。这说明长时间咀嚼口香糖(半个小时)反而从某种程度上可以减少胃酸对牙齿的腐蚀，保护牙齿。

此外，对术前需要禁食的病人来说，嚼口香糖可帮助他们克服食欲；而结肠手术后病人咀嚼口香糖可以减少术后肠梗阻的风险；含尼古丁的口香糖则是戒烟良药……所以，想嚼就嚼吧！

夏季饮料怎样喝才养生

在中医养生理论中，夏季是阳气最旺盛的季节，饮品在一定程度上能解渴消暑，但并非多多益善，更不是适宜所有人群，也无法取代蔬菜和水果。

要分寒热

饮料有温凉之分。性味平和的饮料在饮用时没有太多的禁忌；而对于舌苔黄、口干、口渴、便秘、咽喉疼痛等“上火”症状困扰的朋友，最好少饮热性或温性的饮料。对于那些平素常表现为怕冷、怕风、多汗、小便清冷的虚寒体质者来说，则不宜过多饮用凉性或寒性的饮料。此外，女性生理期、产妇、风寒感冒者、老年人和婴幼儿，均不宜饮用凉性或寒性的饮料。

一般来说，以山楂、桃子、椰子、橘子、石榴等为主要原料制成的果汁都是温性或热性的饮料，咖啡、红茶及以咖啡为主要成分的饮料也是温性饮料，而碳酸类饮料中，只有可乐是属于温性的。橙子、柚子、柠檬、梨、猕猴桃，这些果汁都是寒性或凉性，黄瓜汁、番茄汁、绿茶，以及以中药为主要原料制成的各种凉茶，都是性味寒凉，不是什么人都适合饮用。此外，以苹果、菠萝、葡萄等为主要原料制成的果汁、胡萝卜汁、乌龙茶，属于性质平和的饮料。

要分时间

对于运动饮料而言，饮用时间很重要。运动前 2 小时可饮用 400—600 毫升含糖和电解质的运动饮料，也可在运动前 15—20 分钟补液 400—700 毫升，每次 100—200 毫升，分 2—4 次饮用。但要避免在运动前 20—60 分钟之间补充含糖饮料，以防止由于胰岛素反应引起的运动时低血糖。运动饮料主要是针对运动员或是经常参加健身的人群，普通人如果每天的运动时间不超过 1 小时，就没有必要喝这种饮料。如果是普通饮料，需要提醒的是不要在饱餐后喝，应选择在两餐之间或饭前 20—30 分钟饮用。

专家提醒，部分饮品含有一些对人体有益的成分，可以发挥特定的功效。但有些饮料的宣传有夸大之嫌，容易给消费者造成误解。日常补水，建议多喝白开水。

枸杞遇热易破坏维生素

枸杞中所含的维生素大多是水溶性的，遇热容易被破坏，而且所含胡萝卜素等很难完全被吸收。感冒发烧、发炎、腹泻的人就最好别吃。

自制活血李子酒

取新鲜李子500克，洗净，沥干，加适量优质白酒（38度即可）没过李子，密闭保存在阴凉通风处，每日摇晃1次，15日后即可饮服。每次取李子酒10毫升，佐餐饮用，每日2次。可以预防血栓形成。

吃棒骨不要吸骨髓

很多人喜欢把长长的棒骨敲碎，用一根吸管吸食其中的骨髓。可是为了健康，建议还是别吸了。

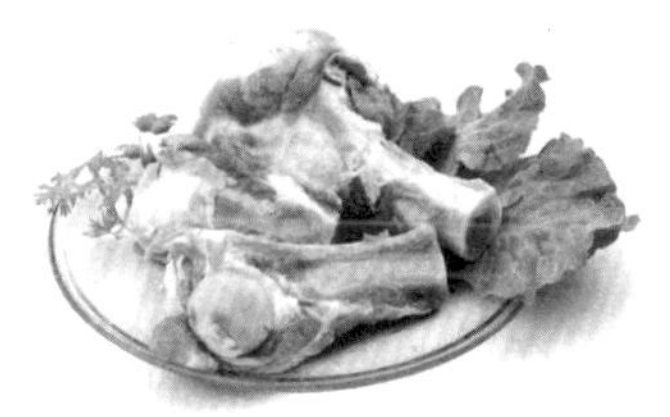

因为成年动物的长骨中所含的骨髓为黄骨髓，主要成分是饱和脂肪，含量可达到90%以上，对于预防肥胖、高血脂、心脑血管疾病都不利。

七法防伪劣食品

一防“艳”：对颜色过分艳丽的食品要提防，如草莓像蜡果一样又大又红又亮、瓶装的蕨菜鲜绿不褪色等，要留个心眼；二防“白”：凡是食品呈不正常不自然的白色，十有八九会有漂白剂、增白剂等化学品的危害；三防“长”：尽量少吃保质期过长的食品；

四防“反”：就是防反自然生长（或称为反季节生长）的食物；五防“小”：要提防小作坊式加工企业的产品，这类企业的食品平均抽样合格率最低；六防“低”：指在价格上明显低于一般价格水平的食品；七防“散”：指散装食品。

◈ 长期酗酒会致肌无力

最新研究发现，长期酗酒会导致肌无力。这是因为长期酗酒会影响一种关键的线粒体蛋白，从而导致线粒体无法自我修复，并损害肌肉的再生能力。

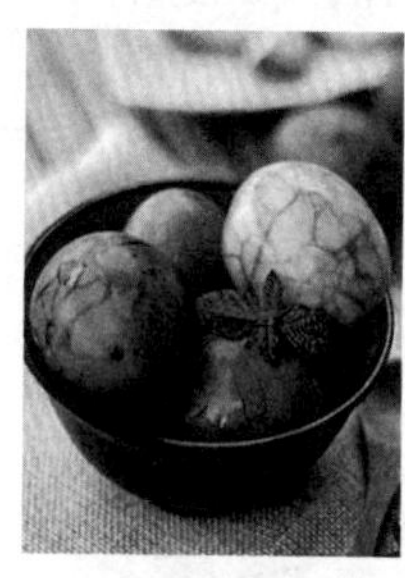

◈ 茶叶蛋损骨质

茶叶中含有鞣酸成分，烧煮时会渗透到鸡蛋里，与鸡蛋中的钙结合，会抑制肠道对钙的吸收，日久则引起骨质疏松。假如患有慢性胃炎、贫血、胆囊炎等病症者食用，也是如同雪上加霜。

◈ 中药饮品除烦渴

百合味甘微苦，属微寒性，有润肺的效果，当躁郁烦闷时，有助清心安神，助人入睡。炖煮汤品时，可加入 15—20 克百合，解忧除烦。

小麦味甘属凉性，含有丰富的维生素 B，可以养肝，也有收敛汗液、安定情志的功效。特别推荐小麦 30 克、甘草 3—6 克、红枣 2—3枚所制成的甘麦大枣汤，很适合心烦难睡时饮用。

◈ 营养学家最钟爱的食物

茶籽油利于降血压、降血脂、控制血糖。牛油果可以保护心脑血管。小麦胚芽富含锌，有助于预防炎症，加快伤口愈合。

牛蒡所含营养素能抑制癌细胞，增强免疫力。魔芋有通便、排毒、防癌等作用。

◈ 单纯补水更易中暑

在高温时候，多喝水能够及时补充体内水分。但是，老年人如果为了避免中暑而单纯补充水分，结果会适得其反，更容易引发中暑。专家建议，在1升水中加入40克砂糖、3克盐，就可以制作出既补充水分又补充盐分的补液。

◈ 孕妇每日饮水量别少于3 000毫升

专家提醒，女性肾盂肾炎孕期发病率为2%—8%。妊娠期女性如果喝水太少，代之以饮料，就会更容易引发结石，最终发展成急性肾盂肾炎。因此建议，孕妇每日的白开水摄入量应不少于3 000毫升，同时，一有尿意感就应马上排尿。

◈ 自制防暑饮料

绿豆100克，黄芪50克。分别煎煮后，去黄芪，混合在一起煎煮，加入白糖适量调味即成。具有清热解毒消暑、补气敛汗固表的功效。

黑大豆50克，五味子15克，决明子30克。分别煎煮后，去五味子、决明子，混合在一起煎煮，加入白糖适量调味即成。具有清肝益肾、祛风明目功效。

◈ 食欲不振吃酸葡萄

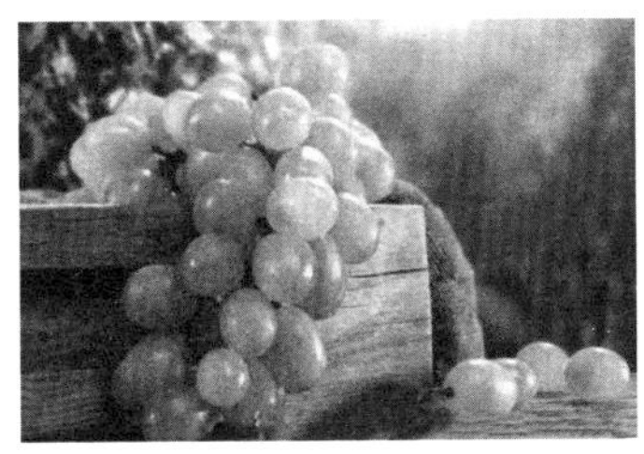

酸葡萄有促进消化、提高食欲的作用，有食欲不振的情况时可以多吃；而甜葡萄则口感好、糖分多，有迅速补充能量、缓解咳嗽

等好处，建议锻炼身体后吃几颗。肠胃功能差的人和糖尿病患者要少吃。

◈ 妙用西瓜皮解暑

西瓜皮中间那一层红白相间的地方叫做西瓜翠衣。取西瓜翠衣五百克，鲜荷叶四张，将西瓜翠衣洗净，切成小块，荷叶也撕成小块，共放入锅内，加水适量煎煮至沸约十分钟，取汁加白糖调味代茶饮，常用于治疗小儿夏季热、口渴、小便黄等症。

◈ 蒜薹是餐桌上的"青霉素"

蒜薹即大蒜的花茎，有些地方也叫蒜苗。蒜薹有很强的抑菌杀菌作用，可以起到预防感冒、防止伤口感染、抗菌消炎和驱虫的作用，也是餐桌上的"青霉素"。另外，蒜薹还有明显的降血脂作用，可防治冠心病、动脉硬化及血栓性疾病。

◈ 巧用大黄疗疾

治急性中耳炎　大黄 20 克，研细末，用 50 克香油浸泡，滴耳内，每次 1—2 滴，每日 2—3 次。

治慢性湿疹　大黄 20 克，紫草 15 克，黄柏 5 克。将上述药洗净后，切碎，装入大口瓶内，加入生菜籽油 250 克，浸泡 1 个月。用药前先用温水清洗患处，然后用消毒棉签蘸此液涂擦患处，每日早、晚各 1 次。

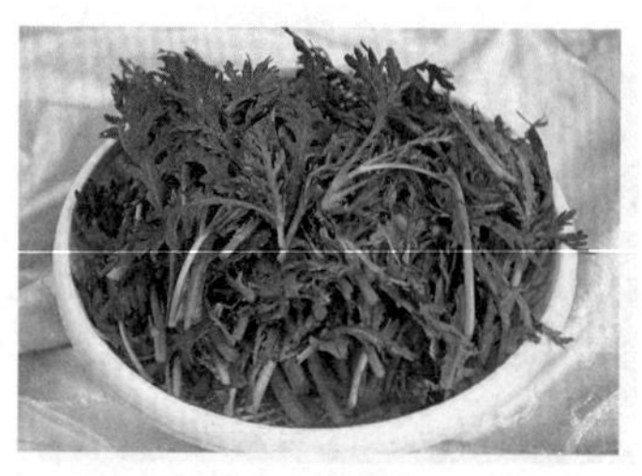

◈ 茼蒿的妙用

头晕：茼蒿 200 克，洗净切碎，捣烂取汁，每天早晚用温开水各冲服 2 匙。

失眠：新鲜的茼蒿、菊花嫩苗

各 10 克，水煎，分 2 次服，每日 1 剂。

咳嗽：茼蒿 120 克，洗净切碎，水煎取汁，加入蜂蜜 30 毫升，分 2 次服。

秋季养生润肺为先

秋季饮食以防燥护阴、滋阴润肺为宜，宜选用黑芝麻、松子、蜂蜜、红枣、银耳、梨、橄榄、百合、鲜藕和绿豆等柔润之品，饮食宜清淡、爽口，不食大辛大热、辛辣煎烤等辛辣燥热之品。多食秋令果蔬，如荸荠、百合、萝卜等。

有钱吃鱼翅　没钱啃猪脚 “平民营养学”食谱走红

网络流传一条“平民营养学食谱”帖子，称许多名贵补品都能在“平民食物”中找到替代品。例如“莲子、白木耳与燕窝具有相同效果，鹅肝的替代品是胡萝卜、玉米、枸杞、桑葚，海参的替代品是人参”。这一说法引发人们的关注，许多深明大义的阿姨在微信里转发给孩子，明示或暗示“中秋节送礼，别花冤枉钱啦”。中山大学孙逸仙纪念医院营养科主任陈超刚说：“一些名贵补品确实有其独到之处，但从某个具体的营养成分来说，我们也可以找到与他们性能接近或者性价比更为理想的‘平民替代品’。”

银耳、莲子替代燕窝、鱼翅？

传言：燕窝、鱼翅富含胶原蛋白。银耳、莲子跟桃胶一样，可减少皱纹，具有养颜、护肤、抗衰老、清热、止渴、止痛镇痛功效，因而可替代燕窝、鱼翅。

点评：不能用异种食物来替代，银耳、莲子和桃胶都属于植物胶原蛋白。鱼翅的最佳替代品是同样富含动物胶原蛋白的猪脚、猪手，与其吃一点点鱼翅，倒不如大快朵颐，来一碗“大碗炖猪脚”、

“姜醋猪脚”、“白云猪手”。

人参替代海参、鲍鱼？

传言：海参高蛋白、低脂肪，但它性滑利，脾胃虚弱者不适合多吃；鲍鱼虽含蛋白质、矿物质，但不易消化。而植物界的人参，其肉质根为著名强壮滋补药，适用于调整血压、恢复心脏功能、神经衰弱及身体虚弱等症，也有祛痰、健胃、利尿、兴奋等功效。因而可替代海参、鲍鱼。

点评：海参、人参都被人们视为“提高免疫力、抗肿瘤”补品。海参体内有海参皂甙，也称海参活素和海参毒素，分子结构式类似于皂甙，但不完全等同。然而，中医认为人参不能随便用，要辨析体质。人参比较“热气”，主要适合虚者进补，而海参相对性质平和。而鲍鱼和海参都属于富含优质蛋白质、不饱和脂肪酸的海产品，但海参的脂肪含量比其他海洋生物要低。如果要选择相对接近的替代品，建议考虑鱿鱼以及深海鱼类。

胡萝卜、玉米替代鹅肝？

传言：鹅肝含丰富维生素A。黄色橙色蔬菜水果中富含的胡萝卜素，加油烹饪后变成维生素A，富含维生素A的食物还有：荠菜、芥菜、苦瓜、胡萝卜、香榧子、无花果、枸杞、桑葚、西红柿、番薯、玉米。因而这些也可替代鹅肝。

点评：动物所含的是维生素A，植物所含的则叫β胡萝卜素，如果仅仅从维生素A(β胡萝卜素)的摄入考虑，胡萝卜、玉米等都是有益食物，但不是最优者。进食动物肝脏除了可补充维生素A，还可以补铁。从这个方面考虑，鹅肝可以用猪肝和鸡肝来替代。100克鹅肝含维生素A约为6 100微克，猪肝6 000微克，而鸡肝高达10 000微克。不过，猪和鸡吃得比较杂，和鹅相比，可能存在一定重金属残留。

◈ 老人养生六大最佳比例

饥与饱、荤与素、寒与暖、动与静……老人养生,如何做到最好的平衡?

饥与饱:3∶7。要做到科学饮食,需要对一天早、中、晚饭的数量进行合理分配。老年人晚上睡得较早,晚饭时间通常在六七点钟,这就使前一天晚饭到第二天早饭之间的时间间隔加长,为防止老人晚上饿,可将三餐分配调整为3∶4∶3。吃饭时尽量减慢速度,细嚼慢咽,饭前先喝碗汤,或在饭前吃点苹果、橙子等,都能帮助控制饭量。

荤与素:1∶5。蔬菜与肉的摄入比例大约为5∶1。在肉类选择上,应尽量避免过多食用脂肪含量较高的肉;禽肉和鱼肉,肌纤维相对较短,容易消化,能保护心脏,比较适合老人。豆类是良好的蛋白质来源,老人饮食中不可或缺,建议此类食物以豆腐为主。

粗与细:1∶3。现在提倡多吃粗粮,主要是因为现代人细粮摄入过多,并因此导致了便秘、肥胖、三高等问题。建议老人将粗细粮比例调整为1∶2或1∶3。老人吃粗粮最好"细作",比如玉米磨成面粉,做成玉米粥。小米是健脾和胃的好食物;赤小豆、白扁豆有一定的辅助降糖作用;荞麦、燕麦、大豆有助降脂和软化血管。

寒与暖:0∶1。老人应以保暖为首要原则。尤其患有心脑血管疾病、胃及十二指肠溃疡、支气管炎、哮喘等病的老人,最好白天戴个腹带,晚上用热水袋暖暖腰腹部,有助于提高抗病能力。

动与静:2∶1。老人锻炼应该动静结合,每天分配的时间约为2∶1。动指每周5天,每天30—60分钟运动,推荐走路锻炼。老人运动最重要是把握度,锻炼时感觉不吃力,微微出汗即可。静坐能放松神经,缓解压力,可以每天早晚进行,每天约10—30分钟,静坐时可放空心思,或听听轻音乐。

白天睡与晚上睡：1∶7。老人需要每天7—8小时的睡眠时间。特别是睡眠质量下降的老人，更要保证足够的时间。老人白天午觉以不超过1小时为限，晚上保证睡6—7个小时。

◈ 老中医最喜欢的养生茶

喝茶不仅能养生保健，还可以陶冶情操。中医专家也有自己喜欢的养生茶，一起来看看吧。

王莒生：国家级名老中医、首都医科大学临床中医药学院院长

桑菊蚕茧饮　饮法：菊花3—5朵，干桑叶一小撮，蚕茧两个，开水冲泡后饮用。

功效：菊花可平肝明目、散风清热，能清肺热、胃火。桑叶味甘苦寒，能疏散风热、清肺润燥。桑菊饮是清代医家吴鞠通《温病条辨》中的经典名方，是缓解咳嗽、体热等症的佳品。蚕茧具有助眠作用，还含丝胶蛋白等有益物质，利于滋养皮肤、美容祛斑。

注意事项：四季皆宜，春、秋、冬三季干燥，此茶能清咽润喉；夏季炎热，可解暑热；菊花种类不限，杭菊、贡菊、雪菊皆可；桑叶可到药店买，但最好在每年春天桑树抽芽时，去野外采些桑叶尖，晒干后收藏备用；如有咽喉不适等症，可增加1—2朵菊花或多放点桑叶；如大便稀溏，就减少1—2朵菊花；老人可加10—20粒枸杞，能补肝肾、明目，增加保健功效。

罗仁：广东省名中医、南方医科大学南方医院中医科教授

丝瓜茶汤　饮法：将一根丝瓜去皮、切成薄片，连同一根葱、适量盐放入锅中，煮软后加入5克绿茶，浸泡入味即可。

功效：丝瓜味甘性凉，有消热化痰、解暑除烦、通便润肤等功效，主治痰喘咳嗽、痔疮便血等症。研究发现，丝瓜含大量维生素、矿物质、木糖胶等，有抗炎、镇痛、利尿作用。绿茶含茶多酚、茶氨酸等，可提神清心、清热解暑。常饮此茶能加速排出尿酸，是痛风患者的辅助药膳。

注意事项：丝瓜茶汤不宜空腹或饭后立即饮用，贫血患者和经期女性慎用。

胡随瑜：湖南省名中医、中南大学湘雅医院中西医结合研究所副所长

花椒红茶饮法：取花椒10粒，与适量红茶一起冲泡。

功效：花椒味辛性温，能祛湿醒神、温中止痛、除湿止泻。南方潮湿，用些花椒，春夏可祛湿，冬季能御寒。红茶属全发酵茶，有消食提神、清热降火等功效。

注意事项：花椒属热性食物，经常上火的人和孕妇忌服。

姜盐豆子茶

饮法：熟黄豆或黑豆5—10粒，生姜末、熟芝麻、绿茶适量，食盐少许。先将茶叶放进瓦罐里用开水泡开，然后将盐、生姜末倒入罐内混匀，倒入茶杯，抓把炒熟的豆子或芝麻撒在杯里。

功效：夏能清暑解热，冬可祛寒去风、健脾开胃。茶性寒，姜性热，一寒一热，正好调平阴阳。注意事项：豆子、芝麻可补充能量，姜能活血通络、发散寒气，特别适合体力劳动者饮用。

◈ 晚餐危机

《生命时报》近日所做的涉及约1 500人的网络调查显示，无论年轻人还是老年人，都存在不同程度的不良晚餐习惯。在美国、德国等西方国家，吃得过晚、摄入热量过多等问题也日益凸显。一场晚餐危机已经到来。

太多、太晚、种类少是共同问题

在如何吃晚餐的问题上，年轻人和中老年人有着截然不同的习惯。年轻人容易走极端，不是不吃，就是大吃；老年人则习惯常年如一日地吃着几样菜，能凑合就凑合。晚餐时间一推再推，更是成为几乎所有人都存在的问题。一项数据显示，1997 年美国人晚餐时间平均为 17 点 30 分，而到 2007 年，这个时间已变成晚上 19 点 47 分，推迟了 2 个多小时。德国营养协会饮食健康专家里希特尔告诉记者，许多德国人晚餐安排在晚上 8 点以后，甚至 11 点仍在吃饭，无疑会引发各种慢性病。

中华预防医学会健康风险评估与控制专业委员会秘书长李明在接受记者采访时说，从全球的情况来看，以下几种现象比较普遍：

首先，晚餐吃得过多。英国研究指出，晚上过量摄入红肉和加工肉制品，如热狗、汉堡、香肠等，会增加肠癌风险。晚饭吃得太多、太油腻，易摄入过多胆固醇，并逐渐堆积在血管壁上，形成动脉硬化，可能发展成冠心病。其次，不用心吃饭。一边吃晚饭，一边看电视或玩电脑的人越来越多，他们无法将注意力放在餐桌，不利于胃肠消化。

晚餐安排需统筹考虑全天饮食

李明说，健康晚餐不应只考虑晚上吃什么，而应将其和全天以及一周膳食计划统筹起来考虑。建议尽量对一周饮食有个安排，比如本周早餐吃什么，在计划时尽量考虑午餐在外吃的情况，在晚餐时“查漏补缺”。

晚餐一般受到三个因素的影响，一是吃饭时间，二是在哪儿吃，三是吃什么。以在外就餐为例，就餐时间尽量选在 7 点左右；可能的话，尽量选择一些较安静整洁的餐馆；选择菜品时，避免油炸、高脂或偏咸的菜，不要忘记主食。数量是另外一个重要因素，基本原则是不要超过午餐的量，同时要根据一周和一天的情况进行调整，营养学家将此称为“周平衡法”。

同时，每天晚餐半小时后出门散步、快走，只要坚持一段时间就能养成习惯，从而变成自觉行为。

巧用芒果疗疾病

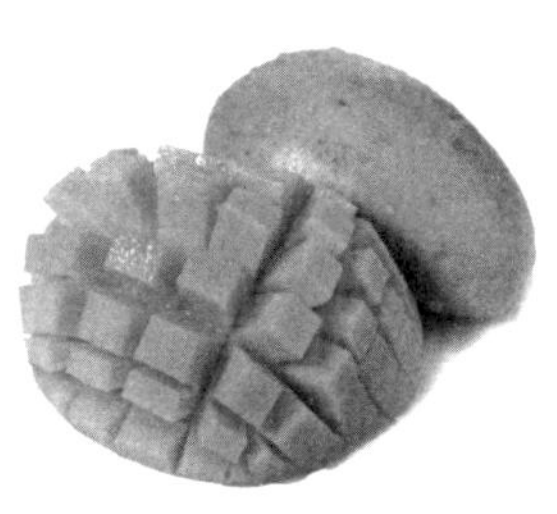

慢性咽喉炎：取芒果适量，水煎代茶频饮。晕船呕吐：取鲜芒果 1 个生食，或取芒果 2 个，切片，水煎服，每日 2 次。食积不化或小儿疳积：芒果 2 个，生食，早晚各 1 次。疝气痛：取芒果核 2—3 个，水煎服。湿疹瘙痒：用鲜芒果叶煎水洗患处。

炒菜远离四个坏习惯

不刷锅就炒菜、炒完菜就关油烟机……这些看起来居家省钱的良方，其实却在毒害我们的健康。

炒菜后不刷锅接着炒会产生苯并芘致癌

很多朋友都有这样的习惯：刚炒过鸡蛋，锅里还有一些底油，放点油再接着炒其他的菜，这样既省钱也省油。然而东南大学附属中大医院临床营养科夏朋滨指出，看似干净的锅表面会附着油脂和食物残渣，当再次高温加热时，可能产生苯并芘等致癌物。

炒完菜马上关抽烟机可能会诱发肺癌

夏朋滨指出，如果炒菜时火特别大，且菜烧焦的话，会引发有害物质释放，对呼吸系统产生危害，有诱发肺癌的可能，所以炒完菜后不妨让抽油烟机继续运转 3—5 分钟，确保有害气体完全排出。

油冒烟时菜才下锅会产生反式脂肪酸伤身体

油锅冒烟时，油温往往已经达到 200℃以上，此时才把菜下锅的话，产生的致癌物会增加患癌症风险。营养师建议，在烹饪过程中，最好是热锅冷油，油在高温状态下产生的反式脂肪酸对人体是有害的。

剩下的油用来炒菜致癌物含量高

很多人不舍得倒掉炸过的油，还会用来高温炒菜或油炸。夏朋滨建议，食物油最好只用一次，在控制好油温的情况下，最多2—3次。使用多次用过的油，里面会有残留致癌物。在食用油的选择方面，尽量少用动物性油脂，选用植物油。从加工工艺上，优先选择物理压榨方法生产的油，少用化学浸出法生产的油。

◈ 舌尖上的误区

舌尖上的中国，让全世界了解了中国饮食文化的博大精深。但营养专家认为，九成以上的疾病与饮食有关。对于健康调查中涉及的饮食误区，台湾阳明大学药理学教授潘怀宗一一作了解答。

1. 高血压，少糖还是少盐？

高血压病人的正确饮食原则为少油、少糖、少盐，高钙、高钾、高镁、高纤，其中少糖和少盐哪个更重要？就是少糖。除了钠以外，糖分也是高血压的元凶之一，而且比钠更为邪恶，原因是糖会影响脑部下视丘，导致心跳加速和血压升高，让罹患高血压的风险暴增。

这里提到的糖，并非平时米饭或者面粉中所含的糖分，而是指精制糖，包括食品或饮品中额外添加的糖分，以及喝咖啡等饮料另加的糖分。要特别提出的是，100％的天然果汁也是精制糖，只有用嘴巴咬的水果不是精制糖。

2. 盐分，越少越好？

当然，少盐也是重点。其实少盐是少钠，很多人说这个东西吃起来不咸，其实如果要控制少盐就是要控制少钠，这个不是用味蕾来判断的。有很多含钠量高的食品都被大家忽视了，比如说蜜饯、花生酱、味精，餐厅里面煲汤放了一大堆的味精，钠就超标了。但这并不是说，盐越少越好。摄取过少或过多都对身体健康有害，罹患心脏疾病的风险较高。世界卫生组织规定，每人每天应摄入1克钠。

含钠量高的食品：奶酪，腌制、卤制或熏制的食品(火腿、香肠、肉干、卤味、豆腐乳等)，罐装食品，调味品(花生酱、味精、蒜盐、豆瓣酱、沙茶酱、番茄酱、乌醋等)等。

3. 牛奶，越多越好？

牛奶向来被认为能够补充钙质、强化骨骼，但一项瑞典研究报告指出，饮用大量牛奶并不能防止骨质疏松，每天喝超过3杯牛奶甚至可能提高死亡风险，对女性的影响更甚于男性。原因是牛奶当中某些糖类会增加发炎和氧化压力的风险，进而损害人体细胞。

那么到底牛奶是喝脱脂、全脂还是低脂？答案是低脂的。

4. 菠菜炒豆腐＝肾结石？

错。钙质和菠菜的草酸会在肠道中结合，形成不溶性且无法吸收的草酸钙，然后借由粪便排出；既然到不了血液和尿液，就没有机会形成尿路结石了。因此多吃钙质，菠菜烧豆腐一点问题都没有。

5. 多吃水果防便秘？

许多人都知道多吃富含纤维的蔬菜水果可以预防及改善便秘情况，然而事实却并非如此。其实喝足够的水才是最不容易发生便秘现象的良好生活习惯。

水果饭前吃或者饭后吃都可以。差别在于个人的需求、体质、疾病、肠胃消化状况等。饭后吃水果能补充纤维质，饭前吃则让维生素好吸收。但要指出的是，有些水果尽量不要空腹吃，比如西红柿、柿子、菠萝等。

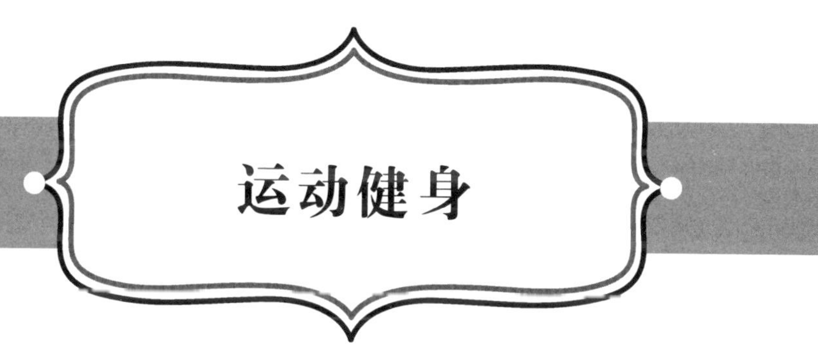
运动健身

◈ 玩童年游戏治老年病

“造”房子、跳绳子、荡秋千、吹肥皂泡……这些儿时的游戏可不只是娱乐，还是养生保健的好方法，对中老年人多种常见病症有防治作用。

北京大学医学部运动医学博士朱金文提醒，中老年人玩游戏保健，首先要把安全放在第一位，量力而行，循序渐进，切不可逞强；其次要坚持，每天、隔天或每周玩一会儿，这样保健功效才好；另外，要有针对性地玩，只有选择适合自己的游戏，才能收到预期的效果。

腰椎间盘突出　荡秋千　荡秋千属于反向运动，可强制人体重心后移，减轻腰椎前凸程度，不仅能预防腰椎间盘突出，还可缓解因腰椎间盘突出所致的腰部疼痛、活动受限。荡秋千时，双手要抓紧两侧绳索，由家人推动，别自己蹬地，荡的角度别超过 60 度，每荡 5 分钟应下来休息 10 分钟，每日累计时间不宜超过 20 分钟。心脏病患者不宜。

支气管炎　吹肥皂泡　吹肥皂泡可促进肺内废气的排出，增强肌肉收缩力，有利于胸、肺的扩张，不仅能有效预防支气管炎，还有助于慢性支气管炎患者肺部弹性和肺活量的恢复，从而缓解病情。吹肥皂泡应选择在空气好的公园、树林里，每次 15 分钟即可。高血压患者不宜，以免血管收缩导致血压升高。

肩周炎　打陀螺　打陀螺可促进肩关节及周围的血液循环，改善局部营养，从而起到预防肩周炎的功效。打陀螺前，应先活动活动全身关节，双手再做胸前环绕运动 5 分钟。打陀螺时，应该在自己能承受的范围内逐渐加大挥鞭幅度，增快速度，打 10 分钟休息 10 分钟，每天累计活动时间应控制在 30 分钟内。应注意，同样表现为肩部疼痛及活动受限的肩袖撕裂及肩部韧带钙化，会因肩部活动量增大而导致病情加重，故不宜此游戏。

静脉曲张　踢毽子　踢毽子时通过抬腿、跳跃、屈体、转身等运动，促进了下肢血液循环，提高了血管壁的收缩能力，从而能起到预防静脉曲张的作用。还可迫使下肢血液回流，对静脉曲张导致的下肢血管迂曲、扩张有显著治疗作用。踢毽子要量力而行，并尽量两腿交替活动，每次踢 15 分钟要休息 10 分钟，每天累计活动时间别超过 30 分钟。下肢骨关节炎患者不宜。

颈椎病　放风筝　放风筝时要仰着头看风筝等，不仅能预防颈椎病，还可缓解头颈部肌肉僵硬酸痛等颈椎病症状。放风筝时应保持头颈部相对稳定，不要猛然转头，每次持续抬头 20 分钟，应放正头部休息 10 分钟，每天累计活动别超过 2 小时。应注意患椎动脉型颈椎病者（常表现视力模糊、眩晕）不宜放风筝，以免病情加重。

老年痴呆　跳绳　翻绳通过活动手指，能促进血液循环，改善大脑供血状况，并可锻炼大脑逻辑思维能力，从而预防老年痴呆。每次玩 30 分钟即可，每天 1 次。腱鞘炎患者不宜此游戏，否则会加重病情。

低血压　“造”房子　“造”房子时腿部肌肉收缩，能促进血液循环，使血压趋于正常，对低血压有预防作用，还可纠正血管收缩与舒张动态平衡障碍，使过度舒张的血管恢复收缩功能，对老人慢性低血压有辅助治疗作用。每天累计活动时间别超过 30 分钟。患骨质疏松者不宜。

交叉压腿能防“跑步膝”

具体方法是：1. 把右腿放在左腿后面。2. 左膝弯曲，右膝伸直，向左侧弯腰，手扶在某个支撑物上，比如桌子或墙、栏杆。身体重量压在右腿上。你会感到右腿外侧有紧绷的感觉。保持这个姿势 40 秒到一分半，然后换腿。需要提醒的是，练习这个动作一定要在热身后才做。

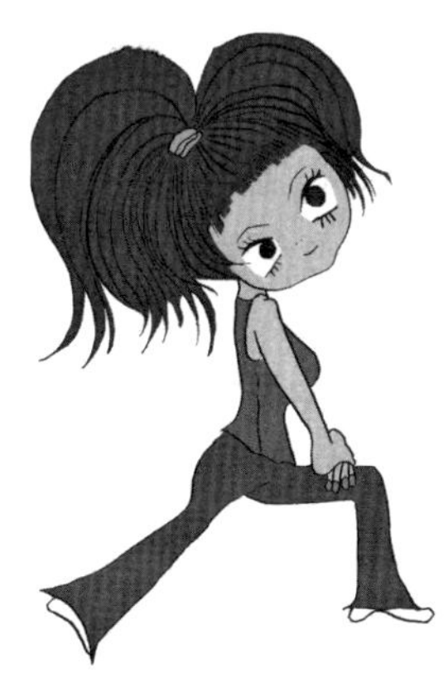

上班族健身小动作

踮脚运动　在等车或乘车时可手扶着站牌或车上的固定物体，身体站直，双脚与髋关节同宽，提起脚后跟，缓慢放下，反复进行 30 次，练习 3 组，每组之间注意抖动小腿放松，可增加关节稳定度。

快走、跳绳增加骨密度

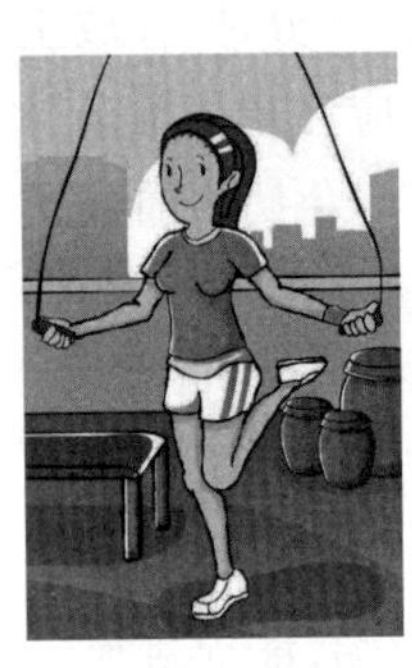

一项研究发现，对骨骼施加一定量的高冲击力活动，包括跳跃、跑步，有助于增加骨密度。研究数据显示，10 分钟内跑完 1 英里，或跳上跳下一个 15 英寸高箱子的运动量，在一定时间后骨密度会变得更高。专家提示，中老年人量力而行做一些诸如快走、跳绳之类的健身运动有助维持骨骼健康。

跳绳能治儿童多动症

研究发现，运动能刺激多巴胺与正肾上腺素分泌，改善多动症儿童。

若家中有过动儿童，可将运动融入到孩子的日常生活中，跳绳是极佳选择，因为跳绳操作简单，且能刺激孩童的手、眼、脚的专注力，每日做完运动后，对孩子的专注力会有明显的提升效果。

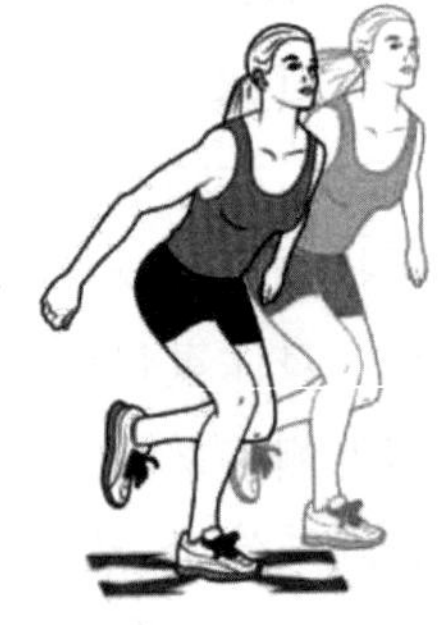

弓步走练全身

练习弓步走时，双腿分开与肩同宽，前进时脚跟先着地。膝盖应该保持 90 度弯曲，与脚趾头呈垂直方向。前进时，膝盖逐渐接近地面。然后慢慢抬高膝盖,一边前进,一边恢复至直立的姿势。初学者每天可练习走40步,然后逐渐增加到100步。

老年人每天蹦跳两分钟能强健骨骼

研究显示,老年人如果坚持每天蹦跳2分钟,就能显著强健骨骼,降低日后骨折的风险。参加实验的人员在饮食和身体锻炼活动方面均维持原样的情况下,坚持每天单腿跳。一年后发现,单腿跳的那条腿与对照腿相比,骨密度等指标有了明显变化。研究人员提醒,在进行跳跃练习时,骨骼情况差的人尤其需要小心。

全民来做仿运动

运动能强身健体人人都知道,但有时想运动却会遇到各种阻碍:想打羽毛球,没有场地;想骑车,又缺工具;想游泳,担心水质问题……专家说,时下流行一种仿运动,几乎不受各种外界条件的限制,您随时可以做自己想做的运动。

仿跳绳　壮骨骼　饭后1小时,穿好运动鞋,选择一个宽敞、平坦的地方,模仿跳绳即可。跳时要前脚掌着地,膝盖稍弯,两上臂要贴紧身体,手腕随着跳跃转动,每日5—15分钟。要注意,仿跳绳运动应量力而为,根据自身的状况循序渐进,以免发生意外。有静脉曲张、严重关节病变者不宜此运动。

仿打球　护肩腕　肩周炎、手腕腱鞘炎是中老年女性常见病,仿打球可有效防治。模仿打羽毛球时,双脚一前一后站稳,用一侧手臂先做挑球的动作,然后做打高远球的动作,连续5分钟,之后换另一侧手臂做同样的动作,每日1次。要注意,模仿打羽毛球时,肩关节和腕关节都必须用力(但不是过度拉伸),这样才能起到防病治病的功效。

仿骑车　强心肺　平躺在床上,双手自然贴放于身体两侧,双

腿抬起,做骑自行车时的蹬车动作,由慢到快,持续5—15分钟,每日1次。要注意,蹬车时动作幅度大些效果才好。

仿划船　瘦肝脏　坐在瑜伽垫或床上,双腿伸直,上身挺立,两手握拳,置于胸前,然后按照向前、处负、向后、向里的顺序做划桨的动作,同时配合上身的前后摇动,每次做10—20分钟,每日1次。应注意,划桨和摇身动作幅度大些效果才明显,但应量力而行,以免拉伤肌肉。

仿游泳　练腰背　趴在床上,双手和双脚同时抬起,然后像游自由游一样,双手向身体两侧外上方模拟划水动作,双脚上下交替做拍水动作,手脚的配合以舒服协调为原则。头也要像游自由泳时做换气动作一样,每隔2秒抬起1次,持续练习10—20分钟,每日1—2次。

◈ 运动与护膝,听医生怎么说

有人说,运动对于膝盖的机能是一种锻炼;也有人担心,运动会造成膝关节磨损等,对膝盖不好。那么对于膝关节来说,体育运动到底是好还是不好呢?我们在运动时,究竟应该如何保护膝关节呢?北京大学第三医院运动医学科副主任医师杨渝平接受采访,给出了专业建议。

跑步机对于膝盖的磨损特别大

杨渝平指出,千万不要总拿自己跟运动员比。职业运动员每天都在训练自己的肌肉力量、身体柔韧性,以及身体协调能力、平衡能力等等,他们对自身的解剖结构、功能状态以及伤病防治常识有相当的了解。杨渝平说,非常不建议大家使用跑步机跑步,跑步机对于膝盖的磨损是特别大的。跑步机最大的问题,在于它是定速的,你速度稍微慢一步,就从跑步机上掉下来了。但是你想想,一直按照同一个速度,一跑就跑半个钟头、一个钟头,受得了吗?

如果膝关节和肌肉的协调性跟不上的话，会对膝关节的半月板、软骨形成震荡损伤。

运动时佩戴护膝是误区

杨渝平认为，运动时护膝什么的最好不戴，只有受伤的人需要戴。你必须让你的膝盖去适应外界这个冲击，你的膝盖才能有劲儿，才能好。你一上场就绑护膝，可想而知，膝盖好不了。没有适应的过程，那你就永远不会提高。我们想膝关节不受伤怎么办？不是靠护具去保护，而是靠肌肉去保护。平时多练肌肉力量，另外还有你的反应性、敏感性等等。当然，也要学会注意休息，练得太多也不好。

如果自己感觉膝关节疼痛不适，就休息一下，暂时不要运动，休息到疼痛减弱或者消失为止。如果急性损伤比如韧带损伤，那就最少得休息三个月以上了。俗话说，“伤筋动骨 100 天”，我们还得遵从这些规律。

静蹲极其适合普通人

杨渝平介绍，静蹲，是临床工作中总结出来的一种极其适合普通人群的锻炼方法，主要是锻炼股四头肌肌肉力量。具体练习方法是：背靠墙，双足分开，与肩同宽，逐渐向前伸，和身体重心之间形成一定距离，大概 40—50 公分。此时身体就同时呈现出下蹲的姿势，使小腿长轴与地面垂直。大腿和小腿之间的夹角不要小于 90 度。一般每次蹲到无法坚持为一次结束，休息 1—2 分钟，然后重复进行。每天重复 3—6 次为最好。

春练导引身体好

早春温度偏低，昼夜温差较大，很多老人出现了失眠、烦躁、咳嗽、水肿、腹胀、手脚冰凉等症状。北京中医药大学养生康复学博士陈盟说，这是阴阳失调的表现，如果能通过导引方法及时调理，可有效预防以上病症。导引是肢体运动与呼吸吐纳相结合的一种养生防病法，早在春秋战国时期就非常流行。陈博士建议，老人可根据自己所表现的不适症状，选择相应的导引方法进行调理。

失眠　睡觉前，靠坐在床头，两腿自然伸直，两手掌分别放在两大腿上，双眼微闭，上下齿微咬合；舌尖轻抵上腭，头颈、胸、腰自上而下放松，同时配合反复呼吸，呼气时将嘴唇撅起，使气从鼻孔缓慢排出，吸气时嘴唇恢复自然，用鼻缓慢吸，感觉气体充满了整个肺部。此导引每晚做半小时，连续15日，有助于平衡阴阳，改善失眠。

烦躁　两脚自然分开站立，与肩同宽，两膝微屈，两掌心向上，指尖相对，对小腹相平；以鼻缓缓吸气，同时两手像托着东西一样，缓缓上移至胸前；翻转手掌向前推出，同时以口呼气，反复进行18次，每日2回。通过此导引，可起到平肝潜阳的作用，使人心情舒畅，情绪安定。

咳嗽　自然站立，双臂向前平举，深吸一口气后缓慢低头弯腰，双臂下落贴于小腿，屏气5秒钟后抬头起身，双手随着向前平举，同时挺起胸脯尽力呼气，反复进行5分钟，每日2次。通过导引可平衡阴阳，宣肺理气，预防咳嗽。

水肿　中午面向太阳站立，两手叉腰，向前弯腰，同时小腹回收，两腿绷直，保持5秒钟后抬头，挺起臀部，使尾骨上翘，同时用鼻吸气，吸满气后直起腰身，意念想象将太阳的光和热吸入肺中，感觉热气缓缓向下到达肾区，将两肾包围起来；最后用嘴呼气，同时想象肾脏部位有黑色的寒气被呼出体外，每次反复进行5分钟，每日2次。通过此导引可助阳化气，促进水液正常代谢，从而改善水肿。

腹胀　清晨仰卧在床上，两腿屈膝拱起，两脚离开床面，双手抱膝盖，头和脖子用力向上抬，使肩和背离开床面，保持 5—10 秒钟后，肩背放松躺在床上，双手仍旧抱膝；向左翻身，左肩触及床面后用头和脖子向上发力并离开床面，同时屏住呼吸，保持 3 秒钟后恢复之前仰卧的状态，然后同法做另一侧，反复 5 分钟，每日 1 次。通过此导引可增加腹部阳气，促进食物消化吸收，改善腹胀。

手脚冰凉　站立，双脚自然分开与肩同宽，双臂下垂，经体侧上举于头顶，双手十指分开，掌心相对，每 3 秒拍手 1 次，且配合 1 次呼吸，连续拍 38 次；之后双臂自然下垂，左右脚轮流跺地，且左脚跺地时吸气，右脚跺地时呼气，反复 3 分钟，每日 2 次。拍手、跺脚时力量不必太大，以感到手臂、腿部有震动感即可。手脚的三阴经与三阳经分别在手部、脚部交接，形成阴阳二气流通转化的过程。通过手脚部导引，可激发阴阳经脉经气流注，使阴阳平衡，缓解手脚冰凉。

四类人群不宜饭后散步

冠心病、心绞痛的人，最好餐后 1 小时再散步；有慢性活动性胃炎、消化性溃疡的人，不宜饭后散步；贫血、低血压的人，可选择早起散步；高血压、脑动脉硬化、糖尿病患者，不宜饭后散步。

颤抖运动促循环

喝一杯凉开水，仰卧在床上（或地板上），枕头不必太高，双手、双脚自然平放。静止一分钟之后，双手缓缓向上举起，双脚竖起，四肢与身体形成 90 度角；然后四肢同时轻轻抖动。每次 3 至 5 分钟，早晚各一次。这种颤抖运动可促进血液循环，有助于医治头痛、高血压、心脏病、胃肠疾病以及腰酸背痛等疾病。

◈ 三类人慎做深呼吸运动

患有慢性呼吸系统疾病的老人，比如老慢支、哮喘等，常做深呼吸能够增强肺部功能。患有冠心病、高血压及脑动脉硬化的患者，过度深呼吸能引起迷走神经兴奋，血管收缩，甚至引起血管痉挛。

◈ 朋友圈"拼步数"差点遭截肢
暴走健身不懂这些怎么行

并非人人适合健步走

45 岁的南京的杨女士因为要在朋友圈拼一拼走路步数和点赞数量，每天"暴走"一两万步，在双脚磨破后自行挑开血泡，导致严重感染，最终差点失去双脚。其实杨女士并不知道，自己根本不属于可以参加"健步走"的人群，因为她患有 2 型糖尿病。

据杨女士就诊的解放军第 454 医院内分泌科专家孙新娟博士介绍，不少这种糖尿病患者患有"糖尿病足"。在这种情况下，足部的感觉性神经会发生病变，脚部的细微疼痛可能会因无法感知而被忽略。除了糖尿病患者，心血管疾病患者和关节疾病患者也不适合每日"暴走"的健身方式。高血压患者运动中极易诱发心脏病和脑血管疾病；而心血管疾病的患者，特别是年纪较大的，大运动量健步走容易导致血管硬化，增加发病率。对于关节疾病患者而言，如果长期进行健步走运动，有可能加快半月板的磨损，进而导致关节间隙变窄或者产生骨刺的风险加剧。

姿势和鞋都很重要

对于经常依靠步行锻炼的人而言，运动鞋应选轻便、柔软、底子较厚、有弹性的鞋，脚掌心的弯度要配合双脚，脚尖处留有空隙，脚背不要太紧。此外，经常运动的人建议半年换一双跑鞋。

当然，除了装备，要有正确的“姿态”。健步走时，身体要略向前倾斜，双臂自然下垂，协调地前后摆动于身体两侧，略收小腹，双手可轻轻握拳。全身着力于脚掌前部，尽可能跨大步伐，但不用刻意，步态要均匀、沉稳而有节奏，走到微微出汗即可。

日本的运动医学专家川村昌嗣就发明了一种“腹凹走路法”，最近在日本的“瘦身圈”颇为流行。这种“腹凹走路法”分为两种方式：“两步缩肚”和“四步缩肚”。前者以两步为周期，让腹部外凸、内缩一次。也就是说，第一步时让腹部内缩，第二步时让腹部外凸。

如果感觉“两步缩肚”比较困难，特别是步行速度较快的人，可以选择“四步缩肚”的方式。走第一步、第二步时腹肌用力让腹部内缩；走第三、第四步时则腹肌用力让腹部外凸。此时的呼吸节奏与跑马拉松时相似，皆“吸吸呼呼”，分为两次吸气，两次吐气。除了腹部用力外，健步走时抬高大腿也能够使用到更多的肌肉，并给予髂腰肌刺激。这样除了能帮助打造紧实的大腿与腹部之外，更能够有效预防腰痛。

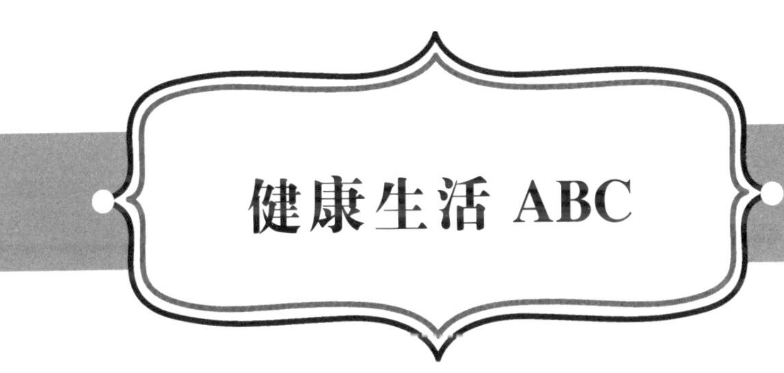

健康生活 ABC

◈ 一项长达23年的国际研究：中国人减寿“黑名单”

一项由华盛顿大学健康指标和评估研究所牵头完成的研究，通过对包括中国在内的全球188个国家和地区1990年—2013年的健康数据进行分析评估后，给出了造成每个国家和地区健康损失的前10大因素。

第一位：高血压

研究称，1990年—2013年，全球高血压死亡人数增长了49.1%，中国更为严峻，增长了81.3%，成为致死第一危险因素。专家支招：防控高血压应牢记三点：1.少吃盐，每人每日控制在6克内；2.坚持低脂饮食，控制动物食品和食用油的摄入量；3.保证每周运动5次，每次30分钟以上。

第二位：吸烟

研究指出，23年间，我国吸烟致死人数仍高出世界平均水平约7%，其中女性吸烟致死人数虽下降8%，但男性吸烟致死人数增加了55.2%。

第三位：高盐饮食

钠是人体必需营养元素之一，但研究发现，高钠饮食的致死风险正在中国逐年上升，且高于全球平均水平。

第四位：水果吃得太少

与2002年相比，2010年—2012年我国居民每人每日水果摄入量由每日45克下降到40.7克，新鲜蔬菜摄入量从每日276.2克下降到269.4克。专家支招：果蔬的每日摄入量可概括为“半斤水果一斤菜”。“一斤菜”是指烹饪前的重量，经烹饪后也就两小碗，可分到三餐吃完。

第五位：大气颗粒物污染

研究显示，23年间，我国因大气颗粒物污染导致的死亡人数上升 59.3%，仅 2013 年就约有 91 万人因此死亡。专家建议：雾霾天建议大家减少出行，出行时佩戴 N95 口罩，但戴的时间别超 30 分钟。室外空气质量不好时，早晨、傍晚别开窗通风，同时避免室内吸烟。

第六位：室内空气污染

来自固体燃料的室内空气污染仍是致死的一大因素。固体燃料的室内空气污染主要指煤、木材、秸秆等不完全燃烧产生的二氧化碳、二氧化硫、颗粒物和有害有机物。

第七位：高体质指数

体质指数（身高除以体重的平方）的大小，意味着是否超重或肥胖。专家建议：少吃或不吃高热量食物，比如油炸食品、碳酸饮料等；注意三餐规律；避免久坐；注意进食顺序，饭前喝汤，接着吃菜，再吃饭，用热量低的食物填饱肚子。

第八位：高空腹血糖

一般情况下，空腹血糖、餐后血糖的正常值分别应控制在 5.6 毫摩尔/升、7.8 毫摩尔/升以内，血糖高不仅降低生活质量，还会引发致命并发症。

第九位：饮酒

2013 年饮酒致死 59 万人，男性占到 83%。专家建议：适当喝点葡萄酒、啤酒等有益健康，但白酒等高浓度酒没任何营养，要少喝或不喝。

第十位：粗粮吃得太少

1990 年—2013 年，国人谷物摄入越来越少，2013 年因此导致的死亡人数达到 46 万，这是“最新入榜”的死亡危险因素。

容易秋后算账的病

虽已立秋，不过当下仍处于“夏季模式”，高温所带来的烦躁、食欲减退、睡眠不佳以及贪凉受寒等，都会使人体健康受损而背上

“夏债”，到了秋季就显现出来，医生们提醒大家，要当心这些“秋后算账”的疾病。

过分贪凉“算账”：颈椎病发

入秋后颈椎病患者愈来愈多，这是因为在炎炎夏日里过分吹空调、电扇而使颈椎受损导致的秋后发病。症状除颈部活动受限外，还伴有眩晕、恶心、上肢麻木、视物模糊等。成都锦江区人民医院骨科主任张居元提醒，立秋后加强颈部保暖非常重要，不妨穿件高领衣服，女士围条丝巾。另外，平时多仰头，避免长时间低头。

嗜吃冷鲜“算账”：冰箱肠炎

杭州市中医院特诊区主任沈小芬指出，气候炎热，许多人喜欢吃冰箱中的食物。吃时冰凉透心、浑身舒坦，但往往几小时后即出现耶尔氏菌中毒症状，俗称“电冰箱肠炎”：腹部隐痛、畏寒、发热、浑身乏力、恶心呕吐、厌食和轻中度腹泻，严重者可致中毒性肠麻痹。夏季食量减少，入秋后加强营养可补充夏亏。但要注意，切不可恣意猛吃猛喝，一来可能伤了脾胃，二来可导致体重剧增。

蚊子叮咬“算账”：乙脑流行

杭州市中医院特诊区主任沈小芬提醒，流行性乙型脑炎简称乙脑，是由蚊子叮咬传播的急性病毒性传染病。7、8、9 月是乙脑流行季节，带有乙脑病毒的蚊子在叮人时，就把病毒种到了人体内，病毒进入人体，使脑组织发炎。多见于 10 岁以下的儿童，发病较急，开始时出现发烧、头痛、恶心、呕吐，易被误诊为感冒，应该提高警惕性。

大量出汗"算账"：缺钾性软瘫

杭州市中医院特诊区主任沈小芬表示，气候炎热，人体大量出汗，大量的钾离子随汗液排泄而丢失。同时，人体在炎热的环境中，新陈代谢加快，血浆中的钾容易转入到细胞内，从而发生低血钾症。此症最突出的表现是：四肢酸软无力，出现程度不同的神经肌肉系统的松弛软瘫，尤以下肢最为明显，肌张力减弱，腱反射减退。病情严重时，还会伴有心血管系统的功能障碍，如胸闷、心悸、腹胀、恶心等，甚至可出现呼吸肌麻痹、呼吸困难以及严重心律失常。

◈ "久坐致命"说科学吗

每 37 秒夺走一人生命

由于静脉血栓在出现时没有任何症状，也被称为"隐形杀手"。来自国际血栓与止血学会的数据显示：全球每 37 秒就会有一个人死于静脉血栓栓塞。

为什么静脉血栓栓塞致死率如此之高？中国工程院院士、中日医院院长王辰说，当人们长时间坐在狭小空间里不活动，血液的流动就会变得非常缓慢，很有可能在下肢出现血液凝聚并形成血栓，临床上把这个现象称为"深静脉血栓形成"。因为刚刚形成的血栓非常容易脱离静脉壁，因此很容易随血液回流到右心室，通过右心室的收缩，将血栓推入肺动脉，从而发生一系列的症状甚至导致猝死，这个过程被称为肺栓塞。

清华大学附属北京清华长庚医院血管外科主任吴巍巍表示，深静脉血栓形成和肺栓塞同属静脉血栓栓塞症，只不过是同一疾病的不同时期而已。"美国的流行病学调查显示，静脉血栓栓塞的发生率在逐年增高，预计美国现在每 10 万人中约有 450 人患有静脉血栓栓塞。而欧洲每年会发生 150 万例静脉血栓栓塞，并有超过 50 万人死于这一疾病及相关并发症"。

静坐一个小时患病风险增加10%

中国是各类血栓性疾病发病人数最多的国家，静脉血栓形势同样严峻。静脉血栓的发病机制包括静脉内皮损伤、血液高凝状态和静脉血流淤滞。外科手术、骨折或局部创伤、吸烟、糖尿病、肥胖、高血脂、高血压等疾病都会引起静脉内皮损伤；而长时间卧床或不活动、静脉曲张、妊娠都可能会引发血液高凝或静脉血流淤滞。吴巍巍表示，对女性而言，口服避孕药、怀孕或刚刚生产也有形成静脉血栓栓塞的风险。

“我们每静坐一个小时，患深静脉血栓形成的风险会增加10%；久坐超过90分钟，膝关节的血液循环率会降低50%。而肥胖者(BMI指数＞30)患静脉血栓栓塞症的风险是普通人的2—3倍。”吴巍巍说。如果实在不方便起身走动，至少也应该时常进行“勾脚运动”，而手术后自己不能自主运动的病人，家属或护工也应帮助患者进行上述动作，确保维持健康的血液循环。

(摘自《瞭望东方周刊》第41期　作者　刘砚青)

警惕貌似春困的五类疾病

中风　大约有70%—80%的缺血性脑中风病人，在发病前一周左右，会因大脑缺血缺氧而频频出现打哈欠等犯困现象。

发作性睡病　此类患者往往是白天有不可抗拒的睡眠发作。

甲亢　有少数甲亢患者表现为神情淡漠、两眼发呆、反应迟钝、嗜睡等神经症状。

缺钾　机体缺钾有时也会出现一些类似春困的表现，还常伴有肢体软瘫、恶心、呕吐、便秘、反应迟钝，甚至呼吸肌麻痹、吞咽困难、心律失常等。

慢性病复发　春天高血压、糖尿病等患者易旧病复发，引发头昏眼花等并发症状，建议这类患者定期复查。

◈ 五类人群不宜秋冻

“春捂秋冻，不生杂病”是一直流传下来的俗语，但不是所有人都能这么“冻”，也不能太过度地“冻”，有五类人群不宜秋冻。

慢性肺病患者

这类病人，身体虚弱，寒邪易乘虚而入，造成气管、支气管等痉挛，从而诱发气管炎、支气管炎、支气管哮喘的发作或加重。

心血管疾病患者

罹患心血管病的患者尤其要注意，这里主要涉及到的心血管疾病，包括高血压、冠心病及心力衰竭等。中医认为，心主血脉，心系疾病多与机体内的津、血运行不畅相关。由于津、血“得温则行，得寒则凝”，因此津、血的运行状态受外界温度影响很大。寒性收引，寒客血脉，则气血凝滞，血脉挛缩，心脉失养，从而引发血压的波动及缺血性心血管事件发生。所以对于心血管病患者，尤其是老年患者，因为体质虚弱，不能耐受增加运动以防寒及增强机体抵抗力的活动，所以不应“秋冻”。

胃肠病患者

对于胃肠病患者，包括慢性胃炎、慢性肠炎、消化性溃疡等，还应小心对待秋冻。如消化性溃疡患者多呈周期性发作，尤其十二指肠溃疡患者更为突出。一般自秋季至次年早春，都是溃疡易发季节。这类患者正气不足，卫外防御功能下降，很多人平时都手足不温，容易感冒。胃是多气多血之腑，寒则收引，受凉后气血运行不畅，则会诸症蜂起，或吐或泄，或胀或痛。所以若遇秋风瑟瑟，还是应该及时添加衣物的，不能过分“秋冻”。

关节病患者

“秋冻”要适度，不能随便冻，尤其是对人体重要部位加强保护，如头、胸、腹、足、颈、肩、腰、膝关节等。如患者增添衣服后仍不能缓解，就应该及时就医，查明引起疼痛不适的原因，尽快治疗。

糖尿病患者

糖尿病患者不宜“秋冻”，一是因为“秋冻”容易感冒。长期或者不定期的高血糖使人体白细胞的吞噬能力降低，导致机体抵抗力下降，所以季节交替、忽冷忽热时容易感冒。二是可以防患者血管痉挛。当糖友的血管突然受到冷空气刺激时，会发生血管痉挛，使血流量进一步减少，而其常合并周围血管神经病变，会导致微循环障碍，容易引起组织坏死和糖尿病足。

◈ 老年生活揣张“慢处方”

在老人的世界里，一切事物的脚步都逐渐慢了下来，只有让身心适应这种节奏，才能获得健康。专家为此给老人开出了一张全方位的“慢处方”。

慢药　在医疗方面，国内外越来越多的专家意识到，对老人的照料应越来越“慢”。专家认为，应逐渐降低老人使用药物的剂量，也没必要让老人过于积极地做某些 X 光片检查，华而不实的治疗反而会增加老人的困扰。比起滥用药物，以家庭为中心的照护，更多地倾听和帮助，是延缓老人衰老的最好“慢药”。以高血压为例，2014 年美国最新版《防控高血压指南》一改过去 30 年的标准，认为 60 岁以上老人的收缩压低于 150 毫米汞柱即可，目前国内也开始参照这一标准。而过去，医生一直建议人们要将血压控制在 140 毫米汞柱以下，甚至让患者服用不同药物以求达标。而过度降压可能导致老人脑供血不足，继而引发脑梗等疾病。

慢动　年龄不断增长，老人的反应也会越来越慢，因此生活起居的方方面面都要慢下来。

起床要慢　清晨老人的心率相对较快，血压也较高，再加上血液黏度高，此时心血管病的发生率是其他时段的3—4倍，所以起床时要慢一点，先躺在床上闭目养神几分钟，再缓缓坐起。走路要慢。专家提醒，老人走路和行动一定要慢，否则灵活性跟不上容易跌倒，而跌倒是老人的“头号杀手”，一定要谨慎预防。排便要慢。很多猝死都发生在卫生间，排便太急、过度用力是祸源。

慢食　专家说，老人牙齿稀松、消化功能减退，如吃饭太快，容易引起胃炎、胃溃疡等疾病，还不利于营养的吸收，长期如此可能导致营养不良。而充分咀嚼可让食物变成食糜，利于唾液分泌、减轻胃肠负担、促进营养物吸收。

慢心　步入老年，最该修炼一颗宁静、平和的内心，只有让心慢下来，才能抱着豁达、从容、闲适的心态享受“慢生活”。

慢心首先要学会给生活做减法。凡事不能给自己太大压力，不定可望而不可及的目标，也不干超体力负荷的事，做事遵循适时、适度、适合原则。

其次，要控制好脾气。

第三，说话语速要慢。专家说，说话声音每提高一次，就是对身体的一次刺激。

最后，呼吸也要慢点。《黄帝内经》记载，呼吸放慢后，身体脉搏也会放慢，生命进程随之减缓，寿命变得更长。

◈ 体检：你不可不知的几件事

体检需要“空腹”吗

为了确保检测结果客观准确，很多血液检验都要求病人“空腹”。这是因为，普通进餐后，血甘油三酯将增高50%，血糖增高15%，丙氨酸氨基转移酶及血钾增加15%。

空腹是有时间限制的，上一餐到抽血时间间隔过短或者过久都不好。空腹标准为8—14小时无热量摄入，当天早晨不吃早餐就可以了。专家解释，如果空腹时间达到18小时以上，机体已经处于轻度“饥饿”的状态。在饥饿状态下，血液中多种成分会发生改变。因此，如果一个人当天8点半—10点半之间抽血，前一天晚上正常饮食，饭菜宜清淡，不饮酒、咖啡、浓茶。第二天早晨，不吃早餐到医院，注意抽血前少喝或不喝水。采血时间最迟不宜超过十二点钟。

“体检须知”中经常不厌其烦地要求体检前要“清淡饮食”。专家指出，这是因为高蛋白膳食可使血尿素、尿酸及血氨增高，高脂肪饮食可使甘油三酯大幅度升高，动物内脏等高核酸食物则可导致血尿酸明显增高。

体检前两天别做剧烈运动

记者曾在一家体检中心遇到这样的情况：由于等候人数较多，有年轻的体检者在走廊里来回走动，或者和朋友们谈笑风生，结果被体检医生大声提醒“静坐等候，不要来回走动”。他一脸委屈，却不知道医生这样要求是为了避免干扰体检结果的准确性。不仅候诊时不能来回走动，体检当天早上如果进行锻炼，也会影响体检结果。运动和情绪波动可通过影响机体代谢、神经、内分泌功能，引起血液、体液成分的改变。剧烈运动可能导致肌红蛋白、肌酸激酶等物质的升高。

服用减肥药和维生素C　停药三天再体检

因某种病情正在服药，体检前要不要停药？不少老年人和慢性病患者在体检时经常遇到这个难题。专家指出，有很多慢性病患者必须常年规律服药，如高血压、糖尿病、某些术后的抗凝治疗患者等。由于这些患者贸然停药或推迟服药会引起不良事件，甚至遭遇生命危险，所以应在规律服药、改善病情后，再接受健康体检。如果正在服用抗生素类药品、维生素 C、减肥药物或避孕药，则应待停药三天后再接受体检。

影像学检查做多了会致癌吗

我们通常一听到“辐射”就会和“致癌”联系起来。但严格来讲，只有损伤 DNA 分子的电离辐射才能致癌，非电离辐射是低频辐射，现在还没有证据说明低频的非电离辐射可以诱发癌症。影像学检查也有电离辐射和非电离辐射之分，X 光、计算机断层成像(CT)、核医学检查(骨扫描、PET/CT)属于电离辐射，是可能致癌的辐射源。MRI、超声波属于非电离辐射，目前还没有发现后两种检查可以致癌的证据。

电离辐射的致癌效应与辐射剂量有关。美国食品药品监督局(FDA)认为，每接受 10mSv(衡量辐射对生物组织伤害单位)的电离辐射会增加死于癌症的几率 0.05%。

一张胸片的辐射为 0.1mSv，相当于暴露在自然环境下 10 天，其致癌的可能性可以忽略不计；CT 相对辐射量较高，不同部位的 CT 检查所产生的辐射也不同，头部 CT 辐射较低，一次辐射量为 2mSv，相当于暴露在自然环境下 8 个月；腹、盆部 CT 辐射较高，一次辐射量为 10mSv，相当于暴露在自然环境下 3 年；PET/CT 一次检查产生的辐射剂量约为 6mSv，相当于暴露在自然环境下 2 年。需要特别强调的是，PET/CT 是将放射性物质输入人体，这些放射性物质在人体内会向周围环境产生辐射，因此做核医学检查后的患者需要在 72 小时内尽量远离人群，尤其是孕妇和儿童，需要多喝水，加快放射性物质从体内排出，患者检查后排出的尿便也具有辐射性。

孕妇和儿童能做影像检查吗？

我们之前说到的非电离辐射影像学检查，如 MRI、超声对孕妇和儿童都是安全的。对于X线、CT等有致癌、致畸风险的检查，孕妇也不是绝对禁忌，能否做这些检查取决于怀孕孕周和检查辐射剂量的高低。孕妇在怀孕8—25周期间，如接受高剂量辐射(20RAD以上)胎儿致畸风险增加，但5RAD以下的辐射或者孕8周之前，25周之后接受的辐射，目前没有科学证明会增加胎儿致畸风险。建议孕妇、儿童在做医学检查时对特殊部位如性腺、甲状腺、子宫等进行铅块遮挡，减少辐射带来的危害。

关于麻醉的“秘密”

麻醉，在现代医疗中越来越重要，当很多患者对麻醉的认识还停留在“给一针”时，麻醉医生却发现了更多有趣的现象。

有些痛麻醉不顶用

上海东方医院麻醉科王清秀医生曾遇到一个特殊的病例。王医生接诊一位产妇，产妇希望无痛分娩，也就是麻醉镇痛下的自然分娩，而非剖宫产。医生按照国际标准最常用的方法为产妇完成了硬膜外穿刺、置管和用药。

“操作结束，一阵宫缩来了，产妇说比之前痛得轻多了。”这时产妇问护士，她老公有没有来？护士回道“你老公还没来”。紧接着，王医生听到产妇弱弱地说有点痛。“我有些吃惊，血压、心率平稳，胎心良好，疼痛平面没变，一番忙碌之后，我安慰她会好的。”这时，产妇又问老公有没有来，护士回说在电梯里，马上到。一阵宫缩又来了，王医生问她痛不痛，产妇微笑着说不痛了。

这个时候，产妇的老公站在墙角，双手抱在胸前，一脸轻松。看着这个全然不关心妻子的老公，王医生有些来气：你能不能到床边来？你能不能拉着她的手？被责问后，产妇老公只好慢慢走到床边，用指尖拉着妻子的手。“这期间宫缩如常一阵一阵地袭来，她没说痛。”过了一会儿，产妇老公说准备回家睡觉，产妇生气了,接着便又开始说有些痛了。入院六个小时后,凌晨三点,由于麻醉效果不佳,产妇不得不选择剖宫产。

王清秀医生目睹了一次情绪对疼痛的显著影响,“现在你们相信吗?最亲的人加一点好情绪就完美无痛,加一点坏情绪就有了疼痛”。

医疗中需要麻醉的地方越来越多,但仍有患者担心麻醉会让人变傻。从事麻醉工作二十多年的陈弘医生解释,麻醉过程其实是药物对中枢神经系统即大脑的抑制过程。这些药物在一定时间内就会被分解代谢,随着药物在体内的代谢和清除,作用也随之消除,因此整个麻醉过程是可控制和暂时性的。麻醉可以让病人“睡着”,需要时又让病人“醒来”。“因此麻醉药物不会对中枢神经系统产生持续的影响,从麻醉药物的药代动力学来说,全身麻醉后智力会受影响的可能性是很低的。”

从灌酒到现代麻醉学

为了镇痛,先人们可没少想办法。春秋战国时期,《内经》已有针刺治疗多部位解除疼痛的记载。《三国志・华佗传》曾记载,华佗用“麻沸散”为患者全身麻醉后进行剖腹手术。

到 18 世纪,一些化学制剂开始被用作麻醉。1772 年,英国化学家普利斯特里制成了第一种化学麻醉药一氧化二氮,但意识到这种化学药品的麻醉作用的是英国化学家戴维。戴维在一次拔牙时,疼痛难忍,但吸了一些一氧化二氮后顿时不觉得疼了。因为闻到这种气体后,会使人大笑,所以被称之为“笑气”。

现代麻醉,公认为是美国麻醉医师 William Mor-ton 在 1846 年向全世界演示乙醚麻醉作为起点。之后麻醉学历经 110 年漫长而坎坷的乙醚麻醉时代。1942 年,南美洲的箭毒被作为肌松药用于临床麻醉。进入 20 世纪中叶,麻醉学在乙醚麻醉的基础上,出现了专职从事麻醉的医疗人员,经过几代人数十年的努力,发展成一门专门研究临床麻醉、危重病医学、生命急救、疼痛机理与治疗的临床二级学科。

姿态、节奏、方式晨起猝死三大“致命伤”

晨醒起床，人生百态。有的睡眼惺忪，似醒非醒，就在懵懵懂懂中直奔卫生间；有的被急遽的闹钟声惊醒，腾地跃起，心急火燎地穿衣洗漱；有的则慵懒无比，拖拖拉拉迟迟不肯下床……可谁会想到，这种种起床瞬间数分钟的某些姿态、节奏与方式，会潜伏着令人不寒而栗的“杀机”，尤其是对中老年人。

别不当事儿！暴雨也会威胁健康

据《北京青年报》6 月 25 日报道，5 至 9 月是我国的主汛期，降水量也比较大。汛期降水常常伴有雷电天气，这种天气对人体健康的负面影响最大。

强雷雨天气诱发心脑血管病，固然有心理恐慌的原因，也有气象原因。雷电天气时，气压一般较低，影响人体氧气供应。人每天需要大约 750 毫克的氧气，其中 20％为大脑耗用。当气压下降时，大气中氧分压、肺泡的氧分压和动脉血氧饱和度都随之下降，导致人体发生一系列生理反应，机体为补偿缺氧就加快呼吸及血循环，可能诱发心绞痛、心梗、心衰。所以，心脑血管病患者在雷电来临时，要保持平静心态，急救药品要带在身上。

雷雨天也是哮喘高发时段。医学专家研究证实：雷雨天气的温度和湿度都非常适合真菌、霉菌等过敏原的繁殖，加上气压较低，空气中飘浮的过敏原浓度就会明显升高，容易诱发哮喘病。因此，哮喘患者雷雨前尽量减少户外活动，下雨时应该保持门窗通风；雷雨后如出现太阳暴晒，出门时戴上口罩，以防过敏原。

英国科学家乔治·弗拉耶尔研究发现，下小雨时，降水滴粒不带辐射污染物，从而给人一种清新、舒畅的感觉；而大雨中则夹带着大量的射线和污染物。云中雨滴都附着不少污染物，但小雨滴需要 20 至 30 分钟才降到地面，这一过程中，雨滴受到的辐射污染将完全消失，而大雨滴降至地面的时间则要短得多，射线等污染物也会随之降到地面。所以，在大雨中散步（即便打伞）对人体健康也没有什么好处。

◈ 根据体质选凉席

老人宜用亚麻凉席，亚麻凉席具有柔软、温和、吸汗、透气等特点。

阴虚内热者选玉石凉席，玉石凉席有镇定安神等作用。

易出汗者选牛皮凉席，牛皮凉席不仅柔软舒适，且吸汗性好。

藤席适合各种体质。藤席吸汗滑爽、柔软耐磨，且不易长虫。

有体味者用竹炭席。竹炭席具有除菌、防臭、吸附灰尘、冰凉宜人等特性。

体质虚弱者选草席。传统草席性质温和、质地柔软，并有一种天然清香，适合体质虚弱者使用。

◈ 药品说明书上的专业术语 你看懂了吗

国家食品药品监督管理总局发布的《公众安全用药现状调查报告》显示，目前我国公众安全合理用药知识不足，使用药品行为习惯存在隐患。北京航天总医院药剂科主任张月琴表示，服药不看说明书安全隐患很大。

明晰禁忌证避免危险

很多人在不舒服的时候自己买药吃，张月琴表示，自我药疗可以，但是一定要注意药物的适应证。适应证是指本药品所直接对应的疾病。必要时请咨询药师，并以此确定您购买的药品是否对应自己的身体症状。

禁忌证所列出的内容，就是不能服用这种药物的情况，这是保证用药安全的关键信息。说明书上一般都有这样一条："禁用、忌用和慎用"。张月琴提醒说，禁用是指会使某些病人引起严重不良反应或中毒，故禁止使用。如吗啡可抑制呼吸中枢，故哮喘病人和肺心病病人禁用；再如，阿司匹林肠溶片标明"胃十二指肠溃疡禁用"，如果胃十二指肠溃疡的患者用了，可能会导致消化道出血。忌用是指某些药品对某些个体差异较大的病人可能出现严重不良反应，故没有足够把握，应避免使用。慎用则是对某些特殊的人譬如小儿、老人、孕妇或肝肾功能不全者提出的用药警告。如果不注意看说明书上的禁忌证，就会忽略危险，产生意想不到的危害。

读懂用法用量正确用药

剂量和用法是指每一种疾病所需要服用的剂量和服用的方法，张月琴说，需要注意的是，这里所说的剂量是一种推荐量，对于个别病人，由于个体的差异，可能对推荐的剂量并不适合，这时一定要到医院去请医生对你的用量进行调整。

同时，要看清药物的服用方法，是在饭前还是饭后服用，能否空腹服用；必须整片吞服还是可以掰开服用；每天吃几次，每次多大剂量；对于不同的病情，服药方法是否有不同；老人、小孩、孕妇的服药剂量有无特殊之处。这些都要弄明白，如果不清楚，要找药师咨询。

看清说明书对药品规格的描述很重要。对于单一成分的化学药，规格通常是指含量，而复方制剂一般指每片的重量。还要注意药的单位，可能是多少片，也可能是多少毫克或毫升，有时候需要自己换算。

看清注意事项理解不良反应

张月琴解释说，服用正常剂量的药物之后，可能出现的所有有害的，或与用药目的无关的反应，都可称为不良反应。药品不良反应可以分为 A 型和 B 型两种，其中 A 型与用药剂量有关，剂量越大，反应越强。B 型与用药剂量无关，但难以预测，虽然发生率较低，但死亡率较高。一般来说，列出的不良反应越详细，在一定程度上反映出该药已经作过了充分的药理和临床验证。老药安全性可能更好，因为它经过了上百年的时间考验，而新药的安全性需要进一步的时间和大量的病人去验证。没有详细列举不良反应的药物需慎重考虑决定是否购买。

◈ 上海医疗急救中心专家费国忠提醒：小心！别被影视剧急救方法误导

鱼刺卡喉咙，吞米饭不科学

电视剧《奋斗》中，杨奶奶喉咙里卡了一根鱼刺，她用了一招：吃山药。当然，生活中更多人是用吞米饭、喝醋的方式，希望能把鱼刺顺下去。用吞咽米饭、山药的方式处理并不科学。如果卡在喉咙的鱼刺较大或横着卡在喉咙里，再吃东西硬顶，有时会让鱼刺刺得更深，进一步刺激食管，造成食管出血。

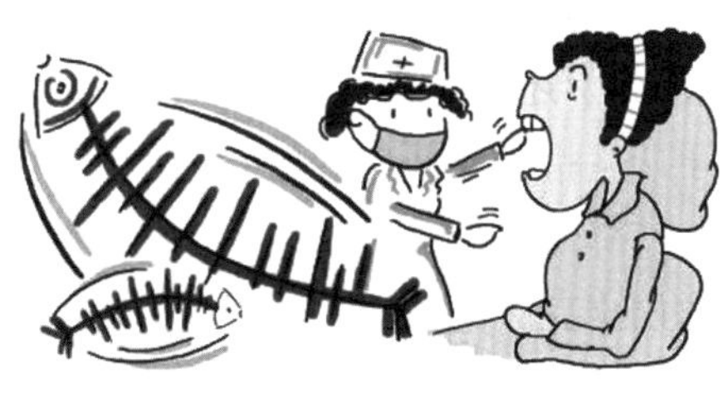

至于通过喝醋，也不正确。食醋在咽喉部停留的时间很短，并不能软化鱼刺，反而可能因其强刺激性，使得被损伤的食道伤口疼痛感加强。

正确做法：1. 鱼刺卡喉，应立即停止进食，尽量减少吞咽动作。2. 患者张大嘴，发“啊”的声音，同时让家属借用小匙将舌面下压，借光看咽部的情况，如果发现鱼刺，再用镊子轻轻拔出；若未发现鱼刺，应立即去医院请专业医生来处理。3.刺激咽后壁，诱发呕吐动作，帮助排出鱼刺。

呛食气道被堵，张嘴拍背无效

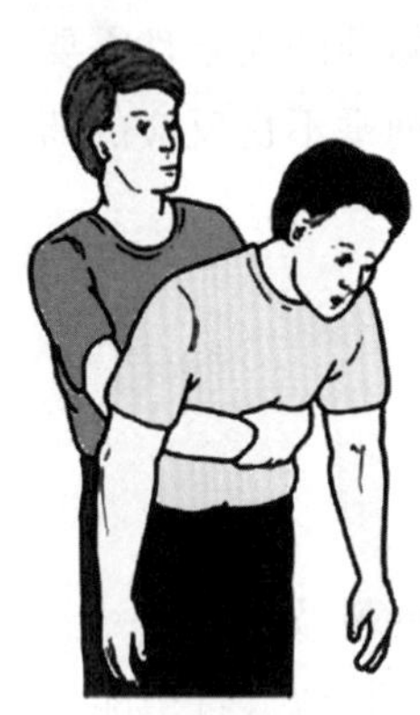

在一些影视剧中，我们还能看到这样的状况：一个小男孩正在吃水果糖，突然屏住呼吸，面色青紫。妈妈立刻意识到糖果被他囫囵吞下而卡在喉咙里了，便使劲敲背，但没有任何作用，急忙叫来舅舅开车送医院急救。但赶到医院时已晚，男孩大脑受损严重。

上海医疗急救中心专家费国忠教授表示，具体急救方法如下——

1.如果是3岁以下的孩子：救护人应该马上把孩子抱起来，抢救者前臂支撑在自己大腿上，患儿脸朝下，骑跨在前臂上，头低于躯干；抢救者一手牢牢握住患儿下颌，以支撑其头颈部，用另一手掌根用力拍击患儿两肩胛骨之间的背部4至6次，并观察孩子是否将异物吐出。如上述操作无效，可把孩子翻过来，抢救者托住其背部，用另一手两手指猛压两乳头连线与胸骨中线交界点下一横指处4至6次，使肺部空气快速进入气道，冲出异物。2.应用于急救成人，常用海姆立克法施救：抢救者站在患者背后，用两手臂环绕病人的腰部，然后一手握拳，将拳头的拇指一侧放在患者胸廓下肚脐上的腹部，再用另一手抓住拳头、快速向上重击压迫病人的腹部6至8次，重复以上手法直到异物排出。

抢救溺水者，按压胸部不全面

电视剧《医者仁心》中，丁海在泳池发现一中年男子溺水，便将

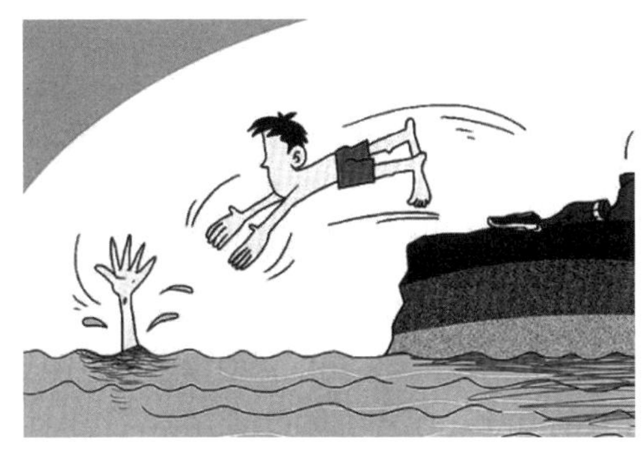

其拉上泳池立刻开始胸部按压。这些急救,往往忽视了一个重要的环节,即检查溺水者的呼吸道是否畅通。

正确做法:在检查呼吸道是否通畅后,还要看是否有心跳。如果没有,应在保持呼吸道通畅的情况下,立刻让其仰卧,头部后仰,使下巴抬高,进行胸部按压,并以人工呼吸来进行现场施救,然后迅速将溺水者送到附近医院继续抢救。另外,也不是所有溺水者都需要控水,因为约 10%的溺水者属于“干性溺水”。控水时间应控制在 1 分钟之内。

◈ 暑天当心“热出来”的病

中暑是夏季常见病,是人体在高温、高湿、无风的环境下,由于水和电解质丢失过多、机体散热功能衰竭而引起的以中枢神经和心血管功能障碍为主要表现的热损伤性疾病。需要注意的是,有些人即使呆在空调房间里也会中暑,这可能与房间不通风并频繁出入空调房间有关。

中暑可分为三类。首先是先兆中暑,表现为大量出汗、头晕、胸闷、恶心、四肢无力等。如能及时离开高热环境,经过短时间的休息后症状即可消失。其次是轻度中暑,既有先兆中暑的症状,同时还伴有呕吐、皮肤湿冷、血压下降等症状。轻度中暑者经过治疗后,一般在 4—5 小时内可恢复正常。第三是重度中暑,大多数情况是患者在高温环境中突然昏迷，此前常有头痛、麻木与刺痛、眩晕等症状，皮肤灼热而绯红，体温常在40℃以上。

北京安贞医院神经内科主任医师张茁指出，暑天还须当心一种致命性中暑——热射病，与普通中暑相比，热射病多发生于干热的天气。热射病是一种极其危险的疾病，需要及时送医治疗。此病主要表现为发热、哮喘、呼吸困难、血压升高、呼吸衰竭等。热射病之所以危险，是因为人体器官在正常的温度下才能够正常运转，这与体内各种酶的生物活性及机体代谢有关，过高的体温会导致身体各个器官的工作环境不良，进而引发器官衰竭，严重时可导致死亡。

中暑急救记住“四字诀”：搬、擦、服、掐。

搬。迅速将患者搬到阴凉、通风的地方，使其平躺，解开衣领、裤带，以利患者呼吸和散热，并用扇子或电扇为其扇风。

擦。用冷水或稀释的酒精为患者擦身，也可将用冷水浸湿的毛巾或冰袋放在患者的颈部、腋窝或大腿根部腹股沟处等大动脉血管部位，以帮助患者散热。

服。及时服用仁丹、十滴水、藿香正气水等解暑药物，并多喝些淡盐水，以补充流失的体液。

掐。如果患者一直昏迷不醒，可用大拇指掐按患者的人中、合谷等穴位。救醒后的患者，必须在凉爽通风处静卧休息，如果回到炎热的环境，会导致更加严重的后果。经简单处理后，若患者不见好转，应立即拨打120急救电话。

◈ 夏练三伏，别入误区

入伏那天，我到公园去晨练，遇上了75岁的邻居老马，他正沿着小路慢跑。我说已进入伏天了，老年人应该减少锻炼，但老马却说一定要“冬练三九，夏练三伏”，健身锻炼没有毅力不行。

其实，老年人脏器功能减退，抗热能力远远差于年轻人，在高温天气下发生中暑的概率也明显高于年轻人。加之老年人的血液浓度本来就比较高,心脑血管病患者的比例也比较高,在炎热天气下锻炼,较容易诱发血栓、心肌梗塞等重症。所以说,老年人在伏天,尤其是三伏天锻炼,是有着极大的危险的。当最高气温在32℃左右时,老年人要减少运动量,而当最高气温在35℃以上时,老年人要停止一切活动。

无独有偶。第二天清晨,我刚出楼道准备跑步时,发现楼下的小张已经锻炼回来了。小张说,天气太热了,早晨四点多出去锻炼,既凉快又安静,马路上也没什么车辆,尤其是在公园的树林里锻炼,感觉空气太清爽了。

其实,这也就是小张的感觉而已。草坪、树林、花丛等绿色植物,只有在阳光的参与下才能进行光合作用,如果晨练太早,阳光往往还没照射到叶片上,绿色植物附近非但没有多少新鲜的氧气,相反倒积存了大量的二氧化碳。所以说,绿树丛中是白天散步的好地方,却不是清晨锻炼的好场所。即使天蒙蒙亮在没有什么植物的马路上跑步,马路上包括汽车尾气排放的有害物质,如各种酸、碱、胺、苯、酚、病原微生物等的雾气,会被锻炼者更多地吸入。这些有害物质极易诱发气管炎、咽喉炎、眼结膜炎、鼻炎等疾病。

别好心办坏事!

老年病突发危情的急救

生活中,一些人由于缺乏急救常识,常常好心办坏事。上海市医疗救护中心院前急救研究室主任、主任医师费国忠教授提醒,家有老人和慢性病患者的市民注意,疾病突发时,除了第一时间拨打急救电话,还要掌握一些基本的急救知识。

心脏病“动不得”

心脏病突发一般有心绞痛和心肌梗死两种情况。心肌梗死是严重的心绞痛发作。如果已确诊为冠心病的人发生胸闷、气短或胸部压榨性疼痛等症状时，在急救人员没到之前，家人先让患者保持一个舒服的体位，比如半卧位，一定不要乱动。如果有条件，可以让其吸氧。心绞痛患者发病时可舌下含服一片硝酸甘油，一般30秒到1分钟就能见效。如果无效，3—5分钟后可再含服1片，最多3片。在等待急救车时，如果患者突然倒地，意识不清，面部、四肢抽搐，脸色难看，说明可能要发生心脏骤停了。此时电击除颤是挽救生命的关键措施。如果没有专业的除颤器，家属可以迅速让患者仰卧，给其进行一次胸部叩击（拳头距胸部正中上方二三十厘米，用力向下叩击一次）。接着进行心肺复苏，先做心脏按压，再做人工呼吸。

脑出血"颠不得"

患有高血压的人，容易发生脑出血，一旦发生，死亡率很高。一开始，患者会出现嘴歪眼斜，说话大舌头。随后，大多患者会出现突发性昏迷，喷射状呕吐。等待急救时，可以先让患者侧卧，保持不动，避免呕吐物堵塞气道，千万不要给其灌药或喝水。为了避免加重脑出血，搬运时要尽量少颠簸，最好就近治疗，待病情稳定后再转院。在车辆、担架上时，要保持患者头高位，不要晃动（可以用手固定）。同时，还应将患者的头歪向一侧，以便呕吐物流出。

脑血栓"慢不得"

缺血性脑卒中，俗称脑血栓。发病后的6小时内急救尤其重要，一旦超过6小时，就失去了药物治疗的最佳时机。所以，发现患者有言语不清、肢体轻瘫或发麻的症状，一定要第一时间打急救电话。在等待救护车来的时候，家属可以让患者平躺，别枕枕头，更不要贸然用药。如血压太高，可以吃一些降压药。

哮喘“背不得”

支气管哮喘患者发病时，首先服用平时用来缓解病情的药物，比如气喘喷雾剂，同时半坐位吸氧。如果发生心脏性哮喘，发病时血压高，可服用硝酸甘油 1 片，无效可再服 1 次。然后，采取坐位，最好让双脚垂下来。同时，解开患者衣领扣、放松裤带，及时清除口腔痰液，有条件的可以吸氧。搬运患者时，不要用背的方式，以免引起呼吸、心跳骤停。

夏季身体“怪味道”，疾病信号勿忽视

炎炎夏日，出汗较多，再加上饮食不注意，“火气”上升，不怎么好闻的口气和体味便一起赶来凑热闹。很多人认为口气可能是口腔炎症引起，殊不知它还可能是身体某些疾病的信号。

口臭多年竟是幽门螺杆菌“作怪”

50 岁的柳女士被口臭困扰多年，她也曾到口腔科进行深度清洁和疾病检查，都没有发现口腔问题。最近柳女士体检发现幽门螺杆菌阳性，医生予以抗菌治疗后，没曾想纠结柳女士多年的口气问题竟消失了。

上海中医药大学附属曙光医院消化内科主任、主任医师林江指出，幽门螺杆菌感染是目前人类感染率较高的慢性感染之一，在我国普通人群中感染率高达 50%—60%。其中部分感染者可能合并有口气问题。除此之外，长期便秘也会导致体内毒素没有及时排出，引起口臭。

烂苹果味可能是糖尿病信号

林主任提醒，一般的糖尿病不会出现特殊的味道，而当糖尿病患者发生酮症时，会出现“烂苹果味”。当呼出这种气味时，表明患者体内的酮体浓度已经接近或达到糖尿病酮症酸中毒的水平，需

要及时就医。而肝硬化和肝功能衰竭患者的肝脏代谢能力减弱，分解氨的能力下降，导致血液里尿素氮和氨增多，口中可出现氨臭味。

林主任表示，在引起口臭的原因中，不良的口腔卫生占较大的比例。所以，摆脱口臭的第一件事就是正确刷牙，再搭配使用漱口水，以保持口腔卫生。由于厚腻的舌苔容易寄生大量的口腔细菌，这同样也是产生口臭的主要原因之一，因此可在刷牙的同时刷下舌苔。据了解，老年人因为唾液腺分泌减少，唾液清洁口腔的作用减弱，也会引发口臭。林主任对此建议，通过嚼口香糖，促进唾液分泌，能有助于解决这一问题。

◈ 国外媒体综合多项医学研究和成功经验总结
10个技巧延缓大脑衰老

英国一家名为"我年长的父母"的网站旨在帮助老年人保持晚年健康，它近日发布了有助于六七十岁以上的老年人保持大脑功能活跃的10个技巧，从而预防老年痴呆症等神经退行性疾病。

1. 向自己发起挑战。学习一门新技能、语言或乐器，它能对大脑细胞形成刺激。

2. 做不同的事情。对日常活动稍加改变，如经常改变去商店的路线，每晚都做不同的饭菜。

3. 学会放松。要专门腾出时间来恢复精神和放松身心，这样才能让大脑正确处理吸收到的信息。

4. 播放欢快的音乐。开大音量播放音乐，让自己能真切地听到它，而不是作为背景音乐，这样做能增强幸福感。

5. 收拾整理。对居住环境进行整理和清扫能保持心情舒畅，增强创造力；而乱糟糟的环境会导致压力。

6. 享受躺卧的舒服感。睡眠被剥夺会影响大脑中蛋白质的构建，所以要保证晚上得到良好充足的睡眠；偶尔赖床几个小时对身体并没有害处。

7. 使用非惯用手。尝试用非惯用手来写字、绘画，甚至是搅拌茶水；因为这种不熟悉的工作环境会让大脑工作起来更为努力。

8. 从事体力活动。如果身体条件允许，请从事一项新的体育锻炼，如北欧式行走（持专用手杖徒步行走）和瑜伽。邀请朋友共同参加会让锻炼的趣味性更足。

9. 远离咖啡因。喝太多的咖啡或茶会有害处，要适可而止，可选择喝洁净的饮用水来代替。

10. 为生活增添趣味。与朋友和家人和睦相处，拥有五个或更多个的亲密朋友，能将认知功能衰退的风险减半。

◈ 有些病不用太当回事

近日，媒体报道成都一男子辗转两家医院花掉了 31 万元治疗“性病”后无果，到四川大学华西医院检查显示，所谓的“尖锐湿疣”只是一个小小的发炎，花费 156 元就治好了。网友们唏嘘：花了这么多冤枉钱。

其实，在我们身边还有很多常见病，不用太当回事，过度治疗反而会扰乱身体的自我恢复。

乳腺增生：十个女性八个有

北京协和医院乳腺外科副主任医师茅枫：乳腺增生跟乳腺癌没有直接关系，不用刻意治疗。只要能耐受疼痛或者疼痛的影响不大，可以不用管它：如果疼痛影响到心情、生活等，建议可以用一些活血化淤药物治疗。但治疗目的并不是根治乳腺增生，这也是不可能的，主要是为缓解疼痛。

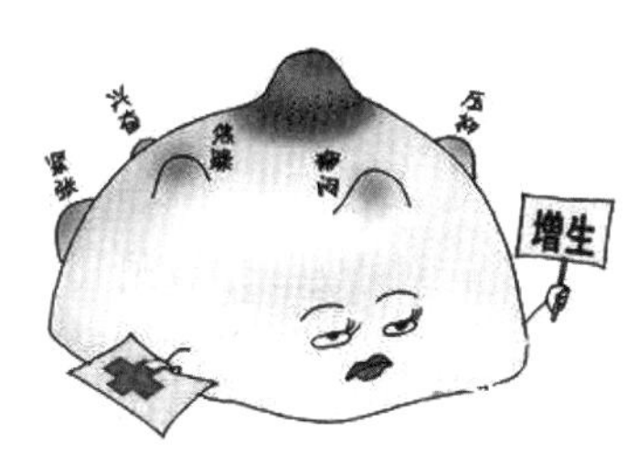

骨刺：人体的自我保护

广州中医药大学骨伤科医院骨伤三科主任医师张文财：骨刺即骨质增生，是人体的一种自我保护反应，也不是引起疼痛的主要原因，而且大多数骨刺不用治疗，要治的话就只能治疗引起骨刺的原发病——骨性关节炎，比如减肥、选择合适的运动方式以及药物止痛等。

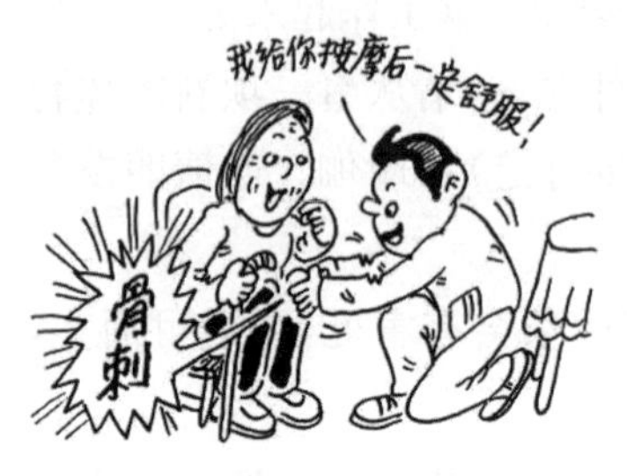

慢性浅表性胃炎：就是消化不良

据调查显示，慢性浅表性胃炎的检出率达80%—90%。只要接受胃镜检查，几乎都会得到一个最轻级别的诊断：慢性浅表性胃炎。

南方医科大学南方医院消化科副主任医师白杨：胃镜报告中的很多慢性浅表性胃炎只是功能性消化不良或非溃疡性消化不良，并不是胃黏膜真的有慢性炎症，完全不需要治疗。如果饭后出现饱胀、消化不良时，吃点多酶片、多种益生菌即可缓解。

宫颈糜烂：失误的医学名词

解放军第458医院妇产科主任万兰：现在国外医学已不用“宫颈糜烂”一词，改称“宫颈柱状上皮移位”，属正常生理现象，不需要治疗。但如果有腰痛和白带异常等其他症状，那就可能是宫颈炎了。对于宫颈炎，尤其是有白带增多或脓性或有异味，以及腰酸、腰骶部隐隐作痛，甚至性生活也会疼痛的患者，要筛查淋菌、衣原体等致病微生物，发现微生物感染，及时用抗生素进行治疗，防止上行感染。

飞蚊症：眼睛的正常衰老

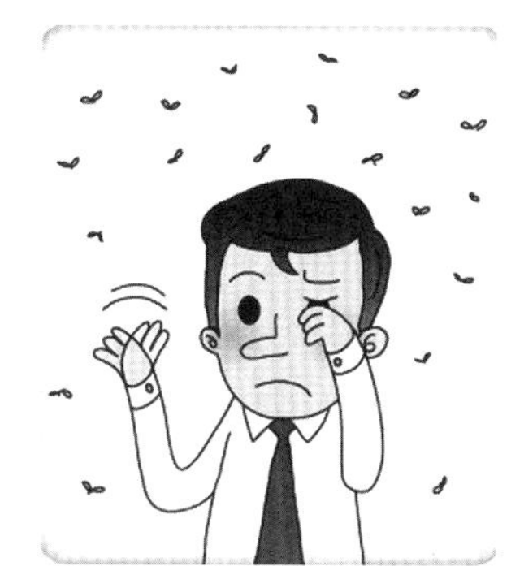

宁夏眼科医院副院长徐惠芳：飞蚊症主要见于 60 岁以上的老人，发病率达 60%以上；绝大多数的飞蚊症是因为玻璃体的老化，再加上用眼过度、疲劳等引起的，不影响视觉机能，一般不需要进行专门治疗。当然第一次发现飞蚊症最好到医院检查，排除眼底其他疾病。

◈ 小检查发现大疾病

日前，记者采访北京中医药大学商志伟博士时了解到，不少中老年朋友都有每年体检的习惯，但实际上并没有达到预期的目的，一些重大疾病的发现概率没有明显降低。这是因为有的人对体检结果不重视，稍微有些异常也未放在心上。商博士提醒，中老年朋友最好能常做一些简单又有效的小检查，以期能够及早发现大疾病。

*看表格查黄斑变性：*打印 A4 纸大小的一张阿姆斯勒表，检测时把表格放在眼前 30 厘米处，光线要充足，如有老花眼或近视眼，要佩戴原有眼镜进行测试。挡住一只眼，用另一只眼凝视中心黑点，之后同法换眼看。如果发现方格表中心出现空缺或曲线，说明黄斑区出现了异常，要及时到眼科检查。

*刮手指查脑中风：*让家属用左手轻握患者腕部，以右手食指及中指轻夹患者中指末端指节，各手指轻微屈曲。然后用拇指迅速向下弹刮被检者的中指指甲，正常者没有反应。如果拇指内收，其余手指也呈屈曲动作，呈对掌动作即为阳性反应，此时说明上肢锥体束受到损伤，有脑中风的可能，要及时到神经内科就诊。

*摸脉搏查房颤：*安静平躺 5 分钟后，伸开左臂或右臂，将另外

一只手的食指、中指、无名指三指，呈弓形斜按在腕部，保持正常均匀呼吸，计数1分钟。其表现为脉搏快慢不等，并且脉搏数少于心跳数，跳动绝对不规则，搏动强弱不等。有的血压计有显示脉搏的功能，脉搏频率会在130—140次/分钟不断波动，此时要警惕房颤，及时到心内科就诊。

用试纸查胃肠癌：胃镜或肠镜检查对于确诊胃癌、结肠癌等非常重要，如果没做此项检查，但又是患有慢性萎缩性胃炎、胃肠息肉、消化道溃疡等疾病，或经常出现胃肠不适的高危人群，可每半年做一次粪便隐血检测(自行在药店购买粪便隐血检测试纸)。每次排便后，不要冲水，将试纸投入马桶内，2分钟后观察颜色是否改变，如果试纸十字区显示蓝绿色即为阳性，应及时到消化内科就诊。要注意的是，如果患有痔疮且出血者不宜检测，检测前两天应避免服用阿司匹林的药物，以及消炎药。

摸足背查动脉闭塞：经常摸摸足背动脉，足背动脉在内、外踝背侧连线上，两个肌腱之间。老年朋友最好每隔两三个月自测1次。用双手食指施加相同压力，劲儿不要太大，找到后自己感觉一下脉搏跳动的强弱，感觉其搏动是否有力，两侧足背动脉搏动是否一致，如果出现一侧有力而另一侧无力，或者其搏动明显减弱，甚至摸不到，说明下肢动脉发生病变的可能性较大，要及时到血管外科就诊。

体寒老人过冬全攻略

中医将体寒分为三个等级：轻度体寒，中度体寒和重度体寒。轻度体寒：一年四季手脚冰凉，睡到天亮手脚还是冷的，平时怕冷，易感冒，只要一感冒就要很多天才能恢复。中度体寒：经常便秘，经常觉得肚子胀，消化不良，脚后跟干裂，口腔容易发干，平时喜欢吃冷食，只要有其中三项者则为中度体寒。重度体寒：下半身水肿严重，没有精神，经常觉得四肢发酸无力，胃胀气，尿频尿急尿不尽等等。

体寒虽不是严重疾病,但长期体寒会引发身体的一些疾病。如肠胃炎、各种关节痛、神经痛以及风湿痛,如腰酸疼痛症,会给人的生活造成极大的麻烦。有时还会产生头晕耳鸣呕吐等症状。那么,体寒老人怎么才能温暖过冬呢?

攻略之生活篇

泡脚是最有效的方法。在较深的盆中加入 40 度左右的热水并在热水中加入姜片,让水漫过脚踝浸泡 20 分钟左右,就会感觉到全身发热。泡完脚后,按摩位于脚底部涌泉穴。当脚趾全部弯曲时,在脚底所形成的人字形皱纹中央处即涌泉穴。次数为每天 2—3 次,每次按压穴道各 40—50 次。

早上快步走双手顺便甩一甩,走上 30 分钟,促进气血运行,全身就会暖和。

营养专家建议,睡前喝一杯热牛奶有助暖和身体帮助入眠。同时,多摄入富含热量的食物,如狗肉、牛肉、羊肉等;多摄入海带、鱼虾、牡蛎等含碘丰富的食物,以促进末梢血管血液循环提高御寒能力。

平时要将被褥多在太阳下晾晒,同时房间通风,避免潮湿;每天至少要保证 6 个小时的睡眠时间,睡前在被窝里放两个热水袋,一个放在脚部,一个放在胃部。这两处暖了,全身就能暖了。

攻略之中药篇

1. 肉苁蓉、当归、肉桂、小茴香各 5 克左右,羊肉 1500 克,调味品适量。将羊肉洗净、切块,其余药材纱布包裹、缝口,同炖熟后调味服食,每周 2—3 剂。

功效:可补肾益阳,温经散寒。

2. 肉桂、小茴香、花椒、干姜、干辣椒各 5 克左右,羊肉 1500

克，调味品适量。将羊肉洗净、切块，与诸药同炖熟后调味服食，每周2－3剂。

功效：可活血通脉，温经散寒。

3. 当归15克、生姜30克、桂枝10克、羊肉1500克，调味品适量。将羊肉洗净、切块，其余药材纱布包裹、缝口，同炖后酌加调味品服食，每周2－3剂。

功效：可活血通脉，温肾暖脾。

总之，体寒是由于体质和生活习惯的交错而引起的症状，要想改善寒性体质，生活中要做好调理和预防，而且要长期坚持才能让体寒老人冬天不再寒气逼人。

自测身体零件老化度

据中国医师协会对我国十余个大型城市的一项调查显示，50岁以上人群中，超过80%的人已出现了大脑、颈椎、心脏、腰椎、肝脏等重要组织器官的衰老。北京中医药大学商志伟博士表示，我们可用一些小方法及早自测身体“零件”的老化程度，并采取有效对策延缓衰老。

敲指测大脑

将被测试者的手指依次编号(左右手均可)，拇指为1，小指为5。测试者说出一组不同顺序的5个数字，比如24315或者13245，被测试者记住数字并按顺序敲击相应的手指，如果敲击时间超过3秒钟，说明大脑已出现衰老。一般大脑衰老程度越重，敲击所用时间就越长。

防衰对策　分别用双手的大拇指，按顺序点触食指、中指、无名指、小指，然后反顺序点触1次，此为1组动作，连续做10组，每日早晚各做1回。

仰头测颈椎

先轻晃颈椎两三分钟以热身，然后缓慢将脖子后仰，抬头望天，并尽量向后看，后仰小于 30 度者说明颈椎已出现衰老（正常后仰可达 35 度）。高血压、脊髓型颈椎病者等不宜此项测试。

防衰对策　直立，双手交叉放在枕后（后脑勺）部，头向后仰，同时双手用力抵住使头不能后仰，即头和手对抗，持续 5 秒后将头摆正，此为 1 组，每次反复进行 10 组，每日 1 次。

吹气球测肺脏

选择直径约 5 厘米的气球，先深吸气至最大程度，然后一次性吹气球，如果气球直径小于 15 厘米，则说明肺脏已出现衰老。

防衰对策　半卧，两膝半屈使腹肌放松，两手放在腹部。用鼻子缓慢吸气，腹部有隆起的感觉；呼气时，腹部下陷，反复训练5—15 分钟，长期坚持能增加肺活量，增强肺功能。

鞠躬测心脏

先静坐 5 分钟，测得每分钟脉搏数 A；然后连续做 20 个标准鞠躬（高血压不宜），测得脉搏数 B；休息 1 分钟，再测脉搏数 C。将 3 次脉搏数相加，用总和减去 200，再除以 10，即（A＋B＋C－200）/10，结果大于 6，则说明心脏已出现衰老，且数值越大，衰老程度越重。

防衰对策　每次快走 30—60 分钟，每日 1 次，练习的时间可由短到长，循序渐进，能增强心脏泵血功能，使心脏搏动有力，延缓其衰老。

摸脚测腰椎

先顺时针、再逆时针转腰 5 分钟，然后缓缓弯腰，用双手触摸脚背，如果很轻松就摸到，说明腰椎状况良好，触摸吃力或摸不到，则说明腰椎已出现衰老。

防衰对策　仰卧，放松全身，双腿屈曲，以双足、双肘和后头部为支点（五点支撑）用力将臀部抬高，如拱桥状，每次持续3—5秒，然后缓慢放下，休息3—5秒后继续，每天锻炼3—10分钟，能减轻腰椎负担，增强腰部肌力。

◈ 飞机上突发疾病，如何应对

近日，一条"南航乘客在飞机上突发恶疾，控诉机场未给予及时救助"的帖子在网上热传，引发"空中飞人"们的关注。

患呼吸系统疾病，易发"空中险情"

明天就要坐飞机出差，今天突发高烧，走还是不走？

中华医学会呼吸分会介入学组副组长陈正贤教授指出：呼吸系统疾病患者容易在航班上发生险情。严重肺结核空洞、肺功能不全的肺心病、先天性肺囊肿等病人禁坐飞机。发烧者最好不要乘机旅行，以免在高空航行中，因缺氧导致症状加重，无法获得及时救治。哮喘患者最好随身携带雾化药物和便携式雾化机，一旦发生危急情况，尽快进行雾化治疗。慢阻肺患者在旅途中要减少运动。心脑血管疾病患者在病情波动期不要乘机。旅行时应随身携带硝酸甘油等救急药物。

登机前伤到骨，先看医生再定行程

登机前伤到脚，是否要取消行程？飞行途中遇到气流，被撞伤怎么办？

中山大学附属第六医院骨科副主任苏汝堃主任医师指出：登机前撞伤或摔伤，要先到当地医院照X光检查，确诊受伤部位和程度，不要冒险上飞机。如果属于脊柱骨折尤其是颈椎骨折或脱位，坐飞机有可能导致伤情加重，危及生命或致残，那么最好放弃乘坐飞机，马上在当地治疗，待病情稳定后再考虑转回。如果属于对生命威胁不大的四肢骨折、脱位和韧带损伤，可以请当地医生进行固定，例如上夹板、石膏或者用简单的三角巾，固定受伤肢体，仍可继续乘坐航班。登机后，请求乘务人员协助，换坐到头等舱或者清理出一排座位，以便平躺。

航班上发生骨折，学学“自我固定法”

如果是在飞行过程中因遭遇气流等意外事件，身体受撞击，尤其是有骨质疏松的中老年乘客，易发生骨折、关节脱位。

应急处理时，首先要查看伤口，止血、包扎。如果四肢有反常活动、畸形和骨擦音时，应怀疑骨折，则需要用固定支具、小夹板或者三角巾固定受伤肢体，如果航班应急药箱中没有三角巾，用绷带或围巾等其他物品也可以进行外固定。如果出现骨折，苏汝堃医师传授一招“机上自我固定方法”：平躺状态下，将正常的一侧腿与受伤的一侧腿捆绑在一起，能固定下肢骨折；上臂绑在躯干上，能固定上臂骨折。如果踝关节扭伤或者韧带撕裂，可以用 U 形胶布加“8”绷带作外固定。如果是上肢骨折，可采用三角巾进行悬吊。

别把“富贵病”拖成慢病

富贵病（如肥胖、高血压、高血脂、冠心病、糖尿病等）是人们进入现代文明社会生活富裕后，吃得好、吃得精，营养过剩，活动量减少，从而产生的非传染性的流行病。这里刊登首都医科大学心血管疾病研究所所长胡大一、北京中医药大学附属东方医院脾胃病科主任李军祥、中国糖尿病综合防治办公室主任刘尊永等多位权威专家的意见，解读如何把疾病“掐断”在萌芽状态。

糖尿病前期：从“6.1”开始

正常成年人空腹血糖水平为 3.9—6.1 毫摩尔/升，而糖尿病的诊断标准为：空腹血糖超过7.0毫摩尔/升，及/或餐后两小时血糖超过11.1毫摩尔/升。也就是说，当空腹血糖介于“6.1—7.0”，或餐后两小时血糖介于“7.8—11.1”时，这可以被认为是“糖尿病前期”状态。

这一阶段最有效的干预措施就是改善生活方式，如严格控制饮食、适量增加体育运动、积极控制体重、严格限制饮酒。具体而言，应做到主食100—150/克，运动增加150分钟/周，体重减少5%—7%。需要提醒的是，如果在合理的生活方式下生活一段时间，其餐后两小时血糖仍不能降到7.8毫摩尔/升以下，就应及时去医院进行药物治疗。

高脂血症前期：四项指标边缘值

高脂血症在血脂油定报告单上，通常会显示四项指标：总胆固醇（TC）、甘油三醋（TG）、低密度脂蛋白胆固醇（LDL－C）和高密度脂蛋白胆固醇（HDL－G）。以上前3项任何一个指标超过了正常值，而后一项低于正常值，都属于高血脂。其中异常值为：总胆固醇＞5.7毫摩尔/升；甘油三醋＞1.7毫摩尔/升；低密度脂蛋白胆固醇＞3.6毫摩尔/升；高密度脂蛋白胆固醇＜0.8毫摩尔/升。而高脂血症前期就是指达到上述四个指标的边缘值或接近值时。

前期行动计划：如果你符合以下条件：高血压、冠心病、糖尿病、年龄（男≥45岁，女≥55岁）、吸烟、肥胖和有心血管疾病家族史等，那么你很可能就需要高脂血症前期的干预，可尝试中度运动，即以最大摄氧量为60%、脉率（心率）为110—120次/分的有氧运动为宜。包括：散步、慢跑、游泳、骑自行车等有节奏的全身运动，每周至少30—40分钟效果更好。当然，还应配合低胆固醇、低脂和低盐饮食，才能取得满意疗效。建议控制蛋黄、蟹黄、动物脑、动物肝肾等摄入量，多吃些鲤鱼、鲳鱼、精瘦肉、鸭肉等低胆固醇食物。

冠心病前期:“三高”症状

“三高”,是指高血压、高血脂和高血糖。从某种意义上说,“三高”被认为是冠心病的前期表现。

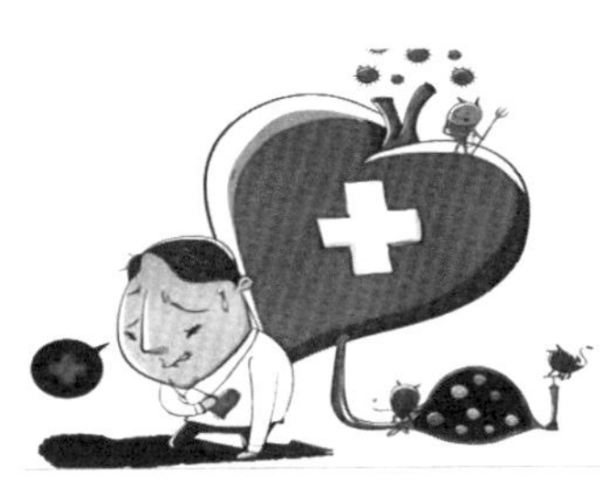

前期行动计划:吸烟、嗜酒、久坐、以车代步、高脂的快餐饮食、快节奏的工作生活带来的压力等不良生活方式均属于常见的冠心病危险因素,大多数是可以逆转或有效控制的。这里向大家提供一条行之有口诀,可以随时提醒自己:迈开腿,管好嘴,不吸烟,好心态。

警惕“老年病”早期信号

随着世界人口平均寿命的增高,在出现社会老龄化的同时,帕金森病、慢阻肺、前列腺增生(肥大)等主要发生于高龄老人的老年病发病率将越来越高。因而,在疾病的前期发现、早期干预,则显得尤为重要。

帕金森病早期:静止性震颤

帕金森病患者常以静止性震颤和少动为首发症状,如在完成书写、系鞋带和纽扣、洗脸等动作时比较笨拙和出现静止性震颤;尤其是一侧先出现,或一侧重、另一侧轻者,应考虑本病。若再加上面部表情少、走路动作缓慢、下肢拖曳、转弯动作慢且不稳、姿势异常等,更应怀疑为

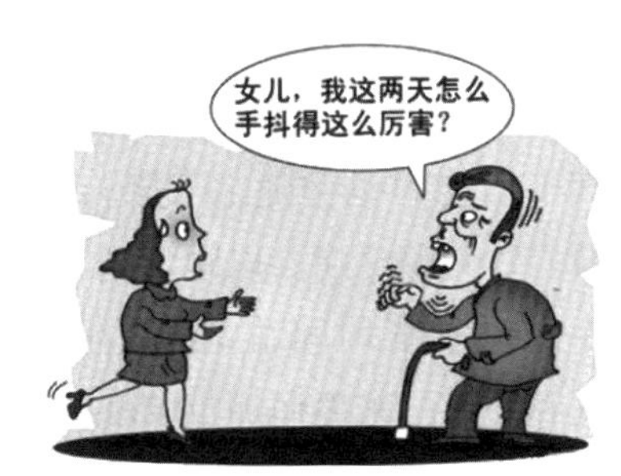

帕金森病的可能。但由于其精神、智力以及言语均可正常，因而常被认为是衰老的表现而未深究，以致延误病情。

白内障早期：老花眼突然变“好”

白内障发病率随年龄的增长而增高，该病严重影响老年人生活质量，严重时或致盲。部分老年人平时需要戴老花眼镜来看书读报，但有一天，他们会忽然发现自己不需要戴老花眼镜看得也很清楚了。事实上，这却不是个好兆头，因为这很可能是由于老年白内障初发时，晶状体凸度增加，屈光近点发生改变的缘故。白内障初期，晶状体的部分混浊位于瞳孔区，不同于玻璃体混浊引起的“飞蚊症”。此外，色觉异常、昼盲或夜盲等也是老年白内障的早期症状。

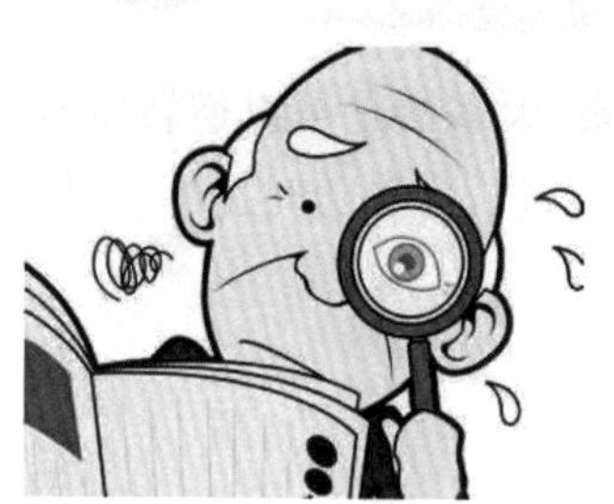

骨质疏松早期：指甲变软，牙齿变松

骨质疏松是侵蚀许多中老年人健康的“凶手”：绝经后的女性以及65岁以上的老人需特别留意一些日常生活中早期骨质疏松症发出的信号：

1. 驼背或身高下降。这种现象常常被老年人忽视，以为是人到老年的自然现象。2. 指甲变软。3. 体重下降。4. 牙齿松动。5. 走路不稳，骨质疏松后，骨骼承重能力下降，肌肉能力随之下降，其平衡能力也会随之下降，走路不稳，容易摔倒骨折。6. 皮肤变薄。7. 骨骼疼痛。以腰背痛为主，并沿着脊柱向两侧扩散，仰卧时疼痛减轻，长时间站立或久坐会使疼痛加剧，并有日间疼痛轻、夜间和清晨醒来疼痛加重的现象。8. 活动能力减退。

慢阻肺早期：咳嗽、咳痰

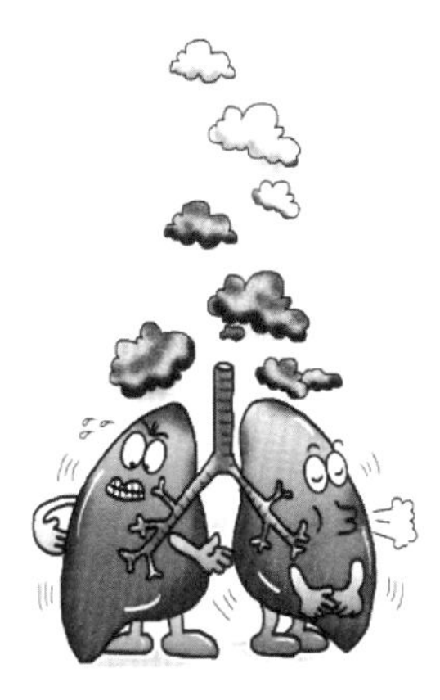

“慢阻肺”即慢性阻塞性肺疾病，是一种以持续气流受限为特征的可以预防和治疗的疾病，好发于老年人群，其主要症状为慢性咳嗽、咳痰、胸闷、气短，伴或不伴喘息。此病早期可无明显不适，即使有吸烟时伴咳嗽、咳痰，大多数人也会忽视；而一旦患者出现气促、呼吸困难等明显症状时，可能已到中晚期。如果到了中晚期，慢阻肺患者 5 年内死亡率高达 20%—30%。研究表明，慢阻肺的早期诊断及防控干预，可明显改善患者的生活质量及死亡率。

体虚老人要防冬瘟

天冷后，不少老年人感到胸闷憋气、腹痛腹泻、四肢困倦、关节酸痛等，服药后仍然效果不佳，且反复发作。北京中医药大学陈晟博士认为，这是感受了冬瘟邪气的表现，一般药物治标不治本，极易耗气伤血，诱发中风、心力衰竭、尿毒症等疾病。尤其是体虚老人，一定要注意防治冬瘟。

头晕脑胀　冬瘟侵犯肝脏时，会出现头晕、脑胀，并伴有身体麻木拘急、肋下刺痛等症状。肝气长期郁结不舒，会导致肝肿大、肝硬化、肝坏死。

对策：芹菜 150 克切碎榨汁，每天中午饮 100 毫升，连饮 2 周。芹菜有平肝清热、凉血解毒、祛风利湿的功效，不仅能化解风湿之邪，消除头晕、脑胀，还能养肝护肝，防治肝脏疾病侵入。

烦躁不安　冬瘟扰心会引起烦躁，并伴有失眠、口舌生疮等。

对策：膻中穴位于人体前正中线上，两乳头连线的中点。每天早上起床后活动半小时，然后两手握拳，交替捶打膻中穴，力度以感觉胸腔有震动为宜，每次捶打99下。膻中穴为心包经的募穴，为心之护卫，捶打此穴可化解火瘟之气，祛除心烦。

胸闷疲乏　冬瘟犯脾时，除出现疲倦、胸闷外，还伴有腹胀、上吐下泻等。

对策：党参10克，大枣8颗，水煎代茶饮用。红枣补脾和胃、益气生津；党参可补脾养胃、健运中气。两者同用，能鼓舞胸腹清阳，调理中焦气机，驱散冬瘟。

恶风咳嗽　冬瘟袭肺时，一般会有怕风、咳嗽等症状。

对策：两手掌心相对，虎口交叉，右手在上，右手食指掐按左手拇指侧的手腕凹陷处10分钟，然后再换左手食指掐右手腕，每日早晚各1次。常掐按此处，可以激发肺卫之气，祛除冬瘟。

"多事之秋"需防哪些病

谨防脑血管疾病，注意"小中风"先兆

秋天是凉爽的、舒适的，但秋天也是脑血管疾病的"多事之秋"，尤其是在气温剧烈变化时，更易促使脑血管疾病发作。特别提醒中老年朋友，在日常生活中，特别是早晚时间段要注意保暖，及时增减衣物；重视饮食调养，膳食应以低脂、低盐为主，多吃新鲜蔬果，增加维生素和纤维素的摄取，预防便秘。

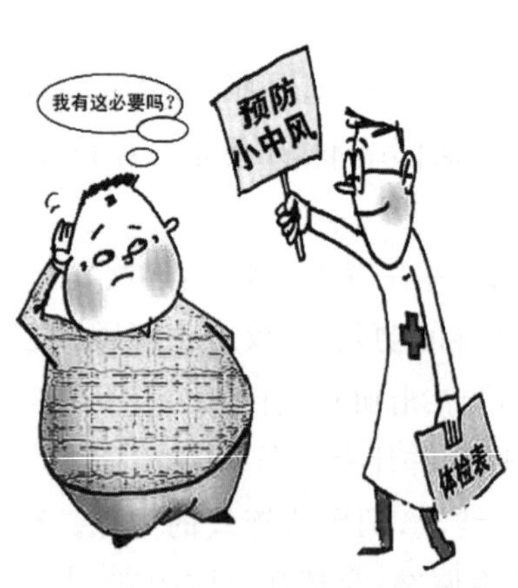

秋季，中老年人尤其要警惕短暂性脑缺血发作（小中风）发展为中风。发生小中风时，会出现语言不清、吞咽困难、视物模糊、半身麻木或无力等症状，这些症状大多是一过性的，多在24小时内消失，因而常被忽视。但需要注意的是，有三

分之一的小中风可发展为中风，出现这些症状时要及时去医院就诊。

秋风渐凉防面瘫，耳后疼痛或是面瘫信号

俗话说“一场秋雨一场寒”，秋风渐凉，很容易诱发面瘫，所以大家在享受秋风送爽的同时，别忘了预防面瘫。如果感觉耳后疼痛，又有受凉史，应引起重视，这可能是面瘫发病的信号，尤其是体质较弱的人。发生面瘫后，要积极进行治疗，并注意休息，减少外出；避免风寒刺激，并保持室内空气清新；洗脸、洗澡以用温水为好；疲劳之时或洗浴后，不要受风，且尽量做到避风睡觉。

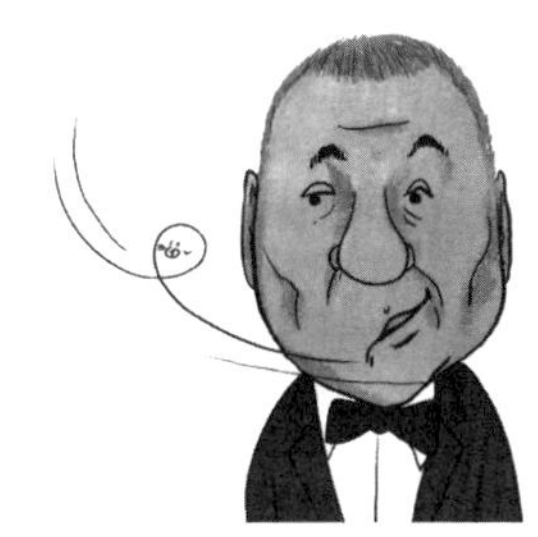

警惕“秋天到鼻子闹”，多吃润燥果蔬

秋天是过敏性鼻炎的高发季节，特别是此间昼夜温差大，身体亏虚同时又属于过敏体质的人，一下子很难适应，常会出现频频打喷嚏、流鼻涕等症状。过敏性鼻炎患者可以通过穴位贴敷、中药调理等方法来增强体质，预防过敏性鼻炎的发生。同时，要注意根据天气变化及时增减衣物，保持室内空气新鲜，保证充足的睡眠，多吃梨、苹果、菠菜、藕等滋阴润燥的水果蔬菜，尽量少吃辛辣刺激食物。此外，秋令主收，应尽量保持情绪稳定、积极乐观。最后，要坚持锻炼身体，以提高机体免疫力，预防过敏性鼻炎的发生。

入秋后小心胃肠道疾病，谨防“秋瓜坏肚”

专家认为，由于天气变凉，人体受到冷空气的刺激后，胃酸分泌增多，胃肠会发生痉挛性收缩，胃肠黏膜血液供应不良，其抵抗

力和适应性也随之降低，容易引发急性胃肠炎、胃溃疡、急性胰腺炎等疾病。民谚讲“秋瓜坏肚”，是指立秋以后继续生食大量瓜类水果容易引发胃肠道疾病。夏季大量食瓜虽不至于造成脾胃疾病的发生，却已使肠胃抗病力有所下降，立秋后再大量生食瓜果，势必更助湿邪，损伤脾阳，脾阳不振不能运化水湿，腹泻、便溏等急慢性胃肠道疾病就随之发生。因此，立秋之后应慎食瓜类水果，脾胃虚寒者尤应禁忌。

根据疾病选择睡姿

人在睡眠时，姿势并不是固定不变的，整夜的睡眠过程中，人一般会翻身 20—60 次，但超过 80%的时间会保持同一种睡姿。最新研究显示，要保证睡眠质量，首先要选择合理的睡姿，这样不但能睡得安心，还能起到日常保健、预防疾病的作用，而对于某些特殊疾病的患者，合适的睡姿还有辅助治疗的功效。

高血压患者　不佳睡姿：俯卧。隐藏着促使高血压形成与诱发噩梦或磨牙的危险。适宜睡姿：平仰或侧卧枕头高 15 厘米左右为宜。枕头过低或过高都会影响血压。

冠心病患者　不佳睡姿：左侧卧或俯卧会压迫心脏，增加心脏的负荷。适宜睡姿：右侧卧。可使较多的血液流向右侧，相应减轻位于左侧的心脏负担，并以选择 10—15 度倾斜的床为好，上半身高、下半身低，使下腔静脉回流的血液减少，利于心脏休息。若已出现心衰，则宜采用半卧位以缓解呼吸困难。

食管反流患者　不佳睡姿：右侧卧。可使反流加重，引起胸骨后灼痛。适宜睡姿：左侧卧。枕头高置，不要低于 20 厘米，以减轻胃液反流。

肺气肿患者　不佳睡姿：俯卧。压迫肺部，妨碍呼吸。适宜睡姿：仰卧，并抬高头部，同时双手向上微伸，以保持呼吸道通畅。

胃病患者　不佳睡姿：俯卧。会使胃部受压。适宜睡姿：右侧卧。胃大弯以及胃通向十二指肠、小肠通向大肠的出口，都在左侧。因此，右侧睡不会压迫这些器官，利于消化食物，使之由上到下顺畅运行。

胰腺炎患者　不佳睡姿：仰卧。可加重腹胀、腹痛等症状。适宜睡姿：俯卧。胰腺位于腹腔的深部，俯卧可以减轻不适感。

胆结石患者　不佳睡姿：左侧卧。结石因受重力作用易脱落到胆囊颈部，引起胆绞痛。适宜睡姿：右侧卧。右侧卧胆管口朝上，结石不会掉进胆囊管。

颈椎病患者　不佳睡姿：仰卧。可使颈椎的生理前凸与床面之间出现凹陷，加重病情。适宜睡姿：右侧卧。最好睡硬床。枕头高低软硬适宜，以保持颈部自然放松。

腰椎间盘突出患者　不佳睡姿：俯卧。可增加腰椎弧度，导致脊椎后方的小关节过度受压，并可能拉伤前方的韧带等软组织。适宜睡姿：仰卧。因为仰卧能把身体的重量分配给一个比较大的承托面积，使得腰椎局部受力减少。

秋季保健：顺应天时

气候变化无常的“多事之秋”，养生也要顺应天时。

初秋（秋季第一个月，即农历七月）防暑保脾胃

御暑热。初秋暑热仍未退去，素有“火烧七月半，八月木樨蒸”之称。此时养生重在解暑降温、预防中暑。

保脾胃。此时节雨水较多，湿气偏盛。湿邪最易伤脾，淋雨或涉水后要及时将身体擦干。饮食要清淡，不宜大量摄入各种肉食，并且少食冷饮、秋瓜等寒凉食物，以免中伤脾阳。

解秋乏。建议从生活起居上调整，尤其要避免晚睡，应当早睡早起，切忌过劳。

仲秋（秋季第二个月，即农历八月）防燥常秋冻

防秋燥。仲秋时节人体表现为“津干液燥”，如口鼻咽喉发干、皮肤干燥、大便干结等。宜常吃梨、柿、葡萄、石榴、甘蔗、萝卜、番茄等新鲜果蔬，以养阴润燥。

护毛发。秋天干燥的气候致脱发相对增多，为做好头发的养护、防止脱发，适量多吃芝麻、核桃、黑豆、黑木耳等食物，也对养发、护发很有好处。

常秋冻。青壮年以及一些身体健康的老人和小孩，此时穿衣要有所控制，有意识地让机体“冻一冻”，以免身热汗出，伤阴耗气，为越冬打好基础。

晚秋（秋季第三个月，即农历九月）避寒打“底补”

避风寒。晚秋气候开始转寒，此时须及时添衣，不再适宜“秋冻”。有心脑血管疾病的人尤其要注意及时保暖，以防疾病发作。

消秋愁。秋天的萧索之景易引人情绪低落，此时要注意精神调养，多参加户外活动。

打“底补”。不少人有冬季进补的习惯，其实，晚秋正是打“底补”的最佳时期。食疗佳品宜推荐芡实，可用芡实、红枣、花生仁加红糖炖汤服，或用芡实炖猪瘦肉、鸡肉等，可以起到健脾益胃、固肾涩精的作用，对于慢性腹泻、夜尿频多等症都有不错的治疗效果。

◈ 长期没劲可能是糖尿病，经常腹泻可能是甲亢 教您撕掉疾病伪装

家住山东省济南市的董阿姨，最近一年老是反复腹泻、腹痛，做了相关检查也未发现异常，按照慢性结肠炎吃了不少药，效果却不好，直到最近她出现了心慌、多汗等症状后，经检查才明确根本不是结肠炎，而是隐匿性甲亢。专家提醒，有些疾病发病较为隐匿，不仅症状不典型，难以判断，甚至还会造成误诊、误治，危害很大，因此中老年人一定要留心平时出现的一些小症状。

记者采访山东大学医学院王冲博士时了解到，疾病的表现多

种多样,有的症状很典型,有的不典型,甚至没有任何症状。

头晕乏力,隐性糖尿病　吃得多、喝得多、尿得多以及体重减少(三多一少)是糖尿病的典型症状,但临床上约有80%的患者无典型症状,常表现为浑身无力等,这是因为血液中的糖过多,无法被利用,而体内胰岛素又相对缺乏,使得蛋白质和脂肪消耗增多所致。此外,有些糖尿病患者还会表现为头晕、耳鸣、眼睛酸涩等症状。

定期检测血糖(空腹、餐后2小时)是及早发现隐性糖尿病的最好方法。

胃胀胃痛,隐性冠心病　心绞痛是冠心病的典型症状,表现为在体力活动、情绪激动后,突感心前区疼痛,疼痛从胸骨后或心前区开始,放射至左肩、臂,甚至小指和无名指,休息或含服硝酸甘油可缓解。在老年患者中有近80%是隐性冠心病,常表现为胃部憋闷、胀满,有时还伴有钝痛、火辣辣的灼热感及恶心欲吐感,由于没有明显的绞痛、剧痛,很容易被误诊为胃肠疾病。

心电图检查是早期发现隐性冠心病的最常用方法。

皮肤痒,隐性肾病　隐性肾病患者没有水肿、高血压、血尿等肾病的典型症状,只是表现为夜尿多且泡沫增加、皮肤瘙痒等症状,这主要是肾病最早造成肾脏小动脉损伤,肾小管尿液浓缩功能障碍、排毒能力减退所致。有的患者还有乏力头晕、记忆力减退、睡眠不佳等症状。

定期尿常规检查是既简单又有效的肾病筛查方法。

右肩疼痛,隐性胆结石　胆结石患者常表现为右上腹疼痛、恶心、呕吐,但隐性胆结石患者却无任何症状,或只有嗳气、反酸、腹胀、右肩疼痛等症状,尤其在进食高脂食物后加重。长期发展会引起胆囊萎缩、钙化,而萎缩性胆囊或瓷样胆囊患者中,有20%—60%的患者会发展成胆囊癌。

腹部B超是早期发现隐性胆结石的主要检查方法,确诊率可达 95%。

耳鸣、眼红，隐性高血压　隐性高血压在医院或体检时测的血压值并不高(小于 140/90 毫米汞柱)，但在家自测却高于标准值，患者会出现耳鸣、眼睛发红等症状，非常容易被忽视。隐性高血压与交感神经过于兴奋以及吸烟、饮酒、高盐饮食有关。

家庭监测血压是发现隐性高血压最简单的方法。

◈ 有生之年幸好读到 临终是一个怎样的过程?

一个遭遇车祸的 22 岁男性被送进了监护室，此时的他生命垂危。然后，在长达 3 个小时的时间里，医院不允许家人进入病房看望这个随时会告别人生的亲人；再随后的时间里，也只允许一个亲人每隔 2 小时进去看望 5 分钟。在漫长的等待中，沮丧的女友只好回家了，父母也抵不住身心疲惫睡着了，直到护士通知他们病人已身亡时才惊醒过来。家属的悲痛骤然升温……

那么，生命在最后的几周、几天、几小时里到底处于什么样的状态？怎样做才能给生命以舒适、宁静，甚至美丽的终结？

临终期一般为 10—14 天(有时候可以短到 24 小时)。临终病人常处于脱水状态，吞咽出现困难，周围循环的血液量锐减，所以病人的皮肤又湿又冷，摸上去凉凉的。你不要以为病人是因为冷，需要加盖被褥以保温。相反，即使只给他们的手脚加盖一点点重量的被褥，绝大多数临终病人都会觉得太重，觉得无法忍受。

呼吸衰竭使临终病人喘气困难，但他们已失去了利用氧气的能力。正确的做法是：打开窗户和风扇，给病床周围留出足够的空间。另外，使用吗啡或其他有类似鸦片制剂的合成麻醉剂是减轻病人喘气困难和焦虑的最好办法。

当吞咽困难使病人无法进食和饮水时，有些家属会想到用胃管喂食物和水，但濒死的人常常不会感到饥饿。相反，脱水的缺乏营养的状态造成血液内的酮体积聚，从而产生一种止痛药的效应，使病人有一种异常欢欣感。这时即使给病人灌输一点点葡萄糖，都会抵消这种异常的欣快感。

一项对 100 个晚期癌症病人的调查显示：死前一周，有 56%的病人是清醒的，44%嗜睡，但没有一个处于无法交流的昏迷状态。但当进入死前最后 6 小时，清醒者仅占 8%，42%处于嗜睡状态，一般人昏迷。所以，家属应抓紧与病人交流的合适时刻，不要等到最后而措手不及。

随着死亡的临近，病人的口腔肌肉变得松弛，呼吸时，积聚在喉部或肺部的分泌物会发出咯咯的响声，医学上称为“死亡咆哮声”，使人听了很不舒服。但此时用吸引器吸痰常常会失败，并给病人带来更大的痛苦。应将病人的身体翻向一侧，头枕得高一些，或用药物减少呼吸道分泌。

这几天，我一再地说，我一再地想，为什么直到现在我才读到了上面这篇文章。我的父母已先后去世，而一直到他们生命的最后时光，我在无知中铸成大错。

我想起我抓着父亲的手，他像山泉一样凉。我命令弟弟说：爸爸冷，快拿毯子！现在才知道，他其实并不冷，只是因为循环的血液量锐减，皮肤才变得又湿又冷。这时哪怕是一条丝巾，都会让他感觉到无法忍受的重压，更何况一条毯子！

我想起直到父亲咽气，医生才拔下了连接在他身体上的所有的管子，输气管、输液管、心电图仪……同时我们觉得他几天几夜没进水进食，总是试图做些哪怕是完全徒劳的尝试。现在才知道，他其实并不饿。我还记得父亲此生表达的最后愿望，是要拔去他鼻子上的氧气管。可是我和弟弟一人一边强按住他的手，直到他的手彻底绵软。现在才知道，不分青红皂白地“不惜一切代价”抢救，是多么的愚蠢和残忍！

父亲走了。一旁看热闹的病人和家属说：儿子、女儿都在，快哭，快喊几声嘛。可不知为什么，我竟然一点也哭喊不出来，弟弟也执拗地沉默着。现在才知道，听觉是人最后消失的感觉，爸爸没有听到我们的哭泣，不知道他是高兴还是难过？

生和死都是自然现象，只是现在才知道，自然竟然把生命的最后时光安排得这样有人情味，这样合理，这样好，这样的——自然而然，是人自作聪明的横加干涉，死亡的过程才变得痛苦而又漫长。

现在，我读到了这篇文章。我要保留着它直到最后的时光，如果有可能，我要求我的孩子照此办理，任我的灵魂作最后的欣快飞翔。

◈ 最浪漫的事，就是陪你一起慢慢变老：百岁夫妻长寿秘诀

相比于百岁的个人，百岁的夫妻似乎更让人好奇，那么，这些长寿夫妻的养生奥秘究竟是什么呢？

少食多餐　不怕吃亏

住在河南省禹州市的平木虎和张新妞夫妇年龄总和 215 岁。夫妻携手近 90 载，恩爱如初。夫妻俩一直务农，只吃自家种的菜，食肉不多；少食多餐，待人宽厚，不怕吃亏。

专家点评：南京市中西医结合医院治未病科倪正主任医师介绍，随着年龄的增长，老年人的消化功能日益减退，少食多餐更有利于身体健康。比如，老年人一般习惯早睡早起，所以可以 7 点用早餐、11 点用午餐、下午 3 点和 7 点再用两次餐。不怕吃亏，不爱计较，心胸开阔，自然较少得病。

儿孙孝顺　不喝凉水

住在河南省封丘县的李清宪和郭秀荣夫妇年龄总和 212 岁。夫妻俩生育儿女 9 人，如今五世同堂，子孙共计 120 多口，儿孙孝

顺;夫妻二人常吃粗粮,不喝凉水。

专家点评:南京市中西医结合医院老年病科王东旭副主任中医师介绍,有儿孙孝顺自然会为长寿加分。老年人脾胃虚弱,经常喝凉水会刺激肠胃,不利健康。患有心脑血管病,半夜喝点水可有效防止心血管病发生,预防中风,但一定不要喝凉水。

玉米糊糊 吃八分饱

住在河南省淮阳县的高德贤和曹虎英夫妇年龄总和 212 岁。夫妻俩各项生理指标均正常,老两口相互关爱,平日喜欢唠唠家常。爱吃面食,吃自种蔬菜,喝玉米糊糊,每顿八分饱。

专家点评:江苏省中西医结合学会亚健康专业委员会主任委员张明介绍,玉米对预防心脏病、癌症等疾病有很大好处,还可以预防老年黄斑性病变,因此玉米可说是抗眼睛老化的极佳补充食物。

◈ 日本人为何全球最长寿

世界卫生组织发布的 2015 年版《世界卫生统计》报告显示,2014 年日本女性的平均寿命为 86.83 岁,男性为 80.50 岁,均刷新了历史最高纪录。与其他国家比较,日本女性的寿命已经连续三年位居世界第一,日本男性的排名也上升了一位,排名第三。日本人成为全球最长寿人群。日本人的长寿除了较高的医疗水平和医疗保障外,和他们独特的生活方式也密不可分!

山东省济南市中心医院消化内科主任医师王德荣说,刚到日本时,很长时间都饿得饥肠辘辘,因为日本医院食堂的饭,用他的话说是"少得可怜"。感觉上,日本人的饭量只有中国人的一半,即使是干体力活的,饭量也比我们少得多。而且日本人吃饭很慢,一碟菜我们一口就能吞下,他们却能细嚼慢咽地吃上十几分钟。

日本人的膳食特点是食物种类多样而不偏嗜,每顿菜肴品种多，数量少，这样每顿饭都摄入多种而且均衡的营养成分。日本人的饮食以大米、蔬菜、海产品为主，而且菜一般都很清淡，土豆、胡萝卜、洋葱都放在水里煮一煮，外加一小盒调料蘸着吃。

在日本，几乎看不到炒菜的油烟，日本人的烹饪方式主要是生食或者蒸煮。在日本的餐馆里，一棵卷心菜蒸过之后，蘸着日本特有的调味汁食用就是一道美食；沙拉也被改良，新鲜的蔬菜只撒少许盐，滴几滴橄榄油，再撒上点芝麻就算一道"沙拉"被端上了餐桌。日本料理也被称为"水料理"。在日本饮食中普遍少油、少盐、少调味品，其饮食原则是尽量使各种饮食材料保持原味。另外，日本料理也很少用煎炸、红烧等烹调方法，多用清蒸、凉拌或水煮。日本人吃海产品、豆制品和蔬菜也不用大量的油爆炒和红烧，基本上是生吃或拌成沙拉。

日本四面环海，每餐都会有新鲜的海产品。日本每年人均吃鱼100多公斤，超过大米的消耗量，海产品消费量世界第一。此外，日本人还常吃海带、海苔和裙带菜等海藻类，海藻中含有丰富的微量元素和食物纤维，是抵御高血压和糖尿病的杀手锏。

值得一提的是，日本民族在沐浴方法上还在不断推陈出新，发明了诸如米酒浴、鲜花浴、菜汤浴、苹果浴和森林浴。这些新的浴法不仅可洁净身体，而且还兼有防治某些疾患和放松紧张情绪的效果。还有很多日本人都热衷于"每天走1万步"的健身方式，有研究认为，这也是当今日本人平均寿命名列世界前茅的主要因素之一。

耳朵越摸越长寿

按摩双耳除了通经活络，调理脏腑，还可以补肾养肝。

提耳尖　用食指和拇指各捏住一个耳尖，然后往上提。

牵耳轮　用食指和拇指各捏住左右耳轮，向外拉，同时，边拉边按揉。

拉耳垂　用食指和拇指分别捏住双耳垂，先轻轻地捏揉，然后向下拉。

拉耳窝　用食指分别按压左右外耳道开口边的凹陷处。

推耳根　用食指和中指分别沿着左右耳根的下部向上耳根推，然后再由耳根的上部向下推。

刮全耳　用双手掌由耳后向前刮，紧接着由耳前向后刮。每个部位按摩二三十次，做完耳部按摩也就10分钟左右。

◈ 米醋配饭　天天红薯

住在海南省万宁市的吴廷亿和梁金容夫妇年龄总和210岁。夫妻俩喜欢吃米醋配米饭，每天都吃红薯；爱干农活，从不闲着；感情和谐，喜爱聊天。

专家点评：世界健康生活方式促进会联合总会执行主席夏登杰教授介绍，米醋有软化血管、消除疲劳、降血脂等的作用。但是，胃溃疡和胃酸过多的患者不宜常吃和多吃米醋。红薯有助于抗氧化防衰老，是老年人的长寿食物。

◈ 身体有这些“缺陷”可能更长寿

金无足赤，人无完人。人的身体或多或少都会存在一些“缺陷”，让你看上去不太符合大众审美。然而，英国《每日邮报》和美国“MSN健康生活网”等国外媒体最近发表多项研究，证实身体的某些“缺陷”反而预示着健康。

胸部小脊椎好

土耳其一项最新研究发现，与乳房较小的女性相比，乳房太大的女性更容易发生脊椎弯曲，进而引发背部疼痛。如果乳房尺寸大于D罩杯，危险会更大。

美国整容医师协会完成的一项研究发现，179名乳房尺寸大于、等于D罩杯的女性中，有50%的人持续发生上背疼痛、颈脖疼痛、肩部或腰部疼痛。手术之后，仍然有10%的人存在疼痛症状。另外，维也纳大学的一项研究发现，小乳房的敏感度比大乳房强24%。从理论上说，乳房小，敏感神经从乳头传递至大脑需要的时间更短，因而敏感度更高。

痣多者更长寿

英美等国研究人员以2 000多名18岁—79岁参试者(其中包括900多对双胞胎)进行为期10年的跟踪调查，结果发现，一个人身上的痣越多，衰老进程就越慢。在人均30颗痣的基础上，每增加25颗痣，看上去就会比实际年龄年轻2—3岁。伦敦大学国王学院科学家完成的最新分析结果显示，痣的数量与染色体末端的端粒体长度之间存在关联。端粒体越长，寿命越长。身上痣数超过100的人，其端粒体比身上痣数少于25颗的人，多出相当于6—7岁年龄差的长度。

腿部粗短，骨骼结实

美国芝加哥大学和纽约国际长寿研究中心的最新研究发现，腿部粗短的人骨骼直径及骨质密度都更大，骨骼更厚实，步入老年后更健康。

屁股大降低糖尿病风险

哈佛大学医学院一项研究发现，臀部皮下脂肪有助于降低2型糖尿病危险。研究发现，与内脏脂肪不同，皮下脂肪可产生能够促进新陈代谢的脂肪激素。实验显示，当臀部皮下脂肪被移植到腹部时，实验鼠体重下降、总体脂肪减少、血糖水平也更低。新研究负责人罗纳德·可汗教授表示，脂肪类型十分关键，臀部脂肪多的确有助于降低2型糖尿病危险。

谢顶男人少得癌

美国华盛顿大学医学院一项涉及 2 000 名 40 岁—47 岁男性参试者的研究发现，30 岁前谢顶的男性罹患前列腺癌的危险大大降低。参试者中一半人患有前列腺癌。对比分析结果发现，开始谢顶以及发际线后退的男性罹患前列腺癌危险降低 29%—45%。科学家分析指出，雄激素较高的男性更容易发生谢顶，而从年轻时雄激素就较高，有助于防止男性患上前列腺癌。

◈ 关于疼痛，很多人不知道怎么向医生说

作为人们感受最多、体验最早的一种感觉——“疼痛”，有时候本身就是一种严重影响患者生活质量和工作质量的疾病。《瞭望东方周刊》2014 年第 49 期刊登对国内第一个疼痛医学博士后、北京大学人民医院疼痛医学科主任医师张挺杰的专访文章，摘登如下。

记者：疼痛是一种病吗?

张挺杰：一般认为，慢性疼痛是一种疾病，过去以疼痛超过六个月为标准，现在超过三个月甚至仅一个月我们就把它称为慢性疼痛。疼痛科以慢性疼痛作为诊疗范围。慢性疼痛也分为很多类：第一类是神经病理性疼痛。第二类是骨骼、脊柱、关节的疼痛。第三类是癌痛。还有很多其他疾病，比如突发性耳聋、耳鸣等一些非疼痛病也能在疼痛科得到有效治疗，我们称之为非疼痛疾病的疼痛科治疗。

记者：在临床上怎样给疼痛分级?

张挺杰：疼痛首先是一种主观感受，伴有情绪性反应。我们一般根据病人描述疼痛的程度分级，让病人根据自身感受说出，即语言描述评分法，将疼痛划分为 4 级：无痛、轻微疼痛、中度疼痛和剧烈疼痛。

数字模拟评分法是临床上最常用的评估疼痛程度的方法：0 分就是一点都不疼痛。1—4 分有疼痛但可忍受，对生活和睡眠干

扰较小，看电视或聊天等分散注意力可忽略疼痛的存在。4—7 分是疼痛明显，一般性活动不能忘记疼痛，伴有情绪变化，要求服用镇痛药物，睡眠受干扰。而 8—10 分就是疼痛剧烈，不能忍受，需用镇痛药物，睡眠受严重干扰，可伴自主神经紊乱或被动体位。

对婴儿或无法交流的病人用前述方法进行疼痛评估可能比较困难。可通过画有不同面部表情的图画评分法来评估，即脸谱法。

记者：病人应该如何向医生正确全面描述自己的疼痛?

张挺杰：首先要说明是什么部位疼痛。其次，疼痛性质很重要，同样是胳膊疼，是麻痛、胀痛、酸痛，还是撕裂样或针扎样的疼痛，持续疼痛还是一阵一阵地跳痛，手轻轻抚摸或衣服挨着能不能引起疼痛等，这些都不一样。还有疼痛持续的时间，疼痛两年和刚刚才疼，就是慢性和急性的区别。诱发加重疼痛的因素和缓解疼痛的因素，这些对于医生诊断也很重要。同时，治疗历史、有什么效果，对医生也很有帮助。

病人可能说不全，所以这些都是我们医生全部要问的信息。除了对病人信息的搜集，还要做相应的检查。

◈ 泰斗级老中医首次公开护心经

在我国，仅有 60 位泰斗级名老中医(民族医)被政府评为“国医大师”。85 岁高龄的陈可冀就是其中之一。

首先倡导“活血化瘀法”防治冠心病

作为中科院院士、心脑血管科著名专家，陈可冀在心血管病领域积累了丰富的临床经验，并与已故名老中医郭士魁一起，首先提出了“活血化瘀法”防治冠心病的诊疗思想。

陈可冀在研究中发现，冠心病血液不通的症状，在中医里的证候表现就是“血瘀证”。通过辨证治疗，中医传统的活血化瘀药治疗冠心病效果很好，还能防止对肝肾功能及肌肉的损害。曾有位冠心病人，每周用 100 片硝酸甘油，但心绞痛仍控制不住。陈可冀以活血化瘀方药为他治疗了 10 天左右，就使其药量减到每周10—20 片，心绞痛也不再复发了。

丹参、红花、赤芍、川芎、延胡索是陈可冀常用的活血药物。临床证实，川芎所含的川芎嗪可以抗血小板聚集，改善脑血流量，治疗缺血性脑血管病效果很好；赤芍活性成分赤芍苷，可以改善心肌供血；延胡索的活性成分延胡索碱，抗心律失常的作用也很好。

破解冠心病的罪魁祸首：吃得好、压力大

2014 年 8 月 9 日，国家心血管病中心发布《中国心血管病报告 2012》，指出我国心血管病患病人数为 2.9 亿。陈可冀分析，现在冠心病越来越多的原因主要有两个：一是大家吃得太好了；二是由于生活节奏快，大家普遍精神压力大，心情不佳。要预防冠心病也要从这两方面下手。

饮食方面，陈可冀建议，早餐可以喝碗燕麦粥。燕麦中含有丰富的纤维，能在肠胃道中减少对胆固醇和脂肪的吸收，从而降低血脂中脂肪和胆固醇的含量。中午要吃饱，可以吃些豆制品，有利于降低胆固醇。晚餐则不能吃太饱，建议以素食为主，少吃高脂肪、高热量、高钙及易胀气的食物。需要注意的是，很多冠心病患者非常小心，有的甚至严格控制油脂摄入，坚持纯素食。陈可冀认为这并不可取，矫枉过正不仅导致营养匮乏，还会增加患病风险。“我平时就是顺其自然，几乎杂食，蔬菜多吃一些，每餐八分饱，没有忌口。”

陈可冀说，“百病生于气，养生先养心、静心，有调查表明，长寿与性格开朗、不多愁善感有一定关系。”

不靠补品养生，一葱一蒜能防病

如今养生保健品盛行，但陈可冀从来不吃市面上那些“补品”。

熟悉陈可冀的人，都知道他喜欢吃重口味的大蒜、洋葱，这算是他自己独创的“补品”了，“每天吃一两瓣大蒜，生的熟的都可以，能帮助抑制肝脏中胆固醇的合成；洋葱生吃效果较好，煮久了，降脂的效果就差了”。

陈可冀年轻的时候很喜欢游泳，每天都要游1—2次，现在年纪大了，就每天持之以恒地走路锻炼，每天吃完晚饭，就沿着小区马路走上大半个小时。“动以养生，但莫大疲”，陈可冀建议老年人要坚持运动，但考虑到身体状态，以散步为最佳方式。也可以做做气功、太极拳、八段锦等练习，能够保持机体代谢平衡，有利于长寿。

◈ 医生易误诊的几种疾病

美国“MSN生活网”最新载文，刊出美国多科医学专家总结出的“医生也会弄错的七大症状”。无独有偶。英国《每日邮报》日前报道，36％的病人投诉与误诊有关。专家也总结出最容易误诊的七种病。《健康之友》1月8日刊文整理出五大易误诊疾病，摘登如下。

尿频尿痛

常规诊断：尿路感染。可能疾病：间质性膀胱炎。

圣约瑟夫医院泌尿科专家布莱恩·诺罗兹博士： 如使用抗生素一疗程后，尿路感染典型症状仍不消退，应怀疑间质性膀胱炎的可能，其另外一个特征是不会引起发烧。

南京市中西医结合医院泌尿外科主任陈卓介绍： 间质性膀胱炎的表现常常与尿路感染相似。在病程的早期，一般都有感染的因素存在，易被误诊。

情绪多变　体重增加

常规诊断：抑郁症。可能疾病：甲状腺功能低下（甲减）。

甲状腺疾病专家艾伦·克里斯蒂安森博士：多种疾病都可能导致情绪多变和体重增加。在考虑抑郁症可能的同时，还应考虑甲状腺疾病的可能。

南京市中西医结合医院内分泌科主任张永文：甲减患者早期时会出现精神不振、贪睡、记忆力下降、不明原因的浮肿或是体重增加症状。如果有以上症状要及时到内分泌科就诊。

慢性头痛

常规诊断：偏头痛。可能疾病：牙周炎。

牙科专家唐·阿特金斯博士：磨牙、牙病也可能导致偏头痛。

南京市中西医结合医院口腔科主任周俊波：早期牙周炎只有继发性牙龈出血或口臭的表现。如果不及时治疗，口腔内的细菌，很有可能通过血管或淋巴管，危害邻近的耳、鼻、眼等器官，诱发头痛等病症。建议牙齿不健康又易头痛的患者注意口腔健康。

气喘吁吁　呼吸困难

常规诊断：哮喘。可能疾病：慢性阻塞性肺病。

病人一用力就气喘吁吁、呼吸困难，逐渐加重，且伴有慢性咳嗽。常误诊为哮喘。哮喘与慢性阻塞性肺病的共同点是呼吸困难，但哮喘的特点是今天有明天无。

南京市中西医结合医院呼吸内科主任李芳：慢性阻塞性肺疾病简称慢阻肺，由于人体肺部代偿能力较强，不少早期慢阻肺患者无明显症状，常造成不少人错过最佳诊疗时间，甚至误诊。

肩膀僵硬　动作缓慢

常规诊断：肩周炎。可能疾病：帕金森病。

帕金森病症状有肩膀僵硬、动作缓慢，70%的患者伴有颤抖、姿势失常(身体过分前倾)、步伐变小。常误诊为肩周炎、原发性震颤。

南京市中西医结合医院神经内科主治医师张林：除手脚颤抖等典型的帕金森表现外，长期背疼、腰疼、腿疼是帕金森病的早期症状之一，但一般易被患者们所忽视，认为是肩周炎等其他腰腿痛疾病，所以，如果这些疼痛经治疗没有明显改善，要注意到神经内科就诊进一步明确病因，核磁共振成像或核素扫描是必要的检查。

（摘自1月12日《生命时报》作者　赵明月）

◈ 朋友圈里的伪科学

眼下，微博、微信"朋友圈"里有关养生保健、食品安全、生活常识之类的科普帖越来越多。查询相关权威资料及请教专家后，会发现其内容大多并不科学。

喝饮料易患白血病？

近日，《千万别给孩子喝饮料了，容易患白血病》这则消息在微信朋友圈中被疯狂转发。消息称，眼下很多小孩得白血病，主要是因为小孩喝饮料过度引起的。

对此，广西医科大学附属医院血液内科主任赖永榕教授认为，这个说法并不科学。目前白血病的发病原因还不十分明确，但是如今被研究证实的可能发病因素有四个方面。分别是病毒、放射因素（如核辐射、同位素放射等）、化学因素（如苯及其衍生物、氯霉素、保泰松及细胞毒性药物等）、遗传因素。

化工桶烤红薯有毒？

"街边的烤红薯用的桶是汽油桶、柴油桶等化工桶，用来烤的红薯是长了黑斑病菌的"，近日，朋友圈里又开始流传关于烤红薯不健康的说法。

对于这种说法，专家基本上表示否定：首先，汽油有挥发性，即使挥发性差一些的柴油,在高温的炙烤下也会完全燃烧,而且烤红薯的桶里面大多涂着一层厚厚的泥土,所以即使用这种桶来烤红薯也不必太过于担心。而装过含苯等工业原料的桶会有很强的刺激性,没有人乐意自己烤出来的红薯有一股刺激性气味,小贩也不会选择这种桶。

网上称用化工桶烤出的红薯常常带有黑斑病,据称“会出现呕吐、腹泻等症状,严重者甚至高烧、气喘、抽搐”。专家表示,确有“红薯黑斑病”这种说法,但黑斑病菌和用化工桶烤没有必然联系,有黑斑病菌的红薯与烤焦的黑色红薯也并不是一回事。

屏幕调成绿色护眼?

有一条“将电脑屏幕设置成绿色能护眼”的消息在朋友圈流传。该“秘笈”称,把电脑屏改成绿色,成了办公室白领中流行的“抗疲劳方法”。对此,南京几位眼科专家表示,把电脑屏改成柔和的豆沙绿,是可行的。因为绿色是人的眼睛比较能够接受的一种颜色。但也有专家指出,与其调整参数,不如每隔一段时间眺望远处来得更有效。

想长寿,什么年龄干什么事

大多数人都是到了退休以后才开始学习如何养生,其实不如从 30 岁开始养生,轻轻松松活到 100 岁。

30 岁:好好散步就养生

20—30 岁进入人生的成年时期。“人生中的大事”都要在这十年进行。由于这个阶段压力很大,所以养生也显得很重要,而这个年龄段的人适合行走。

散步是最适合的运动。30 岁前,可以快步、大步幅地行走。到了 30 岁以后,最适合人的运动是散步,散步时要慢慢走,不要加大步幅和频率。避免长时间久坐。

贴心提示：节制欲望，防止过劳。

40岁：练静坐最好

人生从30—40岁这段时期，有的人皮肤开始逐渐疏松，头发开始变白，全身气血已摇晃动荡，所以，此时养生主要侧重在保持稳定。

保持体态稳定，需要适当增加一些柔和的运动方式，合理配餐、饮食有节制、控制体重。保持心态稳定。静坐是中年人最好的养生方式。人到中年学学静坐。

贴心提示：按瞳子髎穴（在人体面部，眼睛外侧约1cm处），就能挡住皱纹。

50岁：一定要养肝护眼

人到了近50岁的时候，多数人往往会眼睛变花。这是因为人活到50岁时，肝功能开始变弱，胆汁的分泌功能也在减退，视力就会减弱。为防止眼睛变花，可以饮用菊优茶、决明子茶等，能够护肝明目、保护视力。按摩睛明穴，可养肝护眼。多吃点养肝护肝的食物。绿色养肝蔬菜有菠菜、油菜、芹菜、生菜、韭菜、西兰花、黄瓜、油麦菜。还有富含维生素C的水果，如苹果、香蕉、柚子、猕猴桃、草莓。

贴心提示：调节情志，防止过怒伤肝。

60岁：清心养性是关键

人到60岁的时候，心气开始衰弱，经常忧愁悲伤，血气运行缓慢不畅。所以60岁的人，养生的侧重点是培补心气，调理情志。可多吃一些燕麦、沙丁鱼、苹果、核桃、豆腐、香蕉等。

贴心提示：黄花菜是缓解悲苦的灵丹妙药。

70 岁：养脾最重要

人到 70 岁的时候，脾气虚衰，皮肤会变得干枯，失去光泽。多吃可补老年人脾胃的好食物。小米：入肾、脾、胃经，可健脾和胃、清热解渴；山药：有利于增强脾胃消化吸收功能；黄牛肉：味甘，入脾经，是滋补脾胃的佳品；南瓜：所含的果胶可以保护胃肠道粘膜，促进痛面愈合，适宜于养胃。

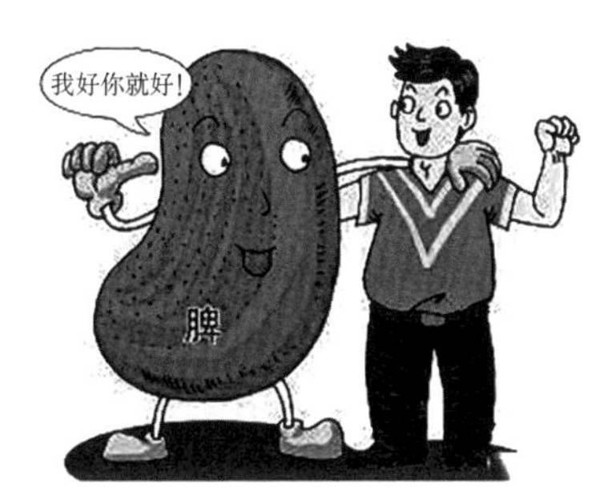

贴心提示：老年人脾胃虚有哪些表现？第一是不能吃，饭量少；第二，吃不少，吸收不了；第三，能吃能喝，但吃完了就排泄；第四，皮肤枯燥，如同鸡皮。

80 岁：好好培补肺气

80 岁以上的老人，大多肺气虚衰，所以会表现出判断、思维、感觉的迟缓。可多用核桃仁、生姜、红枣煎汤饮用，也可常吃些核桃仁、生姜；肉类可选羊瘦肉加生姜、当归煮食。

按摩肺脏排毒要穴：合谷。合谷穴在手背上，第 1、2 掌骨间，第 2 掌骨桡侧的中点处（将拇指、食指并拢，肌肉隆起的最高点即为合谷穴）。每天可以用左手的大拇指和食指上下揉动右手的合谷穴 200 下，再用右手的大拇指和食指上下揉动左手的合谷穴 200 下，可以起到预防肺部疾病的作用。

贴心提示：肺气虚弱的老人很多都有哮喘的毛病。可取冬虫夏草 10 克，黄芪 12 元，大枣 10 颗，猪肺 1 具（不落水），然后将猪肺同其他材料一起用水炖烂。适用于咳喘日久、年老体衰的支气管哮喘患者食用。

◈ 家里忌养这些植物

花草不仅让居室更有活力，还是应对雾霾等空气污染的好帮手。然而，并不是所有的花草都适合摆在室内的。

太香的花不要养。夜来香在夜间会释放大量香气，这种浓厚的香气对人体健康不利，长期摆在室内会引发头昏、咳嗽，甚至气喘、烦闷、失眠等问题；郁金香含有毒碱，人和动物在这种香气中呆上2—3小时，就会头昏脑涨，出现中毒症状，严重者还会毛发脱落；松柏类植物会分泌脂类物质，散发出较浓的松香味，对人体的肠胃有刺激作用，闻久了不仅影响食欲，还会使孕妇感到心烦意乱、恶心呕吐、头晕目眩；此外，牡丹、玫瑰、水仙、百合、兰花等名花也芳香袭人，但人们长时间处于这种强烈香味的环境中，会感到胸闷不适、呼吸不畅，还可能失眠。

当心过敏。一品红茎叶里的白色汁液会刺激皮肤，引起过敏反应，如误食茎、叶还有中毒死亡的危险；一串红花粉多，会使过敏体质的人，特别是哮喘病或呼吸道过敏患者病情加重；玉丁香、五色梅、洋绣球、天竺葵、紫荆花等均有致敏性，有时碰触它们也会引起皮肤过敏反应，出现红疹，奇痒难忍。

别把“毒花”带回家。许多大家喜爱的花都是带毒的，只轻轻触碰就可能会引起不适，尤其是有小孩的家庭，尽量不要养。比如黄色、白色杜鹃花含有毒素，误食会中毒，导致呕吐、呼吸困难、四肢麻木等，严重的会休克；含羞草中的含羞草碱，如果接触过多，会引起眉毛稀疏、头发变黄甚至脱落；虞美人含有毒生物碱，尤其果实毒性最大，如果误食会引起中枢神经系统中毒，甚至有生命危险；万年青含有一种有毒的酶，如果触及其茎、叶的汁液，会引起皮肤奇痒、发炎，若被孩子抓玩或误咬，会因刺激口腔黏膜而引起咽喉水肿，甚至使声带麻痹失音；夹竹桃的茎、叶乃至花朵都有毒，其气味还会使人昏昏欲睡，智力下降。

家里可以养一些薄荷、柠檬草、吊兰、富贵竹、虎尾兰等植物，其挥发性物质不但没有危害，还有净化空气的作用。

◈ 看鞋子部位知身体疾病

据《广州日报》2 月 6 日报道，家住南京的张女士因为大腿内侧疼和脚趾疼到南京市鼓楼医院就诊。她向医生反映了一个细节，自己穿鞋子一直很费，一双皮鞋穿三个月，底就被磨歪了，要打鞋掌。

“估计是髋关节出了问题。”CT 扫描的结果证实了骨科主任林华医生的判断，张女士患有髋关节发育不良，长期拖着腿走路，所以鞋子一侧磨损特别严重。林华介绍，正常人步行，呈轻度外八字形，鞋跟都会有或多或少的磨损，磨损位置集中于后跟外侧，且对称。通常情况下，如果新买的鞋子，半年磨掉 20%以内，一般视为正常的。如果三个月内就磨损掉 20%—30%，就不是走路姿势的问题了，基本上可以判断是身体出了问题。常见的原因是有髋关节疾病，像先天性髋关节半脱位、髋关节发育不良、脊柱侧弯等。

中山二院骨科黄医生认为，腰椎骨的变形未必能从走路姿势中看出来。有些人，腰椎骨本身没问题，可能踝骨和脚跟骨本身长歪了，这些都会在鞋底磨损上有所体现。他分析说，鞋底磨损反映的常见病是内八字和外八字。内八字走路容易使更多的压力积聚在脚外侧，增大了关节的压力，时间久了会形成“O 形腿。”外八字走路，久而久之膝盖也会外移，双腿变成 X 型。这些人上了岁数就会出现关节痛疼，加速关节老化。

林华表示，有很少的一部分人，鞋跟内侧磨得厉害，通常这些人走路姿势呈内八字形，需要到骨科矫正。因为内八字背后还藏着一些疾病。临床上，一些佝偻病、胫骨发育有问题的患者走路常常是内八字，除了“O 形腿”，还可表现为“X 形腿”。

◈ 五类人泡脚需谨慎

热水泡脚有助眠的作用，很多人都有睡前泡脚的习惯。但是，泡脚并非人人适合。五类人泡脚需谨慎：

1. 对于有基础血管疾病的人来说，泡脚就要特别小心。时间不宜长，别超过 10 分钟；温度不宜高，40℃—45℃为最佳，以免增加心脑血管负担，导致大脑和心脏供血不足，出现头晕目眩等症状。

2. 糖尿病足患者。糖尿病足患者的皮肤比较脆弱，脚部末梢神经对温度不敏感，正常人感觉很烫的水温，他们却感觉不到，所以很容易被烫伤。

3. 静脉曲张患者。静脉曲张者泡脚，脚部温度升高，局部血流量增加，可能加重静脉回流负担，导致曲张的静脉进一步扩张，加重下肢充血，使病情加重。

4. 足癣等皮肤病患者。很多人误以为泡脚能减轻足癣症状，其实用热水泡脚反而可能导致继发性细菌感染。对于皮肤已经破溃的伤口，热水泡脚更是雪上加霜。

5. 儿童。人体足弓在儿童时期逐渐形成，此时如果经常用热水泡脚，可能会导致孩子足底的韧带变得松弛，不利于足弓的形成和维持，长此以往，会增加形成扁平足的风险。

◈ 哪些病适合看中医

过敏性疾病　湿疹、荨麻疹、过敏性鼻炎、过敏性哮喘等，一般属于免疫功能紊乱，用西药很难找到针对性，往往只能抑制免疫功能，停药后容易反复。而中医治疗辅助正气，排出邪气，简单治疗即收到良好的效果。

妇科疾病　妇科疾病常属于激素分泌紊乱，如果单纯调节某种激素，不但不好掌控剂量，还容易引发体内一系列激素变化。中医采取疏肝补肾、养血活血等方法治疗，效果很好。

脾胃病　如慢性胃炎、腹胀便溏等，一般病程较长，机理比较复杂。西药多为单成分，不如中药个体化治疗（一人一方）更容易贴近病情。

呼吸系统疾病　中医常被称为“慢郎中”，但这种观点并不完全正确，实际上，中医治疗感冒发烧这些急性病是有绝对优势的，可以明显缩短病程。现在流行一种说法：“感冒了不用治，治和不治都是七天痊愈。”之所以很多医生这么说，是因为西医对治疗感冒还没有特别有效的手段。如果是细菌造成的，可以用抗生素；如果是病毒性感染，基本上就靠等待了。但如果用中药辨证治疗，可能一两天就会痊愈。另外，咳嗽、扁桃体炎、支气管炎等疾病也适合中医治疗，可以避免使用抗生素。

复杂慢性病　如慢性肾炎、风湿病、中风后遗症、肿瘤等，西医可能会采取激素治疗，有一定的副作用。中医通过辨证选方，喝汤药或扎针灸，效果不错，对肝肾功能的损害也小，肿瘤患者配合内服中药还可以缓解化疗的毒副作用。

非器质性疾病　有些人平时容易出现疲劳乏力、精力不足、头晕目眩、口臭、便秘、心情烦躁等症状，中医可以针对这些症状选药，做到提早治疗，防止病情加重。

年俗健康新提示

对于大家来说，过年图的就是个喜庆，但身体健康也不宜忽视。其中一些对健康有害的民俗要摒弃或改良，这样过年才更健康。

糖瓜做良药

民间在腊月二十三要祭灶，把糖瓜献给灶王，于是家里买了不少糖瓜。糖瓜是以麦芽为主料熬成的糖，中医认为其味甘，性微温，可健脾补虚、生津润燥，以糖瓜为主的食疗方法对多种病症有良效。鲜山药 100 克切片，上面放 15 克糖瓜（打碎），隔水蒸熟食用，对脾胃虚弱、食欲不振者有良效。糖瓜 10 克，加开水溶化后饮服，对脾胃有补益作用。

买肉“三七原则”

过年时，老百姓餐桌最常见的是猪肉、羊肉、牛肉等红肉（烹饪前颜色发红的肉），鱼肉、鸡肉、鸭肉等白肉（烹饪前颜色发白的肉）相对较少。红肉含饱和脂肪酸较多，吃多易引起血脂异常，诱发心脑血管疾病；而白肉正好与之相反，含不饱和脂肪酸较多，可保护心脑血管。红肉中含铁、维生素 B12、维生素 B6 等营养又比白肉丰富，完全不吃也不行。因此，家里买肉时，最好买三成红肉、七成白肉，这样更有益健康。

酒能治病也致病

在过去，腊月二十九这天人们要提着瓶子去打酒，为欢度春节做最后的准备。

现在市面上多个品种的酒，适宜不同的人群。黄酒能驱寒祛湿、通经活络，特别适宜腰背冷痛、跌打损伤以及风湿性关节炎者；啤酒能增加胃液分泌，促进消化；红酒可清除自由基，预防心脑血管疾病；白酒能舒筋、活血、排石，防治胆结石、关节炎等病。不论喝哪种酒，都适应量才健康，否则易引发酒精中毒，导致心肌梗死、脑卒中风等意外。

坚决不熬夜

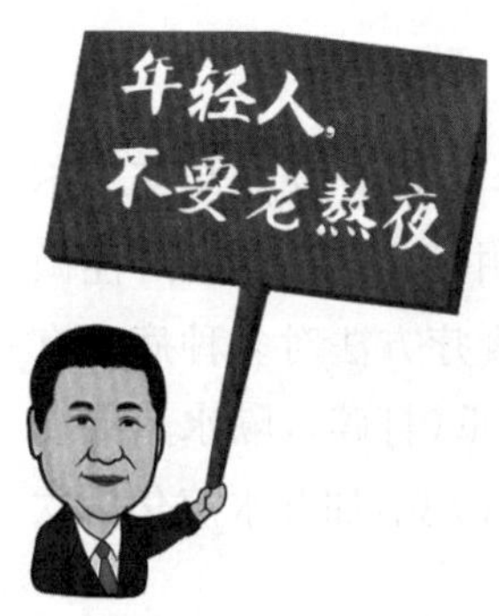

年三十晚上，很多人都不睡觉，熬夜守岁。

熬夜会使血压升高、心率加快，增大心血管的压力，而中老年人的血管弹性差，调节力弱，尤其是患有一些基础病变者，一旦熬夜极易诱发心脑血管意外。另外，一些地区有在零点时煮饺子或汤圆吃的习俗，对有胃肠病的老人而言，还是不吃为好，以免加重胃肠负担，诱发宿疾。

◈ 春天：防寒湿保气畅

春天是人体抵抗力较弱而各种邪气较易生长的时期，风邪、寒邪、湿邪交织，呼吸系统处于受侵扰的最前线。广东省中医院副院长、主任医师张忠德教授指出，春天要防寒湿保气畅，可从衣、食、居、动四方面入手。

衣：老小“捂春”最重脖背

“春捂”已经深入民心，但如何保暖其实有更多诀窍，张忠德认为，暖足、冻头、重脖背，方可最大限度保平安。首先是暖足。寒从脚起，足冷时感觉全身都不暖，偏偏足在身体最远端，因此，最基础的功夫是穿好保暖鞋袜。其次是冻头。春季一到，人体血气活和，体内阳气开始宣发，此时不宜戴厚帽子捂着，衣着主张“下厚上薄”。再次是重脖背保暖。尤其老人、小孩，最内侧两件衣物应该是中高领的，戴好围巾。背部保暖同样重要，务必记得下午 5 时左右，提醒老人、小孩穿回马甲。

食：陈皮生姜助阳气生发

春季饮食总原则是清淡，利于养精血，化津液；食物宜温，温而不燥、气不伤阳、补而不滞，才有助扶阳气，机体兴旺。清淡不意味着寡味，牛、羊可食，鸡汤、肉骨头汤只要不浓就可，记得配上食醋，化解肥腻，炖制时加入陈皮、生姜更好。同时，春季要少吃辣、椒盐、油炸之物。

居：通风宜在 11 时至 16 时

春季家居最要讲求卫生，室内要勤打扫，置物要有序；而防止呼吸病的家居首要，就是开窗通风，保持室内空气流通，每天也要开窗通风三次以上，每次至少 10—15 分钟，空调设备应定期清洗空气过滤网。开窗换气的最佳时间是 9 点—10 点和 15 点—16 点，如果家有老幼或病弱人士，则建议在 11 点—16 点进行。

动：避开“早七晚七”污染高峰

关于春季运动，张忠德建议，年轻朋友的健身方式很多，如散步、跑步、打球、登山等体育活动，中老年人和减肥者适用低强度、低能量消耗的运动模式，包括快走、慢走、跳健身操、旅游、骑自行车等。而运动时机，就更多取决于空气状况。一天中，上午 10 点和下洁的，而早晨、傍晚和夜间空气污染较严重，晚上 7 点和早晨 7 点左右为空气污染的高峰时间。因此，不宜早起外出锻炼。

◈ 当心！小细菌酿成大问题

你家厨房的案板生熟分开吗？你知道鲜鸡肉和冻鸡肉应分别在多少度贮存吗？你还知道能使人致病的“沙门氏菌”离你很近吗？前不久，在国家食品安全风险评估中心媒体开放日，朱江辉研究员给大家上了一堂生动的食品安全课。他很认真地告诉记者，目前，全世界食品安全面临的最大问题是食源性疾病。

据统计，在全球每年由于沙门氏菌导致的胃肠炎病例数为 9 380万，每年死于感染人数为 15.5 万人。在美国每年造成超过 100 万人次患病，死亡近 400 人。而我国估计每年有 900 多万人次患病，死亡约 800 人。

禽肉及其制品和鸡蛋是沙门氏菌最喜欢污染的食物，根据各国的研究，零售生鸡肉中沙门氏菌的污染一般在 10%—80%。尽管我国居民大多会将鸡肉做熟再吃，但由于厨房没有做到生熟分开，比如应配备两套案板刀具，否则容易导致交叉污染，这也是国际上公认的导致沙门氏菌食物中毒发生的主要原因。

调查发现，我国居民厨房内卫生操作的意识有待提高，如案板生熟分开的比例不足三分之一，未生熟分开的居民仅有半数用洗涤剂来清洗案板。2011 年—2013 年国家食品安全风险评估中心对我国六个省的市售生鸡肉中沙门氏菌的污染水平进行了调查，调查结果显示，我国零售生鸡肉中大约 40%存在沙门氏菌污染。

其实，在确保生鸡肉的食品安全方面，政府和食品行业已制定了一系列标准和技术规范，如鸡肉质量分级的农业行业标准规定：鲜鸡肉在 0℃—4℃贮存、冻鸡肉在－18℃贮存，库温一昼夜升降幅度不超过 1℃。建议消费者应尽量购买冷冻鸡肉、包装好的鸡肉，同时要提高厨房内卫生操作的意识，确保厨具（案板、刀具）生熟分开，刀砧容器分类存放；要保持厨具和手的清洁，在加工生鸡肉前后，用肥皂洗手 20 秒及以上。在加工每个食品前后，尽量用具有杀菌效果的洗涤剂彻底清洗厨具、案板、餐具和工作台面。

气温回暖，让身体也跟上春天的节奏

春天七招防过敏

家中的茶花、栀子花连日争芳，春天的脚步越来越近了。然而，这样的季节对于那些过敏患者来说，挑战性却是极大的。解放军第 202 医院免疫科主任魏庆宇提出七大建议帮过敏患者开心过春天。

春季别忘关好窗：春季里最常见过敏原是花粉和柳絮，它们随风飘荡空中引致过敏。因此，此季节最好关紧门窗，以防止花粉飞入室内。

外出回家拍尘洗脸：雾霾天或花粉季节，人们外出后往往会沾上尘埃、花粉以及病原微生物等，因此，回家进屋前，应当先拍打身上尘土，回家后及时换上室内服，并洗脸洗手，甚至洗头。

户外活动不宜过久：由于每天上午 10 点至下午 4 点，这段时间内空气花粉浓度是一天中高峰期，易过敏的人最好减少待在户外的时间，活动尽量选在清晨、傍晚或雨后。

勤洗被褥勤晾晒：春季不仅是花粉过敏高峰期，尘螨也一样。因此，对于那些易过敏的人，每半月至少用热水彻底清洗被单、被套一次，晾晒最好采用烘干或室内晾干，不宜选择室外。

睡前洗澡要淋浴：睡前洗澡最好采用淋浴方式，可以洗掉室外活动时沾染在身上的花粉、尘螨等。

外出最好戴口罩：过敏体质者出门应戴上口罩，去花园或者打扫房间时，务必戴上口罩。

可适当服用药物：易过敏的季节，最好遵医嘱服用抗过敏药物或者接受脱敏治疗。

美国研究出五类长寿方法

激素长寿美国医学研究人员对一个 65 岁的人每周注射三次生长激素，结果这个人的脂肪沉积消失，皮肤恢复弹性，肌肉变得有力。

低温长寿专家指出，若能将人的体温降低二摄氏度至三点五摄氏度，人的寿命可由目前的七十岁延长到一百五十岁。

微饿长寿研究显示，喂食很少的老鼠，其寿命比喂得很饱的同类寿命长一倍。

多病长寿医学研究发现，人体患某些疾病痊愈后，反而增强了对该病的抵御能力。

职业长寿乐队指挥、僧侣、画家、牧人等寿命较长。从医学和生理方面讲，写字、作画有利于改善皮质和植物神经功能，缓解精神紧张和神经功能紊乱。

夏天少做熏蒸疗法

如果平时就爱出汗，夏天就不适合蒸桑拿，或是进行中医的一些火热疗法，如熏法、蒸法、灸法等，这样被动出汗太多，反而会伤身体。

◈ 适合夏治的病

所谓“冬病”就是在冬天易发的病，易发人群多为虚寒性体质，也就是俗话说的没有火力。上海市中医医院肺病科石克华主任医师说，冬病夏治的适应症包括哮喘、慢阻肺病、过敏性鼻炎、慢性咳嗽、体虚反复感冒等，以及所有冬季易发，阳气不足、肺气虚弱的虚寒性疾病。具体方法以中药穴位敷贴为主，及穴位注射、内服中药等疗法。

小儿敷贴增抵抗力

儿科一直是冬病夏治的主力军。上海中医药大学附属龙华医院儿科主任姜之炎主任医师说，采用大敷贴之时，患儿俯卧，取定喘、肺俞、膏肓 3 组，共 6 对腧穴。将敷贴粉用温开水调和，做成 3×3 厘米大小的药饼，敷于 3 组穴位上，纱布覆盖，加上电极板，压上沙袋，然后接通中频离子导入治疗仪，敷贴 20 分钟，7 天 1 次，共 8 次，1 疗程为三年。

小敷贴，由于操作方便省时，疗效显著，小儿普遍更容易接受。其具体操作方法：取督脉“大椎”及任脉“天突”、“膻中”、“神阙”四穴，将敷贴粉调和成药丸包入桑白皮纸内，贴于“大椎、天突、膻中、神阙”穴上，以胶布固定，约 2—4 小时后取下，以温水洗净局部皮肤，在伏天隔天敷，2 个月的疗程。

冬病夏治穴位贴敷疗法是一种“治未病”的方法，需要至少三年以上的长期使用。若间断治疗会影响后期效果。

中药浸泡治手足癣

上海中医药大学附属龙华医院皮肤科主任李咏梅说，皮肤有疾也可“冬病夏治”，如手足皲裂、鹅掌风、角化性手足部慢性湿疹、手部汗疱疹及剥脱性角质松解症等。此时最常采用的治疗方法是以中药浸泡和熏洗，临床悠久历史的验方“鹅掌风浸泡方”广泛适宜于鹅掌风、灰指甲、角化性手足湿疹、皲裂疮等，可用食醋浸透药物后煮沸待用，一般自入伏开始，早晚浸泡手足各一次，每次浸泡30—40分钟，连续7天为一个疗程，通常三伏天内行2个疗程，疗程之间可间隔5—7天。经过一个伏天的治疗，患者手足皮疹、皲裂等症次年冬季可获改善，而一般以连续三年伏天浸泡治疗为最佳。

◈ 春天多给孩子按摩

按揉百会穴：家长每天按揉孩子的百会穴（头顶正中央处）25至50次可振奋阳气、扶正祛邪、清利头目。推三关：家长用食指、中指自孩子的前臂内侧腕横纹处推向肘横纹处100至300次，可调理脾胃。揉腹：家长每天轻轻地为孩子按顺、逆时针方向各揉腹一分钟，可调理脾胃、补益气血。搓脊柱：家长用掌心从下向上搓孩子的脊柱5至7次，可振奋阳气、扶正。

◈ 长寿又添三标准

最新研究发现，握力越大，死亡风险越低；起身越敏捷、走路步速快的人也往往更长寿。

提高中老年人灵敏度，专家的建议是多练习捡豆子和交叉走方格步。捡豆子的具体做法是把黄豆、绿豆、红豆各50粒混在一起，在规定时间内把他们分开捡出放在盒子中。交叉走方格步即走路时按着地上的方格交叉着走路。

◈ 舌头操有助防衰老

经常运动舌头可加强内脏各部位的功能，有助于食物的消化吸收，强身健体，延缓衰老。

伸舌运动：静坐且眼睛半闭，稍微张开嘴。尽量伸出舌头然后缩回，反复做10—20次，能利用五脏养颜面。

"蛇吐芯"运动：把舌头伸出后向左右来回摆动10—20次，动作有点像蛇吐芯子。

舌根运动：舌头顺时针、逆时针分别搅拌10—20次，这几个练习能够显著锻炼咽腔肌肉，长期坚持对打鼾也有一定疗效。

◈ 七类人抵抗力最差

近日，美国《女性健康》杂志刊文指出，以下七类人抵抗力最差。1.家里环境差的人。2.爱久坐的人。工作时要经常起身站立一会儿，并且每隔1.5个小时出门活动5分钟。3.独居的人。4.肉吃太多的人。5."好"脂肪摄取不足的人。建议避开加工食品，多吃鲑鱼、沙丁鱼等海鱼和杏仁等坚果，以及洋葱、西红柿等蔬菜。6.爱吃快餐的人。7.睡眠不足的人。

◈ 古今中外保健妙招：腹式呼吸法

腹式呼吸法能疏肝利胆，改善肝功能，对防治神经衰弱、情绪抑郁、失眠等也有一定的作用。

具体锻炼方法是：仰卧，按照每分钟5—6次进行，用鼻吸气时腹壁隆起，经口呼气时腹壁下陷。进行腹式呼吸锻炼要因人而异，量力而行，每次及每日的锻炼时间自行酌定，一般每日早晚各练习一次，每次10分钟即可。

◈ 谁偷走了你的营养

不论营养多么丰富的食材，如果烹调方式不合理，营养也会偷偷溜走。

果蔬全削皮。事实上，蔬菜表皮中含有多种营养物质，削皮后再吃丢掉了很多营养素。为减少农药残留，最好先在水龙头下用力搓洗果蔬，再用水冲洗15—20秒就可以放心吃了。用自来水浸泡也可以去掉部分农残，以 10 分钟左右为宜。

切得太细碎。从营养的角度来说，菜并不是切得越细碎越好。因为切得块越小，其表面积越大，接触空气和热锅的可能性越大，那么营养素损失得也越厉害。

炒菜油温高。很多人炒菜的时候都会先炝锅，但那时油温往往已经超过 200℃，油中的维生素 E、磷脂、不饱和脂肪酸等在高温后很容易被氧化。

盐放得太早。建议将菜做到七八成熟时再放盐。

◈ 四类花草适合养在室内

一是能吸收有毒物的植物。如芦荟、吊兰、虎尾兰、龟背竹等。二是能净化空气的植物，包括紫薇、玉兰、仙人掌、昙花、常春藤、铁树、菊花、石榴花、仙人球等。三是抗辐射植物。如仙人掌、宝石花、景天等多肉植物。四是驱虫杀菌植物。除虫草、野菊花、紫茉莉、柠檬、紫薇、薄荷等。

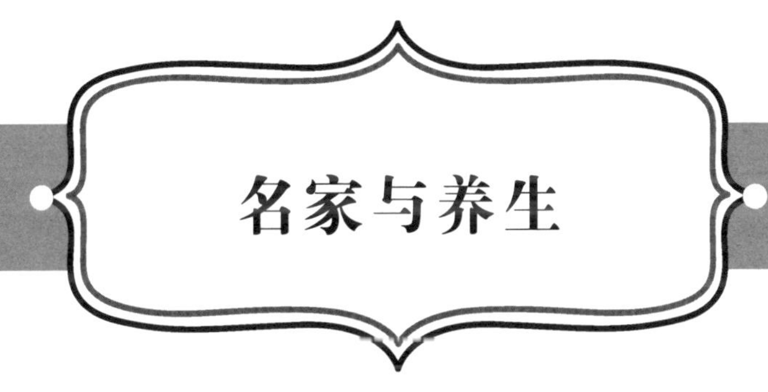

名家与养生

◈ 清代养生家的延年九转法

清代康雍年间的著名养生家方开，年近百岁时依然声若洪钟、健步如飞，并且鹤发童颜，人们都称他为“活神仙”。方开精于导引术，自创的“延年九转法”对于身心保健、消除疾病卓有奇效。道光年间的武官韩德元49岁时，因体虚与思虑过度患上失眠症，二十多年间遍访名医都不能治愈，后来习练“延年九转法”不到两个月后，有一晚竟然彻夜安眠，第二天醒来后感觉神清气爽，而且行走几十里路依然脚力轻健。从此，他对“延年九转法”推崇备至。

“延年九转法”的练习方法是——

第一节：用两手中三指（食指、中指、无名指）放在心窝处，一齐从左向右旋转按摩21次。

第二节：两手中三指一齐从心窝处开始往下旋转按摩，一边按摩一边移动，直至肚脐下方的耻骨为止。

第三节：两手中三指一齐从耻骨处向两边分别往上按摩，一边按摩一边移动直至心窝处。

第四节：两手中三指放在心窝处，一齐向下以垂直推进式按摩至耻骨，反复21次。

第五节：以肚脐为中心，用右手由左下向右上，绕着肚脐按摩21次。

第六节：以肚脐为中心，用左手由右下向左上，绕着肚脐按摩21次。

第七节：左手叉腰，右手中三指从左胸口往下直推至大腿根，反复21次。

第八节：右手叉腰，左手中三指从右胸口往下直推至大腿根，反复21次。

第九节：自然盘坐，两手握拳放于膝上，将上身自左向右旋转21次，然后再自右向左旋转21次。

此功法简便易学，有宽中理气、和胃降逆、健脾润肠的作用，动作宜柔缓，因而最适宜于中老年人。对于患有胃下垂、胃炎、胃神经功能紊乱、习惯性便秘、慢性结肠炎等消化系统疾病，以及肺结核、高血压、神经衰弱、慢性肝炎等患者，有着极佳的辅助治疗作用。习练此功以早晚各做一次为宜，只要持之以恒，必见奇效。

◈ 陈香梅养生之道

世界华人华侨领袖、著名社会活动家陈香梅女士已9旬高龄，仍精神矍铄，思维清晰，行动稳健，人们常会问何以保养得如此之好？她说：这就要讲科学的养生之道，讲健康的生活方式，除此无其他途径可走。

谈到养生之道，陈香梅女士说，我是“五爱一戒”：

爱运动　陈香梅选择了跳绳这个项目，开始能一下子跳500多下，后来年纪大了，则减到200多下。陈香梅还爱好家庭式旅游，一次带着小女儿做了40多天的环球旅行。80高龄时还满世界跑。用她的话说：到世界各处走走，好处很多，一是可以开阔眼界，增长见识。二是锻炼了身体，提高了心理的愉悦度。

爱喝茶　陈香梅最钟爱绿茶。她说：茶有许多人体所需要的营养素，有抗衰老、抗癌的功能，作用实在不可小视。

爱打桥牌　在家中，到了周末，香梅女士总要叫上亲朋好友一起玩桥牌，她认为：打桥牌需要数学、逻辑学、心理学方面知识，记忆能力和计算能力很重要，这对于大脑是很好的锻炼，能提高智力，延缓衰老，预防老年痴呆症。

爱歌舞　香梅女士交谊舞、迪斯科跳得很棒。她也喜欢中国式的卡拉OK，歌唱得虽然有点跑调，但她不怕出丑，还是喜欢在人前表演一番。香梅女士说：人的业余生活对健康影响很大。歌舞是“人生最好的调色板”，可使人的精神彻底放松。

爱听快乐的事　陈香梅的性格开朗，遇事乐观积极，性格直

爽，有一说一，有二说二。她一直把中国的古训“有容乃大，无欲则刚”作为自己的座右铭，要求自己以一颗宽容的心对待别人，对待世界。无论是遭受别人的非议，还是遇到不顺心的事，她都从不生气，不去计较。她说：我喜欢听快乐之事，不喜欢听是是非非之事。

戒烟，陈香梅吸烟是年轻时就染上的，后受丈夫陈纳德影响，烟瘾越来越大。陈纳德因患肺癌病逝，对她触动很大。对烟她戒过十多次，终因缺乏意志力而告吹。经常吸烟使香梅女士患上了咽喉炎和支气管炎。有一次陈香梅外出演讲，回来路上偶然吸了两支烟，到家后竟然发不出声来，此时香梅女士预感到问题严重性，于是痛下决心，与烟害告别。

作家马识途的长寿三字诀

马识途原名马千木，1915 年出生于重庆市忠县，曾任四川省人大常委副主任、全国第六和第七届人大代表、四川省文联主席、省作家协会主席、中国作家协会理事，直至离休。作为一位杰出的作家，马老自 1935 年起至今，已在全国报刊杂志发表长短篇小说共 19 部。1961 年，长篇小说《清江壮歌》出版发行，震动全国。70 岁后，马老以惊人的毅力和意志开始学习电脑，且很快就熟练掌握，成为中国作家中年龄最长的换笔人。87 岁以后，30 万字的电视剧本《没有硝烟的战线》就是他以电脑打字完成的。

百岁时，马老依然笔耕不辍。他 22 万字的新书《百岁拾忆》，已由三联书店出版社出版。《百岁拾忆》是百岁老人的回忆录，马老从他的童年开始写起，用朴实的语句讲述不平凡的人生。马老自言：“我已百岁，垂垂老矣，如日薄西山，夫复何为？我偏不认命，还把往年的生活碎片拾掇起来，便是这本《百年拾忆》的书。”

如此高寿的背后，一方面可能跟马老的家族基因有关，因为他 103 岁的哥哥也健在；另一方面，显然跟马老特别注重养生有关。

马老的作息时间非常有规律，尤其是离休后的这几十年，他养成了有计划作息的好习惯。他每天早上 6 点半起床，并准时收听中央人民广播电台的《新闻联播》；早饭后，就读书看报，上午 11 点休息一会儿；午饭后，他一般不会马上休息，会先写写字，再看看书报，差不多下午两点左右午休，4 点起来看书、写字或接待来访的朋友同仁；晚饭后，他会雷打不动地收看电视《新闻联播》，晚上 10 点之前便上床睡觉。这些年下来，他几乎不用钟表了，生物钟会准确地告诉他作息时间。

90 岁前，马老每天都要到外面去散步一个小时，近来在医生的建议下，已不上街了，但他购置了跑步机、扭腰机，每天坚持活动半个多小时，这每日半小时的锻炼，还让马老找到了写作的内容，他根据室内健身的体验，编写了老年软体操“十段锦”，顺序是从头顶到脚面依序洗面、揉眼、搓脸、揪耳、敲腿……

马老还总结出一首朗朗上口的《长寿三字诀》：“不言老、要服老；多达观、去烦恼；勤用脑、多思考；能知足、品自高；勿孤僻、有知交；常吃素、七分饱；戒烟癖、饮酒少；多运动、散步好；知天命、乐逍遥；此可谓、寿之道。”如今，这首《长寿三字诀》已经在老年朋友中广泛传播，成为许多老年朋友每天必诵的“长寿经”。

◈ 杜甫可能死于胰腺炎

杜甫或是因为重症胰腺炎猝然离世的！关于这位诗圣的死因，现代医学一直猜测颇多，日前江苏省人民医院专家根据史料记载，提出这一猜测。

据《新唐书》记载：“大历中，出瞿塘，下江陵，溯沅、湘以登衡山，因客耒阳。游岳祠，大水遽至，涉旬不得食，县令具舟迎之，乃得还。令尝馈牛炙白酒，大醉，一昔(夕)卒，年五十九。”

当时，杜甫出四川沿水路前往郴州投奔亲戚，途经耒阳的方田驿时，遭遇大水，杜甫的孤船被困江上不得行走，一困就是 10 天。

饥寒交迫下，当地县官给饥肠辘辘的杜甫送来香喷喷的烤牛肉外加一坛白酒。饥不择食，更何况面对美酒佳肴。快要饿疯了的杜甫当即一顿暴食狂饮，大醉后猝然离世。

江苏省人民医院专家说，如果这段记载是真实的，按照现在的医学观点，杜甫就是因为急性重症胰腺炎去世的。江苏省人民医院普外科主任苗毅介绍，从临床上看，由于生活方式的变化，胰腺炎和胰腺癌发病率在升高，胰腺疾病成为常见病，每年的过节前后都是高发时间段。

“35—60 岁的患者最为多见，这一年龄段的患者，营养过剩与缺乏锻炼并存，是高发人群。”苗毅说，由于人们生活水平提高，高脂、高胆固醇食物摄入增多，血液中甘油三酯过高，血液黏稠度增大，血液循环不畅，进而导致胰腺血管供血不足，增加了胰腺炎风险。特别是在一些特殊人群中，问题更加严重。例如妊娠期女性，因为观念问题往往会摄入大量高脂肪、高热量的食物，结果诱发急性胰腺炎。“我在看诊时遇到过一个胰腺炎的病人，看着他的片子，我就说，你喝酒大概有 20 年了，每天喝六两到八两。病人很惊讶，全中!”为什么能估得那么准？是因为这个患者的胰腺纤维化、钙化非常严重，没有这么长时间、这么大量的酒精刺激，胰腺不会糟糕到这种程度。据苗毅介绍，即使没有其他坏的生活习惯，一个人如果每天饮酒达到了 80 毫升，连续喝上 10 年，胰腺就会出现严重问题。

蓝天野:“五忘”养生享高寿

蓝天野，北京人民艺术剧院话剧表演艺术家，1927 年生于河北。1944 年从事话剧表演，曾演过《茶馆》、《王昭君》等七十余部话剧，导演了十几部舞台戏，其演技广受赞誉。

在蓝天野的家中，随处可见大小各异、形状不一的石头，他最大的乐趣就是收藏奇石。这些没有经过人工雕琢的天然石头，在蓝天野眼里可是“无价之宝”，只要有时间他便仔细端详半天，爱不释手，而得到这些“宝贝”并非易事。相比于收藏奇石，画画儿更让蓝天野割舍不下。他的画和自己的表演风格十分相似，即在写实的基础上求写意，以典雅、洒脱见长，有浓郁的书卷气。

谈及养生，蓝天野笑道：“我已是年近 90 的人了，什么都看得很淡，因为健康的心态对养生很重要。”蓝天野认为，健康的心态一定要满足以下五个方面：

忘形：重视修身养性对养生十分重要。因为高尚的道德修养，有助你坦然面对万事万物。即使身患疾病也会泰然处之，不焦不虑、不消极，有利于身体康复。

忘劳：能够任劳任怨地参加一些工作或劳动，并把它看成是生活的乐趣，这将利于身体健康。相反，只追求舒适生活，四体不勤，怕苦怕累，必然损害健康。

忘怀：忘记以往的是是非非，不自忧、不自卑、不沉沦；面对现实中的不幸或打击，豁达宽容，利于心境开阔、心情愉悦。

忘情：精神活动太过强烈或持久，容易成为致病因素。有言道“忘情则无烦”，就是说面对喜怒哀乐之事，要淡然处之，使神情超脱。

忘年：不要总想“人老了，不中用了”，这只会增加烦恼。老人如能忘掉年龄，多想自己还“年轻”，这对延缓心理衰老大有益处。

事实证明，老人常参加社交活动，尤其与年轻人多交往，可达到“忘年”效果，使自己觉得更为年轻。

◈ 钱穆的“延寿情结”

今年是国学大师钱穆先生诞辰 120 周年，钱穆由无锡的一名乡村教师而讲学北大清华，卓然成家，终为世人所认同。他生逢乱世，流徙动荡，长年索居，后半生孤悬海外，却能自励自强，先后著书 75 部，累计 1 600 万言，且得享 96 高寿，被誉为“现代学林一异人”和“最后的一位国学大师”。

钱穆的祖父37岁谢世，其父终年仅41岁。1928年，钱穆的结发妻子和新生儿子也相继死去。其长兄钱挚在为弟料理后事期间，因劳伤过度，引发旧病病亡，年方“不惑”。家中“三世不寿”，钱穆写道：“儿殇妻殁，兄亦继亡，百日之内，哭骨肉之痛者三焉。椎心碎骨，几无人趣。”

家中“三世不寿”，在钱穆内心投下阴影。他本人早先亦体弱多病，故十分关注“年寿”之事。他读陆游晚年诗作，深羡放翁长寿；读《钱大昕年谱》，知谱主中年时体质极差，后来转健，高寿而治学有成。钱穆因而感悟：“人生不寿，乃一大罪恶”，于是在日常生活中注重起居规律和锻炼，强化生存意识，欲挣脱命运的“劫数”。他二十余岁时迷恋静坐健身，还一度仿效伍廷芳倡行的冷水浴，虽寒冬不辍，而最经常的运动方式是郊游和爬山。由于胃疾，他饮食清淡节制，使得同有此病的陈寅恪引其为同道。钱氏弟子称乃师是“很懂得生活之人”。

钱穆还注重养生之道，他在清晨起床后，用两拳搓擦眼尾、颜面20分钟之久。至于太极拳，更是他几十年来不间断的功课。他的弟子回忆钱穆先生打太极拳时曾说：“他呼吸深长，每次可打30分钟。有一天正当钱先生在上课，突然来了两个阿飞，在课室门口探头探脑，一派轻薄。钱先生问他们是做什么的，他们也不理睬，还旁若无人地在课室内左右穿插。钱先生恼怒了，顿时把长袍的两只阔袖拉起，露出两只结实的手臂，一个箭步就抢到那两个阿飞的面前，摆出个揽雀尾的姿势，把他们吓得一溜烟跑了。

钱穆的“延寿情结”与矢志苦学之间如何谐调？在他的忆述文字中着墨最多的便是“出游”，即对大自然的挚爱，答案似就在其中。他常年生活乡间，“野”趣盎然，既好文史，更移情山川，追慕太史公遍历名山大川之雅。他在集美学校，常到海滩游，观潮涨潮落，心旷神怡；在北大讲通史，必到近侧的太庙备课，在古柏旁草坪上,“或漫步,或偃卧,发思古幽情”。居北平期间,四次远游。其后在遵义讲学,更喜此处风景,阳春时节,遍山红绿,草地花茵之上,竟致“流连不忍去”;及至无锡江南大学,午后闲暇,一人泛舟太湖之上,水天一色,悠闲无极,自得人生至趣。钱氏自称:“读书游山,用功皆在一心。”

◈ 秦伯益:关于老年人的语录

秦伯益,今年 83 岁,曾任军事医学科学院院长,少将。他是我国药理、毒理学领域的著名科学家,被评为中国工程院院士。2004年,秦伯益主动申请退休,报到中央军委获得批准。他也因此被称为我国首位自主退休的院士。秦老用“清楚、通畅、不高、不大”八字来概括自己的健康状况,即头脑清楚、呼吸和两便通畅、血压血脂血糖不高、心肝脾前列腺不大。他一辈子没住过一天医院。问他有什么养生秘诀吗?他说,关键就是“顺其自然”四个字。《北京晚报》8 月 31 日刊登秦伯益撰写的谈老年生活的文章。摘登如下。

关于生活安排

前几年,看到一本书《养老,你指望谁?》,书中列举了现在社会上多种养老方式,如老伴、新伴、子女、亲属、保姆、组织、社会等,分析的结果,根本的还是要靠自己。靠自己选择最适合于自己的养老方式,然后创造好条件,磨合好关系,使晚年生活和谐美满。我为自己做了一个倒计时的行动安排。大致是 70 岁不出国,80 岁不出游,85 岁不出京,90 岁不出院,95 岁不出门,100 岁不下床,请求安乐死。我近 10 年来坚持自费独游,踏遍祖国名山大川,访寻历代人文胜迹。中国有世界遗产 41 个,国家遗产 30 个,世界地质公园 24 个,历史文化名城 110 个,国家重点风景区 187 个,我都游遍了。

关于调适心态

中国传统观念是省吃俭用，为儿为女，外国人的观念则认为赚钱是为了花钱，儿女18岁以后自立，各过各的日子，平安无事。看来我们有些观念是应该有所调整了。儿孙自有儿孙福，不必太为他们担心。

我现在收入的大部用在旅游和买书上。有些节余，也量力做些社会公益事情。

我参观过英国圣·克里斯朵夫临终关怀医院，这是世界上最早的一所临终关怀医院，已有一百多年历史。那里的病人大多时间在活动室里看书、打毛衣、玩牌、祷告、唱诗、看电视。医生对我说，这里的大多数人生命大约只剩一个月左右——临终前一个月他们还可以无痛苦地享受人生。我已经向家人和学生交代，将来我走时，不必开追悼会，到时如果无法推辞，非要安排一个遗体告别仪式的话，也不必奏什么哀乐，而要播放一段舒曼的《梦幻曲》或萨克斯管演奏的《Going home》，并告诉大家，我走得很愉快，很舒坦，因为我曾是一个长寿而快乐的老头儿，我充分享受了人生，我知足了。

李鸿章的养生之道

李鸿章对于养生之道，有着自己十分独特的见解，他曾经说过："养生的重要之处并不是非去求得自己不死，能够达到求暂时的健康而让自己处于安乐乃是一个至高无上的境界。"

平时，李鸿章的生活总是非常有规律，通常都是早上6点钟起床，早饭后，便开始了一天的工作——批阅公文。将所有的公文都批阅完毕后，李鸿章又会开始读书练字。每天的中午饭，李鸿章更是十分讲究，午饭后还必须要喝上一碗稠粥，再喝一碗清鸡汤。待休息一会儿之后，他又会饮上一盅用人参、黄芩诸类中药制成的"铁水"，之后，他脱掉自己的长衫，负手在院里的回廊下散步。每一次，他都会从回廊的一头走到另一头，这样不停地来回走上几十次。再经过一阵的呼吸吐纳之后，他会坐在椅子上闭目养神，而此时仆人又会为他端上一碗“铁水”，喝完这碗“铁水”之后，李鸿章便会躺在床上开始1—2个小时的午休。午休之后，他便会与自己的幕僚开始下午的工作。

不仅如此，李鸿章还特别讲究早饭要吃饱，晚饭要吃少的养生之道。他更是坚持每天散步、写信、读书。李鸿章一直都保持着早睡早起的习惯。

除此之外，李鸿章还十分注重修性以养生。李鸿章一生都能够忍他人所不能忍，无论面对什么难以克服的困难，他都能将其看做浮云过空，没有一点懊恼的情绪。

另外，李鸿章还总结出最容易导致中国人产生疾病的几种原因：一个人若终年都不洗澡的话，便会造成污垢堵塞，使得皮肤失去了排泄的功能；每天都不要睡懒觉，更不可一起床就吃得饱饱的；切忌每餐都贪吃美味，吃得过饱；在两餐之间不可再添零食，使得肠胃得不到充分的休息；吃东西不能做到细嚼慢咽；整夜座谈，不能按时休息；饭后立即入睡，抑或在睡前吃很多点心；整日不开门窗使室内不通风；晚上蒙着被子睡觉，怕冷又怕风；抽烟吸食鸦片，让内脏与血液都沾上烟毒与鸦片毒；过度饮酒，导致脑积血；将肉类当做嗜好，使血内的毒素增加。同样，一味地素食也是不可取的。

周小燕的长寿之道

98岁的周小燕是我国著名歌唱家和声乐教育家。她培养了一批在国际声乐比赛上获奖、享誉国内外的著名歌唱家，如张建一、廖昌永、魏松、李秀英、高曼华等。

许多人都说：周小燕能如此高寿，与她长年来坚持体育锻炼不无关系。周小燕的父亲是位爱国银行家，从小要求子女“能文能武”，要有健康的身体。在周小燕11岁时，他就请了一位武术高手和一位九旬老道士来传艺，其中就有打坐与练气功。“文革”时，周小燕的身体一度不佳，便重拾起少年时代学过的招式进行练习，不久病痛便消失了。从此打坐与练气功再也没有离开过她。而今年近百岁，她仍坚持不断。周小燕平时遵守生物钟，生活较有规律，定时睡觉，定时起床，睡眠情况良好。饮食上坚持荤素结合，粗细搭配，每餐稍饱即止，平时坚持多喝水。

周小燕认为，现代医学证明，歌唱能使人心情舒畅，减缓精神与智力的老化；唱歌要记住歌词，可使记忆力得到锻炼；唱歌时一呼一吸，能锻炼人的心肺功能，口唇和上腭不断向上提高，可减少脸部皱纹，美化肌肤。

幽然与风趣，也是周小燕高寿的一个重要因素。86岁那年，半夜起身，头一晕，她摔倒了。学校党委书记去医院看望她，担心这么大岁数了，万一有个闪失怎么办？周小燕却不慌不忙地说：张书记，你放心好了，我这次摔跤，真的东西一样都没有摔坏，只有一样假的东西摔坏了，那就是假牙！说得大家哈哈大笑起来。

◈ 马三立的三合一养生法

马三立是一位德高望重的相声艺术大师，年近九旬时，依然精力充沛，身体健康。马老的养生之道是心理健康、精神健康和身体健康三者相结合，马老戏称之为“三合一”。

马老主张老年人要有幽默感，喜爱打趣、说笑话，这样不但能心情愉快，而且还能增强脑力，增强人体的各种生理功能，延缓衰老。马老很注意精神健康。他情绪乐观，笑口常开；不爱生气，不自寻烦恼；从不计较个人得失，更不计较名利。其行动准则是：不妄想、不妄动、不妄言。

马老有着良好的生活习惯和规律，“我很注意吃喝拉撒睡，其中最注意睡，从未失眠过。每天午睡到3点半，在此之前，谁按门铃、打电话来我都不接。反正我睡着了也听不见”。马老在饮食上很有节制，喝酒从不过量，很有规律，且按时按顿，从不吃得过饱，也不吃太凉或太热的食品，每餐荤素搭配。他一天吃四顿饭：早晨锻炼后 7 点钟吃一顿，中午 12 点、下午 6 点和晚上 10 点各一顿。如果晚上演出回来晚，就吃得晚一点。马老每天起床后必喝两杯白开水；每天喝三次茶，这是几十年的习惯了。他坚持看书看报，不看不行。看时把腿垫高点，也是休息的一个方法。他喜欢写写画画，不大喜欢看电视。

马老有一套自编的“十节操”，常年坚持，对他的身心健康很有帮助。他每天早晨先静坐 20 分钟，然后做弓腿、甩臂、回首、拍打心肺的“自创操”，另外还拍打脚面 10 次、叩齿 22 次，早晚两次各散步 800 步。

马老进入晚境，从来不认为自己老了，但毕竟还是老了，眼花了、耳朵背了。但他反倒认为，少知道点闲杂琐事更有益身心健康。因为不着急、不生气，才能延缓衰老。他觉得，他总结的“三合一”挺好，只要笑口常开，遇事乐观，定能健康长寿。

◈ 蒋介石的早餐三味和养生七法

蒋介石的早餐有固定的搭配，被士林官邸的人称为“早餐三味”：一片木瓜、一个炒蛋和一份酱瓜。这三种食物是经过蒋的随侍多次调整确定的。

木瓜并不是蒋介石开始就喜欢的食物，开始甚至有些反感其味道。但因为吃木瓜对胃病很有好处，在医生和宋美龄的建议和监督下，坚持吃了半个多月，感觉困扰其多年的胃病轻了不少，从此开始推崇木瓜这种食物。最后直接变成了早餐的开餐水果。木瓜也是宋美龄的美容法宝之一，她接受美国医生的建议，用木瓜水洗脸。“早餐三味”的最后一道是“酱瓜”，这是蒋介石幼年形成的饮食爱好。蒋介石幼年丧父，家境贫寒，每到青黄不接的时候，就靠咸菜等应对。酱瓜的制作非常简单，用锅烧开盐水，把洗净的小黄瓜放到盐水中，再放到坛子里封上，一个冬天过去后，就腌制成金脆的酱瓜。到台湾后，由于本地不产小黄瓜，蒋介石就派人从日本专门采购，保证早餐的供应。

蒋介石吃饭，常备的菜是一碗鸡汤，一份盐笋，还有酱瓜，黄埔蛋。宋美龄是讲究西餐的，吃饭时，往往是蒋介石这边咸菜鸡汤，而宋美龄则是蔬菜沙拉，中西分明。两人有时候互相调侃。蒋介石说宋："你真是前世羊胎，怎么这么爱吃草呢。"宋美龄则回敬蒋："你把咸笋，沾上黑乎乎的芝麻酱，又有什么好吃呢？"

蒋介石一般水果都吃，但不爱吃苹果。宋美龄是特别喜欢吃苹果。晚餐一般夫妇两人都是稀饭，外加盐笋、芝麻酱，饭后就是散步聊天。蒋介石非常钟爱笋，笋是粗纤维，利于胃肠蠕动，利便。

水产类，除了家乡的海鲜，蒋介石还喜欢吃鱼。蒋介石年轻时酒量也不错，但壮年之后，很少饮酒了。在饮食理论上，蒋介石是节制主义者，常说一句话"少食多得"。宋美龄也是一个饮食节制主义者，她不停地提醒蒋介石，宁可少吃，也不要频频赴宴。从饮食上看，蒋介石是个比较刻板无趣的人。但从养生的角度上，他还是非常成功的，其原则有七：一、少食即饱，适可而止。二、不吃甜食，适应淡菜。三、拒饮浓茶，少沾腥辣。四、不饿也食，及时进餐。五、荤素搭配，菜色调和。六、勤吃豆腐，远离痴呆。七、芒果当茶，香蕉润肠。这其中第三条的饮食习惯，正好与毛泽东"针锋相对"。但蒋介石在重庆执政期间，也曾对辣上瘾，后来被宋美龄校正过来了。

马伯庸：我的疑似癌症经历

作家马伯庸日前在其个人微信号上发了一篇文章，讲述了他个人的一段就医经历，摘登如下。

今天看到《上品寒士》的作者贼道三痴得了肝癌的消息，心里沉重无比，因为我在几个月前有相似的经历。

2014 年 9 月份，媳妇家那边有亲戚得了肺病，家里人都去检查了一下。于是媳妇催促我也去做个低剂量胸部螺旋 CT。过了几天，结果出来了。上面说我的肺部靠中间的部分有一片阴影，早期肺癌不排除。在接下来的几个星期里，我跑了好几家医院。医生们给出的结论差不多：看起来不太好，但如果不做手术的话，是没办法完全确认的。建议我先消消炎，隔三个月再去照个 CT，两张片子对比才好判断。最坏的结果，就是确诊恶性肿瘤，切除这部分肺叶，五年生存率 80%。我一拍大腿，成，能活就行。

到了 12 月份，我又去复查了一下。医生把两个片子一对比，发现阴影变小了，说你没事了，如果是肿瘤——哪怕是良性的——也不会缩小，你这应该是之前遗留的炎症。警告解除。如果不放心的话，6 个月后再来复查一次。从医院走出来，我长出一口气。这三个月里，我了解到从前总被忽略的一些知识，而这些对我们的健康至关重要。

肺癌最大的特点，它的极早期和早期症状很轻微，甚至没有，等到肿瘤能被体检 X 光查出来，已经变得很大了。也就是说，很多肺癌一发现，即是中晚期。肺癌的生存率非常低，只有百分之十几。但早期肺癌如果及时诊治，生存率会高达 80%—95%。早期肺癌的筛查，靠 X 光是不行的，那个分辨率不高，不易觉察比较小的病变组织。目前最有效的手段，还是要靠螺旋 CT，高分辨率，能及早发现肺部的异常小结节，肺癌病灶在病变前或生长初期就能被处理。

关键是，很多人根本没有这个筛查的意识，觉得一年照一次 X 光就够了。

复查期间，有一次，医生说，现在雾霾这么严重，大城市里的很多人，病灶可能已经开始在肺部悄然滋生，但浑然未觉。5—10 年之后,这些成长起来的隐患会逐一发作,肺癌会有一次大的爆发。到那时候,一切就晚了。

慈禧太后的养生之道

提起慈禧太后,似乎大家对她没有多少好印象。不过慈禧虽然没有保住大清的江山,但却把自己保养得很不错。给慈禧画过油画的美国人卡尔小姐曾这样描述她给慈禧太后画画的经历:"当时,慈禧虽然已经七十岁,但是看起来就像三十多岁的贵夫人似的。"

慈禧太后的爱吃、会吃是众所周知的。慈禧用膳时,一般是这样:她用眼看哪样菜品,太监就把那道菜品送到她眼前吃上一两口。膳桌上的菜虽然很多,但往往她只是各样吃一点,余下的则赏给皇后、贵妃或宫内其他人。她听说玉米粥、茯苓饼有益于身体健康,便对它们产生了好感,并常食不厌。由于她在避乱期间饥不择食地吃了民间的窝窝头,从此对窝头也颇感兴趣。由于不同的食物其营养价值不尽相同,这种多样化的饮食保证了慈禧每日营养物质的均衡摄取。

慈禧的锻炼方法,主要是八段锦,每天清晨起床后,总要习练一遍。很少人知道广播体操的起源就是八段锦。其实,八段锦就是古人创编的八节不同动作组成的一套医疗、康复体操。八段锦分为这八个部分:双手托天理三焦,左右开弓似射雕。调理脾胃臂单举,五劳七伤向后瞧。摇头摆尾去心火,两手攀足固肾腰。攒拳怒目增力气,背后七颠百病消。它是在立位或屈膝成马步姿态下进行操练的,以上肢运动为主,也有躯干和头颈运动,是一种综合性、全身性的动作,能起到全面的健身作用。

慈禧是个很会享受的女人,这种享受不仅表现在物质生活上,还体现在她的精神生活上。她一生有书法、看戏、游园、下棋、养花等多项爱好。而且练习书法还觉得不过瘾,后来又开始学绘花卉。

时至今日，人们仍可以在颐和园仁寿殿的左右壁上，看到她所写的高约一丈、宽近五尺的“寿”字大立轴。慈禧还特别爱看京剧。此外，慈禧还喜欢散步、栽植花草、下棋和装扮观音菩萨命人拍摄等等。这些爱好，给慈禧太后的生活增添了不少色彩，带来诸多快乐，当然也是慈禧养生之道不可或缺的组成部分。

“药王”孙思邈的养生秘诀

孙思邈是唐代杰出的医学家和养生学家，著有医学专著《千金要方》，被后世尊奉为“药王”。除了治病救人，孙思邈还非常重视养生，提出了“善养性”、“治未病”、“消未患”等养生法，自己也收获101岁的高寿。他在《孙思邈方书》中说过一句话：“口中言少，心中事少，腹里食少，自然睡少，依次四少，神仙诀了。”寥寥数字，道出了最简单易行的养生道理，适合我们。

1. 少说话，以防损伤肺气：现代社会处处需要沟通，工作中免不了随时接打电话、汇报请示，下了班很多人也喜欢聚会聊天、唱唱卡拉OK。然而，成天说个不停会伤气，尤其是肺气和心气。正所谓“日出千言，不病自伤”，消耗肺气容易使体内元气不足，外邪乘虚而入。因此，适当放慢语速、少说些话，可保护、收敛肺气，给身体“节能”。

2. 少思虑，避免气机郁结：当前社会节奏快、竞争压力大，不少人背负重压，心事重重，甚至吃不下、睡不着。正所谓“思则气结”、“多思则神殆”，思虑过度容易导致气机郁结不行，进而引起疾病。不妨顺应自然，不要反复纠结一些小事，更不可钻牛角尖，抱着乐观的心态解决问题。

3. 少吃点，避免心气不足：随着物质生活改善，人们吃得越来越好，很多人甚至以“吃货”自居。然而，《古乐府》三叟诗中提出，“量腹节所受”是老人长寿的因素之一。现代医学和营养学家也证实，吃“七分饱”有助养生。吃太多容易导致气滞，使心气不足，增加肠胃负担，还会导致肥胖、高血脂等问题。要做到七分饱，必须细嚼慢咽，在“似饱非饱”时马上撂筷子。

4. 少赖床，以防气血不畅：许多上班族平时工作累，周末喜欢睡懒觉；也有人因工作压力、生活琐事等心烦意乱，夜不能寐。中医认为，睡眠的目的在于调整阴阳平衡，睡多睡少对身体都没有好处。孙思邈还说过：“养生之道，常欲小劳。”睡得太多、缺乏活动，会引起气血运行不畅，导致筋骨脆弱，脏腑功能减退。

跟百岁棋圣学养气

2014 年 11 月 30 日，围棋大师吴清源在日本去世，享年 100 岁。不少人认为吴清源大师能得享百岁之龄与其一生钟爱的围棋有关，其实，吴清源大师的长寿更多得益于养气。

忌大喜　养心气

中医认为“过喜伤心”，“喜则气缓”。这里的“喜”指的是大喜和狂喜。专家支招：最好的养心食物是红小豆。红豆临床上有降血脂、降血压，增强心脏活动功能等功效；同时又富含铁质，能行气补血，非常适合心血不足的女性食用。

莫生气　养肝气

中医认为“大怒伤肝”，只有少生气，肝气才能调和，气机的运行才能顺畅。专家支招：养护肝气可以睡前按揉太冲穴（位于足背侧，第一、二跖骨结合部之前凹陷处）。刺激太冲穴能很好地调动肝经的元气，使肝脏功能正常。

少忧思　养脾气

中医认为“忧思伤脾”，“思则气结”。专家支招：吃土豆能健脾和胃、缓急止痛、通利大便。

少言语　养肺气

呼吸要“深细匀长”，同时要避免成为“话唠”，因为“多言耗气”。专家支招：平时吃一些润肺养肺的食物，对于预防呼吸系统疾病以及强身健体都有好处。白色食物大都与肺对应，比如杏仁就不错。

食清淡　养胃气

中医认为“有胃气则生，无胃气则死”，清淡饮食才是养护胃气的一大法宝。专家支招：粥类饮食最养脾胃，如果平时感觉胃脘隐痛，食欲不太好，容易口干、咽燥，甚至形体消瘦、舌红少苔，那么不妨吃些山药百合大枣薏米粥。如果因心情不好而引发胃部不适，建议吃些木耳炒肉片。

◈ 苏珊大妈与“阿斯伯格综合征”

2009年，脸上带着羞涩微笑的乡村妇女苏珊大妈出现在英国一档真人秀节目中，以美妙清亮的歌声惊艳四座，一举成名。但最近出现在英国媒体上与她相关的消息，重点却是在描述一个阿斯伯格综合征患者的日常生活。

上一秒还笑容满面，下一秒就乌云密布——这是英国记者眼中的苏珊·博伊尔。这位艺人和她的团队一块儿跟记者正吃着饭呢，但苏珊完全保持不住和蔼可亲的形象。相反，在大家都在说笑的一瞬间，她冷淡了下来，耸起肩膀，愤怒不已。任何人的关心都被报以一道冷峻的目光。

就像三五岁大的孩子一样，53岁的畅销歌手哼了一声，背对着一桌子工作伙伴，反反复复刮她自己的椅子。

从小她就是同伴们口中的“傻苏西”，虽然直到年过半百之后，严重遭遇人际交往困难的她才被确诊患有阿斯伯格综合征。这是一种高功能的自闭症。

“阿斯伯格人”生活在与大多数人不同的世界里：他们的“五感”很可能十分敏锐，有些人对人情世故却又十分迟钝。这种高功能自闭症的症状——实在像极了中国古代对一些文人充满敬仰的描述：“恃才傲物”、“狂放不羁”……

这是一种最近才被医学家认识的疾病，1992 年，其诊断标准才被纳入世界卫生组织的诊断手册。到现在，依然有大把成年人，就像苏珊·博伊尔一样，从不知道自己患有此症，仅仅被视为怪脾气或任性。

阿斯伯格综合征的症状——行为重复、刻板、兴趣单一——发展到极致，却足以成为一种优势。去年，巴西传奇足球运动员罗马里奥就发过一条与此相关的推特：“小伙伴们你们知道梅西有阿斯伯格综合征吗？这是一种轻微的自闭症，但它能让人更关注自己的事情。牛顿和爱因斯坦都有这样的症状，梅西每天都在克服它，他将继续表演美丽足球。”

确实，用这项 20 世纪才被确定的病症的症状去看看过往那些天才，有些显得相当合拍：譬如寡言少语还爱乱发脾气的铸币局局长牛顿大人；再比如四岁还不会说话的爱因斯坦，每天都要数着路边的栏杆回家，要是哪天数出来的数字不一样了，那必须得回到起点重新把它数对了才行。

◈ 苏东坡减压养生法

唐宋八大家之一的苏东坡在政治上屡受挫折，一生颠沛流离，命运坎坷，却依然活到了 65 岁，这在“人生七十古来稀”的古代算是高寿了。这与他对养生深入研究、深谙减压养生之道是密不可分的。

苏东坡曾给朋友写过一个养生方子，说是从战国流传下来的，称“吾服之有效”。《东坡志林》里记载了这则逸事，话说苏东坡的好友张鹗，向东坡求问养生方面的秘笈。东坡想了想，提笔写下了几句话:“一曰无事以当贵,二曰早寝以当富,三曰安步以当车,四曰晚食以当肉。”意思是说,人不应该考虑太多功名利禄、荣辱过失,而要潇洒大度;还要养成良好的作息习惯;不要养成过于讲求安逸的习惯;要晚吃饭少吃肉。这四味“长寿药”,实际上是对情志、睡眠、运动、饮食四个方面的养生建议。

苏东坡在养生上推崇小桥流水式的清净之道。在《东坡志林》的《养生说》中,他写自己静坐养生的过程,“惟在摄身,使如木偶”,意思是要像木偶那样纹丝不动。交朋结友,常与知己聊聊天,也是苏东坡的减压之法。苏东坡有不少朋友,比如大家耳熟能详的东坡与佛印的故事,以及他与“苏门四学士”之间亦师亦友的关系。苏东坡兴趣广泛,这无疑是减压良方。苏东坡刚刚被下放黄州时,心情很差,但他很快就找到了精神寄托。

苏东坡钟情烹饪,并屡有创新。当时黄州人不食猪脚,苏东坡就发明了一种做猪脚的方法,使猪脚成为当地美食。苏东坡在流放黄州、惠州期间开发出二十多道菜肴,有些一直食用至今。在精心制作美食过程中,政治上失意带来的烦闷慢慢消退。在《东坡杂记》里,他记载了两则以食养“一洗胸中尘”,使身心得以安定的轶事。

一是他在外放杭州为官时,有一天到净慈寺去游玩,并拜见了方丈。这位方丈年逾八十,仍然鹤发童颜,精神矍铄,苏东坡十分好奇,问他有何妙方可以延年益寿。方丈微笑着说:“老衲每日用带皮嫩姜切片,温开水送服,已食四十余年矣。”随后,苏东坡在文章里多次提到自己“食姜”或“食姜粥”,并赞叹说“甚美”。二是有一天他儿子苏迈突发奇想,用山芋做了一碗玉糁羹,他尝过以后,觉得“色香味皆奇绝”、“人间绝无此味也”。从此他对芋头推崇备至。

央辛:我曾是重度抑郁症病人

央辛,2010 年北京电影学院美术系电影美术设计专业毕业,北京雷动天下现代舞团工作两年。曾为多部现代舞作品设计服装、舞美。习舞7年，画画10年。大学期间患上抑郁症，两年后痊愈。如今方有勇气提笔写下患病的日子。

你曾想象过自己死亡时候的场景吗？我就曾无数次想象过，后来才知道我病了。有些记忆已经断断续续，模糊不清了……

那一年的夏天，广州的天气总是湿湿闷闷的，在考前美术补习班和住处之间按部就班地穿行着。每天，我带着甜美的假面，僵硬的肌肉对着老师和同学们，终于有一次在回家的路上，总隐隐觉得后面似乎有人跟着我，大白天的，似乎"那个人"就要扑上来，于是猛地回头，发现路人匆匆，并不存在一个路人甲试图袭击另一个路人乙的情况……

夜，三点，试过各种方法让自己睡去，无果。这种情况已经一年了。打120已经不是第一次了，"急救"已经变成家常便饭，每次都以无果收场。再后来，一天要出现心跳剧烈，全身发麻，濒死的感觉七八次，这魔鬼总是毫无征兆地来袭，也许在吃饭，也许在说话，也许在洗澡。每次这种快要死过去的感觉会持续40分钟左右，每当"它"走后，我就会一个人坐在沙发上绝望地哭，怎么办，也不知道怎么对付"它"。渐渐的，男朋友也开始不理我了，周围的人也察觉到我的异样，开始有些闲言碎语。

"天气好得让人可怕，拉上窗帘，故意把讨好的阳光挡在外面，让屋子和自己都安静下来。"脑子里已经没有别的事情了，最重要的事情就是怎么死，如何能死得舒服一点，所有的理智都出奇的变态。

各种闹剧结束后，这些事情惊动了妈妈，妈妈带我去了医院，看了多个科室多个医院的医生后，最后医生的诊断是："重度抑郁症加恐惧症的伴随，总的来说是过度焦虑加上压抑已久的情绪造成的。"接下来医生给我开了一周的药，并且嘱咐每周都要来做心理治疗和复诊。

回到家，妈妈开始哭了，说也许是从小压抑的家庭气氛，他们在我青春期时的离异和来来回回的判定抚养权的事情上给我的心里种下了炸弹。

接着，病情有了转机之后，“我要舞动身体！”时而我会对着镜子说，时而会跟自己的心说。抑郁的情绪可以直接导致身体的免疫力下降，于是我开始了运动，我在网上寻找可以让我跳舞的地方，比较幸运，我找到了一个现代舞工作室，于是我开始了探索身体的长途旅行，这一行，就是七年。

在后来的日子，“它”还会时不时地来拜访我，有时我会愤怒地棒喝“它”，把“它”吓走，有时我会忍耐，静静地接受，看“它”能把我怎么样。“它”戏弄我的时间也从每次 40 分钟到每次 20 分钟，后来减少到 10 分钟，再后来 5 分钟，次数也越来越少。因为我知道，一切都是我主观的感觉，而那感觉真的什么也不是，甚至连血压的浮动都没有引起过。我对“它”说：“我不怕你！”我像一个不被观众接受的小丑，努力调动着往台上扔鸡蛋的观众口味，直到接受，我抹干嘴角的一条血，露出胜利的微笑，像是降服了一匹不听话的野马。经过几个月的运动，身体素质好起来，情绪也渐渐稳定下来，我由一只受惊后咆哮的吉娃娃变成温顺的大金毛，所有的恐惧都因为身体的强壮而退避三舍。经历了些许年，最终，“它”也服了，再没有来找过我。

◈ 百岁国学泰斗饶宗颐养生之道

饶宗颐与著名学者季羡林并称为“南饶北季”，2014 年 9 月获首届“全球华人国学奖终身成就奖”。2 月 26 日，这位国学泰斗迎来了自己的百岁华诞。“我对自己的身体很珍重！”问及长寿秘诀，饶老如是说。

治学：“守株待兔”张弛有度

饶宗颐的研究领域几乎涵盖国学各方面，如历史学、考古学、文学、经学等，且他通晓英、法、德等多国语言文字，还精通梵文、巴比伦古楔形文字等“天书”，连钱钟书都赞他为“旷世奇才”。

做学问很辛苦，为避免用脑过度，饶宗颐提出了“守株待兔论”，“和那些总在追逐机会的人相比，我更愿意坐在树下，一面做准备，一面等待机会，只要兔子出现，就以最快的速度扑上去。”比如，他一直想学梵文，只是没有机会，结果有一次他参加国际会议碰到一位印度学者，对方正好想跟他学《说文解字》，于是一拍即合：两人交换传授，各取所需。之后，他又用同样的方法学会了楔形文字。从养生角度看，如此一张一弛用脑，不失为一种调节生理、心理的智慧选择。

宽心：像观世音一样自在

有人评价说，饶宗颐有“三颗心”，“第一颗叫好奇心，第二颗叫孩童心，第三颗叫自在心，一颗比一颗高”。对于“自在”二字，饶宗颐有自己的见解。“现在的人太困于物欲，其实是他们自己造出来的（障碍）。‘自在’本是佛教的话。我写心经简介，第一句就是‘观自在菩萨’，自在，就是像观世音一样，有定力，有智慧，有忍耐。”

问及如何理解“珍重身体”，饶宗颐解释说：“我从 14 岁起，就学静坐法，早上会沐浴和静坐，然后散步，晚间九时必宽衣就寝。现在做学问时，我完全投入，疲倦了，我会停止；吃东西，饱了就马上停止，自己克制自己。”

梅兰芳护嗓：含片梨入睡

京剧大师梅兰芳对肺部嗓子的保养非常重视。据说每晚睡前，都会在舌头上放一片薄薄的梨，第二天取出来时，梨片通常都是黑色的。

梅兰芳还有“三不”的讲究，即：坚决不喝酒；尽量不吃油腻食物；演出前后不吃冷饮。

国医大师李济仁的养生经

《东方早报》刊登年逾八旬的首届国医大师李济仁在一次企业家培训班上的讲课内容，摘登如下。

我四十多岁的时候工作忙，“文革”时受到冲击，一检查，什么病都有了。(自己也)开始锻炼，经常出去旅游，参加旅游团。一杯药茶，喝了几十年。

一杯药茶，根据自己的情况来配，第一味黄芪，补气的。徽州那里是新安医学，明清时全国有四大名医，汪机是其中一个。汪机药方主要是两味药(人参，黄芪)，黄芪是第一位，所以叫固本培元。黄芪有双向调节作用，高血压的病人吃黄芪可以降血压，低血压的病人吃黄芪可以升血压。黄芪的作用，为补药之长。黄芪能够降血糖。胡适，大文豪，徽州人，原来不相信中医，得了糖尿病，医生重用黄芪，60 克，八九 10 克，把胡适治好了。

第二味是 15 或者 20 克黄精，又补气又补血。黄精，气血调和，百病不生。当归补血，黄芪补气，黄精又补气又补血，又可以降低血糖、降血脂。

第三味是 10 克西洋参，西洋参偏凉性，人参偏温，所以阳热体质之人不能吃人参，吃西洋参，天热时一定要吃西洋参，冬天可以吃一点点人参、红参，增加抵抗力，增加免疫力，也有三降的作用。白血球低、红血球低、血象比较低的时候，可以用西洋参。

第四味药，枸杞子，补血，枸杞是甘温，填精补髓，又补精又补髓，祛风，肾虚阳痿都可以吃这个，妇女的肾功能衰退都可以吃枸杞子，明朝的《万病回春》，说枸杞不能煮很长时间，不能火力大，入药要后下，先熬就不起作用了，所以泡茶可以。

就这四味，泡好后要用盖子盖一下，温热一下。把这个水喝完了，然后又加点开水，又温一下，倒下来再喝，不要用罐子来喝就行。早上泡起，泡到晚上，(黄精、西洋参、枸杞子)三味药都可以吃下去。血脂高的话加两种药，葛根、泽泻。高血脂严重的话，加葛根15克10克都行，葛根粉要少吃，泽泻8克到10克。血压高的话，可以加一点生杜仲、菊花，血压高红参就少吃。

国外领导人的"养生心得"

普京：柔道让我学会控制

忙里偷闲、在工作间隙坚持从事体育锻炼是普京保持健康体魄的法宝。普京喜爱柔道、滑雪、冰球、游泳、骑马、赛车等项目，是名副其实的"运动达人"。普京在柔道方面造诣极深，除了政治头衔，人们不会忘记"柔道高手"还是他的另一个称谓。普京认为，柔道是训练体能和智能的项目，有助于提高人的力量、耐力和反应速度，使训练者学会控制和完善自我、认清对手的长处和短处，以便争取到最佳结果。

普京很早就开始滑雪，2011年又开始喜爱上冰球。普京说，滑雪给他带来莫大享受，"这是速度型和技术含量高的运动项目，它可以让人们充满活力和保持愉快心情"。尽管从事冰球运动时间较短，但普京已多次出现在冰球赛场。今年5月，普京率领政府官员与退役冰球运动员在俄黑海海滨城市索契进行表演赛，结果普京率队大比分战胜对手，普京本人也有多粒进球。今年9月1日，普京还率领明星冰球队在索契与当地的一支青少年冰球队举行表演赛。继网络传出普京钓鱼、骑马和打猎的图片后，今年8月下旬，普京和总理梅德韦杰夫在位于索契的俄总统官邸健身房内一同锻炼的照片也被上传网络。普京从事体育运动的图片曝光，一方面展现其良好身体素质、提振国民对领袖和国家未来的信心，另一方面也旨在推动俄罗斯全民健身运动。

默克尔：藏起自己最爱的甜食

比起"运动达人"普京，小他两岁的德国总理默克尔的运动细胞显然就要弱得多。2014年初圣诞假期期间，在瑞士平地低速滑雪时，默克尔还发生了意外，骨盆骨折后不得不取消工作访问在家静养。受伤后，默克尔被医生严肃勒令遵守康复铁规，为了避免日后留下后遗症，除了要坚持散步、快步走等康复运动，同时要戒酒节食，以防体重超标增加骨盆承重负担。这段拄拐杖经历也给61岁的默克尔带来了一场生活习惯的“革命”。德国《图片报》记者跟拍时发现，原本迷恋奶酪、饼干、香肠、三明治等“重口味”的总理饮食也开始变得清淡，改吃起了胡萝卜、青椒等蔬菜。出外开会公干时，默克尔还给自己备起了有机健康便当，甚至让助理藏起平时自己最爱的甜食，就连国民饮品啤酒也不喝了。除了忌口，“默式”养生的另一条黄金法则便是坚持散步。事实上在德国，老少皆宜的步行运动堪称“国民运动”。默克尔也一向喜爱散步放松，中国总理李克强、美国总统奥巴马都用“散步”招待过她。

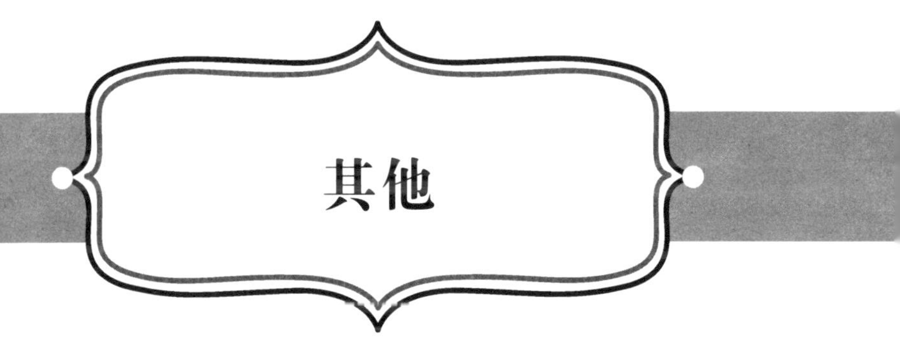

其他

手指割破千万别放嘴里吸吮

我们割破手指，都是会放到嘴里吸一吸，其实这种做法并不科学。

《新英格兰医学杂志》曾有一篇报道：一位患有糖尿病的德国男性骑单车受伤了，用嘴舔了舔流血的大拇指。尽管伤口不大，他还是感染了一种常见的口腔细菌——啮蚀艾肯菌，最后不得不把大拇指截掉。

五倍子五味子合用　治盗汗效果佳

具体方法是：取五倍子、五味子各 15 克，共研成细末。每天晚上睡觉前取药末 3 克，加少许面粉，用温开水调成糊状，捏成圆形药饼，敷于脐部，外用胶布固定，次日清晨去除，连敷七天为一个疗程，对自汗、盗汗、脾虚久咳等症均有较好的疗效。

成都中医药大学副研究员蒲昭和点评：中医认为，盗汗多为阴虚，治疗宜滋阴、固摄。五味子味酸、涩，性寒，具有敛肺降火、涩肠止血等功效，常用于治疗咳嗽、咳血、盗汗、久泻、遗精、崩漏、痔血等症。现代药理研究表明，五倍子富含鞣酸，具有极强的收敛性，擅长固肾涩精、止汗止血，是临床治疗遗精、遗尿、自汗、盗汗的常用药物。五倍子、五味子合用能够增强固摄止汗的作用。将药饼敷于脐部，是因为肚脐皮下无脂肪，血管丰富，药物易于渗透，直接吸收而发挥作用。

治老人虚汗方

白术 15 克，小麦 20 克。加水煮干，去小麦，取白术研成细末。用黄芪 10 克煎汤，分三次送服。

“妈妈,我们未来见”
重庆女作家冷冻大脑期待复活

据《重庆晚报》报道,2015 年 5 月 30 日下午 5 时许,61 岁的胰腺癌患者杜虹躺在病床上,已进入弥留阶段。杜虹是重庆市知名儿童文学作家,《三体》编审之一。

隔壁房间,两名来自美国的外科医生已经等待了 8 个小时,事实上,他们从 5 月 19 日开始就在为这一刻待命了。下午 5 时 40 分,杜虹平静地离开了人世。两名美国医生第一时间向杜虹体内注射了抗凝剂、抗菌药物、抗血栓药物,防止血液凝固,并用特制设备按压心脏,保证血液继续循环。随后,杜虹的遗体被放入装有冰块的木质棺材中,迅速转移到手术地点。接下来是灌流。美国医生首先用稀释过的保护液,逐步替换遗体中残留的血液。随后,使用仪器打开遗体颈部的总动脉和总静脉,形成一个液体输入的回路,输入保护液,随后开始重头戏——替换头部残留的血液。

此后工作人员使用−60℃的干冰对遗体逐步降温,最终将遗体保存在一个−40℃左右的冰棺当中。接下来,杜虹的遗体会在冰冻状态下被送到位于美国洛杉矶的 Alcor 总部(全球最大的冷冻人体研究机构之一)。遗体头部将被分离保存在−196℃的液氮环境特殊容器中。

“我们从 Alcor 了解到的情况是,全身冰冻需要 200 万元人民币,只冰冻头部的话,需要 75 万元人民币。”杜虹女婿鲁辰说,经过反复考虑,他们认为冰冻头部的方案比较合适。

在此后的漫长岁月中,工作人员将按期添加液氮,保证杜虹的头部长期保存。按 Alcor 科学家的乐观估计,50 年后的科学技术也许就能让杜虹解冻头部、再造身体,也就是——复活。而杜虹也成了目前包括港澳台地区在内全国首例参与人体冷冻保存以期望“复活”的案例。杜虹去世当天,女儿张思遥在朋友圈中写道:“公元 2015 年 5 月 30 日,17 点 40 分。妈妈,我们未来见。”

鸣　谢

本书资料来源于以下报刊：

《新华每日电讯》、《知识博览报》、《光明日报》、《北京日报》、《北京晚报》、《北京青年报》、《环球时报》、《世界新闻报》、《老年报》、《老人报》、《今晚报》、《老年文汇报》、《生命时报》、《健康时报》、《医药养生保健报》、《家庭保健报》、《家庭医生报》、《大众卫生报》、《现代健康报》、《江南保健报》、《知识博览报》、《今日文摘》、《健康之友》、《当代健康报》、《楚天时报》、《家庭中医药》、《自我保健》、《报刊荟萃》、《特别文摘》、《人民政协报》、《老年日报》、《求医问药》、《科学养生》、《健康必谈》、《老年时报》、《解放日报》、《文汇报》、《新闻晨报》、《新民晚报》、《扬子晚报》、《时代周报》、《南方都市报》、《羊城晚报》、《广州日报》、《深圳商报》、《精品健康》、《大河健康报》、《健康报》、《健康导报·健康财富》、《大众文摘》、《浙江老年报》、《健康导报》、《保健时报》、《求医问药》、《健康天地》、《健康咨询报》、《健康生活报》、《中华养生保健》、《祝您健康》、《中国新闻周刊》、《中国周刊》、搜狐健康、人民网、凤凰网、新浪网、《瞭望东方周刊》、澎湃新闻网、《新华每日电讯》、《北京晨报》、《新民周刊》、《南都周刊》、《中外文摘》、《中国中医药报》、《科学养生》、《养生保健指南》、《百岁养生》、《中华读书报》、《国际先驱导报》、《三联生活周刊》、《中国科学报》等

以上排名不分先后，编者在此一并感谢！

参与本书编辑策划人员

主　　　编：王　琼

执行副主编：单　良

责 任 编 辑：童莉群

编　　　辑：王宝梅、黄艾华、李小翠、陈喆仕、沈　嵛、陈飞、顾劭斐、程　沛、郁　俊

编　　　务：曹　蕾、夏定言

图书在版编目(CIP)数据

健康,如此简单.第二辑/《报刊文摘》编辑部编.
—上海:上海三联书店,2017.5
ISBN 978-7-5426-5873-9

Ⅰ.①健… Ⅱ.①报… Ⅲ.①保健-基本知识
Ⅳ.①R161

中国版本图书馆CIP数据核字(2017)第050884号

健康,如此简单(第二辑)

编　　著/《报刊文摘》编辑部

责任编辑/殷亚平
装帧设计/汪要军
监　　制/姚　军
插图设计/李　月
责任校对/张大伟

出版发行/上海三联书店
(201199)中国上海市都市路4855号2座10楼
邮购电话/021-22895557
印　　刷/上海展强印刷有限公司

版　　次/2017年5月第1版
印　　次/2017年5月第1次印刷
开　　本/890×1240　1/32
字　　数/250千字
印　　张/11.875
书　　号/ISBN 978-7-5426-5873-9/R·102
定　　价/38.00元

敬启读者,如发现本书有印装质量问题,请与印刷厂联系 021-66510725